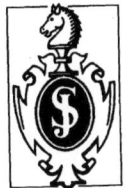

G. Hierholzer G. Kunze D. Peters (Hrsg.)

Berufsbedingte Wirbelsäulenschäden
Unfallbegriff und Kausalität
Die Thrombose

Gutachtenkolloquium 8

Bearbeitet von
G. Hierholzer, U. Heitemeyer, H. Scheele

Mit 45 Abbildungen und 28 Tabellen

Springer-Verlag
Berlin Heidelberg New York
London Paris Tokyo
Hong Kong Barcelona
Budapest

Professor Dr. med. Günther Hierholzer
Ärztlicher Direktor der Berufsgenossenschaftlichen Unfallklinik
Großenbaumer Allee 250, W-4100 Duisburg 28

Direktor Assessor Georg Kunze
Hauptgeschäftsführer der Maschinen-
und Metall-Berufsgenossenschaft,
Kreuzstraße 45, W-4000 Düsseldorf 1
und
Geschäftsführer des Landesverbandes Rheinland-Westfalen
der gewerblichen Berufsgenossenschaften,
Hoffnungstraße 2, W-4300 Essen

Direktor Assessor Dirk Peters
Stellv. Hauptgeschäftsführer der Hütten-
und Walzwerks-Berufsgenossenschaft,
Hoffnungstraße 2, W-4300 Essen
und
stellv. Geschäftsführer des Landesverbandes Rheinland-Westfalen
der gewerblichen Berufsgenossenschaften,
Hoffnungstraße 2, W-4300 Essen

Das Buch erscheint im Auftrage des Landesverbandes Rheinland-Westfalen
der gewerblichen Berufsgenossenschaften, Essen und
des Hauptverbandes der gewerblichen Berufsgenossenschaften, Sankt Augustin

---

ISBN-13:978-3-540-56717-2

Die Deutsche Bibliothek - CIP-Einheitsaufnahme
Berufsbedingte Wirbelsäulenschäden, Unfallbegriff und Kausalität [u.a.]. G. Hierholzer ... (Hrsg.).
Bearb. von G. Hierholzer ... - Berlin; Heidelberg; New York; London; Paris; Tokyo; Hong Kong; Barcelona;
Budapest: Springer, 1993 (Gutachtenkolloquium; 8)
ISBN-13:978-3-540-56717-2   e-ISBN-13:978-3-642-78230-5
DOI: 10.1007/978-3-642-78230-5

NE: Hierholzer, Günther [Hrsg.]; Beigef. Werk; Gutachtenkolloquium: Gutachtenkolloquium

Dieses Werk ist urheberrechtlich geschützt. Die dadurch begründeten Rechte, insbesondere die der Überset-
zung, des Nachdrucks, des Vortrags, der Entnahme von Abbildungen und Tabellen, der Funksendung, der
Mikroverfilmung oder der Vervielfältigung auf anderen Wegen und der Speicherung in Datenverarbeitungs-
anlagen, bleiben, auch bei nur auszugsweiser Verwertung, vorbehalten. Eine Vervielfältigung dieses Werkes
oder von Teilen dieses Werkes ist auch im Einzelfall nur in den Grenzen der gesetzlichen Bestimmungen des
Urheberrechtsgesetzes der Bundesrepublik Deutschland vom 9. September 1965 in der jeweils geltenden
Fassung zulässig. Sie ist grundsätzlich vergütungspflichtig. Zuwiderhandlungen unterliegen den Strafbestim-
mungen des Urheberrechtsgesetzes.

© by Springer-Verlag Berlin Heidelberg 1993

Die Wiedergabe von Gebrauchsnamen, Handelsnamen, Warenbezeichnungen usw. in diesem Werk berechtigt
auch ohne besondere Kennzeichnung nicht zu der Annahme, daß solche Namen im Sinne der Warenzeichen-
und Markenschutz-Gesetzgebung als frei zu betrachten wären und daher von jedermann benutzt werden
dürften.

Produkthaftung: Für Angaben über Dosierungsanweisungen und Applikationsformen kann vom Verlag keine
Gewähr übernommen werden. Derartige Angaben müssen vom jeweiligen Anwender im Einzelfall anhand
anderer Literaturstellen auf ihre Richtigkeit überprüft werden.

Gesamtherstellung: E. Kieser, 8902 Neusäß
24/3130-5 4 3 2 1 0 – Gedruckt auf säurefreiem Papier

Vorwort und Grußwort an Herrn Professor Dr. med. G. Carstensen

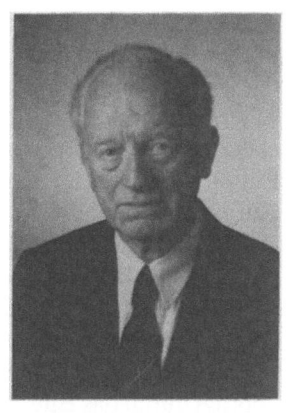

Es gehört zu den Pflichten eines approbierten Arztes, sich in seinem medizinischen Fachbereich der Begutachtungsaufgabe zu stellen. Vom ärztlichen Gutachter werden jeweils fundierte Fachkenntnisse, eine verständliche nachvollziehbare Darstellung und insbesondere die Beachtung des Gebotes der Objektivität und der unvoreingenommenen Beantwortung der Fragestellung erwartet. Der ärztliche Gutachter hat die unterschiedlichen Rechtsgebiete und die Art des Gutachtenauftrages zu beachten.

In der Chirurgie steht der Häufigkeit nach die Begutachtung für die Unfallversicherungsträger im Vordergrund. Der Chirurg muß sich aber auch mit den Grundlagen der Krankenversicherung, des Versorgungs- und des Schwerbehindertenrechts und zunehmend auch mit Haftungsfragen auseinandersetzen.

Das Recht der Gesetzlichen Unfallversicherung steht für den Begriff „abstrakter Schadensausgleich". Dabei wird die Einschätzung der verletzungsbedingten Funktionseinbuße individuell vorgenommen. Im Vergleich dazu entschädigt die Private Unfallversicherung als Summenversicherung nach vereinbarten festen Invaliditätsgraden.

Die Begutachtung für die Gesetzliche Unfallversicherung betrifft auch den Bereich der Berufskrankheiten, die vom Verordnungsgeber eingeführt worden sind. Aktuell sind die neuen Berufskrankheiten Nr. 2108 bis 2110 mit dem Arbeitstitel „berufsbedingte Wirbelsäulenerkrankungen" abzuhandeln. Ähnlich wie bei der Beurteilung von Unfallfolgen steht bei den Rahmenbedingungen, die der Verordnungsgeber für Berufskrankheiten festlegt, die Kausalitätsfrage im Vordergrund. Es ist eine der wichtigen Aufgaben, beim Kolloquium für den ärztlichen Gutachter wie auch für die Verwaltung Entscheidungskriterien für die Anerkennung und für die Schadensbemessung der neuen Berufskrankheiten zu erarbeiten.

Das jährliche Gutachtenkolloquium beschäftigt sich immer wieder mit speziellen Fragen zum Unfallbegriff und zur Kausalität in der Gesetzlichen Unfallversicherung. Es ist zu hoffen, daß die Referate und das Ergebnis der Diskussionen dem ärztlichen Gutachter dienlich sein werden.

Das klinische Thema der Thrombose leitet über zu den gutachtlichen Fragen der Folgen einer Phlebothrombose. Es ist aber auch die Bewertung der Vermeidung, der Erkennung und der Behandlung der posttraumatischen Komplikation zu diskutieren. Die Referate werden deutlich machen, wie eng die Begutachtung mit Haftungsfragen verbunden ist. Die Entwicklung der letzten Jahre zeigt eine zunehmende Bedeutung dieses Aufgabenbereiches.

Worin liegen nun der Zusammenhang und der Anlaß für die Ankündigung, das Kolloquium zu Ehren von Herrn Professor Carstensen abzuhandeln? Es sind dazu zwei Gründe vorzutragen, ohne dabei der Laudatio seines Schülers, Chefarzt Dr. K. Balzer, vorzugreifen.

Zunächst der fachliche Gesichtspunkt. Herr Professor Carstensen ist – geprägt durch das Elternhaus – zielstrebig Chirurg geworden und hat sein Leben mit diesem Beruf ausgefüllt. Die Schwerpunkte liegen in der klinisch-operativen und der klinisch-wissenschaftlichen Tätigkeit, wie auch in der akademischen Lehre. Über viele Jahre hindurch hat er als Klinikchef Verantwortung getragen, zusätzlich Ehrenämter wahrgenommen und auch Ehrungen erhalten. Er diente der chirurgischen Auslegung des Begriffs der Tradition, die bedeutet, Bewährtes zu erhalten und darauf aufbauend Neuerungen voranzutreiben.

Sowohl in der Klinik als auch in den verschiedenen Gremien hat er sich für die Erhaltung des Fachgebietes Chirurgie mit einer in die Zukunft weisenden Struktur aktiv eingesetzt. Ausgestattet mit einer gemeinsamen fachlichen Basis sollen die chirurgischen Schwerpunkte im Verbund bleiben und sich unter dem gemeinsamen Dach der Chirurgie in gebotener Weise entfalten können.

Herr Professor Carstensen hat sich in den zurückliegenden Jahren auch mit der zunehmenden Bedeutung von Rechtsfragen in der Chirurgie auseinandergesetzt. Von ihm sind Chirurgen auf der einen Seite und die Gerichtsbarkeit auf der anderen Seite wirkungsvoll beraten worden. Mit der Einladung an die Juristen zum Besuch des Operationssaales und durch die Vermittlung der Grundlagen der juristischen Deduktion an die praktisch-tätigen Chirurgen ist das beiderseitige Bewußtsein für die gemeinsame Verantwortung und für eine Kooperation gemehrt worden. Seine gutachtliche Aussage bei Gericht wiegt schwer. Seine intensive Beschäftigung mit der Begutachtung und den Auswirkungen der Rechtsprechung auf die Chirurgie sollte für alle heranwachsenden und mitten im Beruf stehenden Chirurgen ein Beispiel sein.

Mit dem zweiten Gesichtspunkt verbindet sich auch ein persönliches Anliegen. In dem Bemühen, Herrn Professor Carstensen Ehre zuteil werden zu lassen, bedanken wir uns aus der Berufsgenossenschaftlichen Unfallklinik Duisburg-Buchholz für die langjährige nachbarschaftliche, fachlich kollegiale und freundschaftliche Zusammenarbeit. Sie währt bereits mehr als 20 Jahre.

Hätte dieses Zusammenwirken allgemein Schule gemacht, so wäre die leidvolle Diskussion über die Strukturfragen des Fachgebietes Chirurgie und über die Fortschreibung der Weiterbildungsordnung konstruktiver und früher beendet worden. Als renommierter Kliniker hat Herr Professor Carstensen bewiesen, daß man mit seinem fachlichen Schwerpunkt einer benachbarten Klinik unkonventionell behilflich sein kann. Im Gegenzug nahm er fachliche Unterstützung aus einem anderen klinischen Schwerpunkt entgegen und hat sie sogar angefordert, sobald dies ihm geboten schien. Mit dieser Einstellung wird dem Recht des Patienten entsprochen, die jeweils bestmögliche Hilfe zu erfahren, eine Praxis, die nachgeahmt werden sollte.

Wir wünschen Herrn Professor Carstensen für die Zukunft anhaltende Schaffenskraft verbunden mit Gesundheit und allen guten Wünschen für ihn und seine Familie.

G. HIERHOLZER

Laudatio für Herrn Prof. Dr. med. G. Carstensen zu Ehren seines 70. Geburtstages

K. BALZER

70 Jahre in einer schnellebigen Zeit, das ist Anlaß zur Besinnung und zur Rückschau. 70 Jahre beinhalten in unserer Geschichte die gesellschaftliche Umwälzung nach dem 1. Weltkrieg mit den „goldenen" 20er Jahren, das Dritte Reich mit Krieg und seinen verheerenden Auswirkungen, die Schwierigkeiten des Wiederaufbaus der Nachkriegszeit und die stürmische Entwicklung in wirtschaftlicher, sozialer und politischer Hinsicht. Eine stürmische Entwicklung erfaßte auch den Bereich der Chirurgie.

Die Chirurgische Klinik am Evangelischen Krankenhaus Mülheim erinnert sich in diesem Jahr besonders zweier Ärzte, die 70 Jahre alt werden, und ich darf an dieser Stelle dem langjährigen Oberarzt von Herrn Prof. Carstensen, Herrn Dr. Alfred Engelstädter, ebenfalls ganz herzlich gratulieren.

Sehr geehrter Herr Professor Carstensen, die Aufgabe die mir heute zukommt, ist auf der einen Seite angenehm, auf der anderen Seite eine schwere Übung, weil es nicht leicht ist, aus dieser langen Lebenszeit Entwicklungen und Highlights hervorzuheben und damit zu werten, ohne gleichermaßen Wichtiges zu unterschlagen. Vielleicht ist es überhaupt so, daß sich die wirklich bedeutsamen Dinge einer retrospectiven Analyse entziehen und jeder in der Rückbesinnung sehr persönlich und individuell Bilanz ziehen muß.

Nach schweren Jahren als Soldat und einem Studium unter Kriegs- und Nachkriegswirren bewältigten Sie Examen, Approbation und Dissertation in Göttingen. Bereits im Jahr 1952 hatten Sie Gelegenheit, als Gastarzt an die Chirurgische Universitätsklinik in Madrid gehen zu dürfen. Wenn heute ein Auslandsaufenthalt zum fast normalen Ausbildungsgang eines Chirurgen gehört, so war dies für die damaligen Verhältnisse sicher ein eher ungewöhnlicher Schritt. Die weitere Entwicklung verlief ebenso geradlinig wie rasch:

1960 habilitierten Sie sich in Würzburg, und bereits 1962 wurden Sie am 1. Februar Chefarzt an der Chirurgischen Klinik des Evangelischen Krankenhauses in Mülheim an der Ruhr. Für Ihre ärztliche Tätigkeit und Ihre wissenschaftliche Arbeit wurden Sie vielfach ausgezeichnet. Von den zahlreichen Ehrungen, die Sie erhalten haben, möchte ich stichwortartig nur einige erwähnen:

- Präsident der Deutschen Gesellschaft für Chirurgie
- Mitglied der Deutschen Akademie der Naturforscher „Leopoldina" in Halle
- Korrespondierendes- und Ehrenmitglied der Österreichischen Gesellschaft für Chirurgie
- Mitglied der van Swieten-Gesellschaft in Wien
- Ehrenmitglied der Niederrheinisch-Westfälischen Gesellschaft für Chirurgie
- Träger der Werner Körtte-Medaille in Gold der Deutschen Gesellschaft für Chirurgie

und vieles mehr, so z. B. der Ruhrpreis der Stadt Mülheim an der Ruhr oder der Posten eines Ehrensenators bei einer Düsseldorfer Karnevalsgesellschaft.

In diesen Auszeichnungen spiegeln sich Würdigung und Respekt Ihrer ärztlichen und wissenschaftlichen Leistung wider, die Ihren Namen, den Namen der Stadt Mülheim und des Evangelischen Krankenhauses weit über die regionalen Grenzen hinaus bekannt gemacht hat.

Der Titel eines Buches, das Sie herausgegeben haben, lautet *Chirurgie im Wandel der Zeit*. Sie beschreiben hierin zusammen mit anderen Autoren die stürmische Entwicklung der Chirurgie nach dem 2. Weltkrieg. Aus dem Kapitel *„Gefäßchirurgie"* dieses Buches geht hervor, daß sich diese Disziplin erst seitdem entwickelt hat, obwohl – und darauf haben Sie immer wieder hingewiesen – bereits zu Beginn unseres Jahrhunderts entscheidende Entdeckungen gemacht worden sind. 1912 wurde Alexis Carell für seine Arbeiten über die experimentelle Gefäßchirurgie mit dem Nobelpreis geehrt. Ein Jahr später veröffentlichte der Deutsche Ernst Jeger sein Buch über die rekonstruktive Chirurgie der Arterien, in der nicht nur die Idee des Venenbypasses, sondern auch die Technik der Herztransplantation exakt beschrieben wurden. Es bedurfte aber einer langen Zeit, um diese Grundlagen in die Praxis umzusetzen. Es ist Ihr Verdienst, an diese Pioniere immer wieder erinnert zu haben, und Sie haben somit wesentlich dazu beigetragen, daß sich Fortschritte in der Chirurgie allgemein, in der Gefäßchirurgie im besonderen sehr traditionsbewußt vollzogen haben. Im Falle des Venenbypasses dauerte es bis zum Jahr 1948, bis Ihr persönlicher Freund Jean Kunlin diese Idee in die Tat umsetzte, übrigens gegen den ausdrücklichen Rat seines Lehrers und Chefs René Leriche.

Der Wandel in der Chirurgie ist auch heute trotz aller Kostendiskussion und spürbarer Grenzen des Wachstums keinesfalls beendet.

Sie haben sich besonders um die chirurgische Prophylaxe des Schlaganfalles bemüht, ein Themenkreis, der aufgrund neuer Ergebnisse internationaler Studien heute wieder hochaktuell ist. So konnten Studien aus Nordamerika eindeutig belegen, daß sowohl im asymptomatischen Stadium der Karotisstenose als auch nach Auftreten von Warnsymptomen nur die Chirurgie neben einer vernünftigen Primärprophylaxe in der Lage ist, das Schlaganfallrisiko zu senken. Es ist interessant zu lesen, daß heute die Empfehlungen, die in Ihren Arbeiten Mitte der 80er Jahre gegeben wurden, gefäßchirurgischer Standard sind. Ihre kritische Indikationsstellung hat Ihre Schüler tief geprägt. Hier spiegelt sich ein zutiefst humanitäres Medizinverständnis wider, das niemals Selbstzweck, sondern ausschließlich auf das Wohl und das Interesse des Patienten gerichtet ist.

Sie waren nicht nur einer der Pioniere der Gefäßchirurgie in Deutschland. Sie haben in Ihrer Eigenschaft als Präsident der Deutschen Gesellschaft für Chirurgie auch entscheidend dazu beigetragen, daß die Gefäßchirurgie ein eigenständiges Teilgebiet wurde, ohne den Bezug zum Mutterfach zu verlieren. Auch in der neuen Weiterbildungsordnung, in der das Fach *Gefäßchirurgie* nun als Schwerpunkt erscheint, ist der Zusammenhang mit der Chirurgie gewahrt.

Der Fortschritt der Medizin im Laufe der letzten 50 Jahre hat dazu geführt, daß heute Krankheit in unserer Gesellschaft anders gesehen und kaum noch akzeptiert wird. Damit einher geht ein zunehmendes Anspruchsdenken unserer Patienten, das wir zwar regelmäßig beklagen, das aber nur die logische Konsequenz unseres Tuns ist. Von einer allzu gläubigen Öffentlichkeit wurde der Begriff des *Herrgotts in Weiß* geprägt, der stets jeder Grundlage entbehrt, aber immer dann zum Zerrbild wird, wenn trotz ärztlicher Bemühungen die Krankheit die Oberhand behält und Behandlungsergebnisse nicht so sind, wie es sich Arzt und Patient wünschen. Die Zunahme von Schadensersatzansprüchen muß vor dem Hintergrund der oft überzogenen Erwartungen der Patienten gesehen werden. Der chirurgische Eingriff stellt tatbestandsmäßig eine Körperverletzung im strafrechtlichen Sinne dar, die nur durch die Einwilligung des Patienten gerechtfertigt wird. Dies bringt den Chirurgen in eine schwierige Situation. Sie haben darauf hingewiesen, daß die Jurisprudenz mit der Entwicklung in der Chirurgie nach dem 2. Weltkrieg nicht Schritt halten konnte. Es ist Ihr Verdienst, sich um den Dialog mit Juristen bemüht zu haben. Hierbei sind Sie völlig neue Wege gegangen. Vielen ist in eindrucksvoller Erinnerung, wie Sie den gesamten 6. Zivilsenat des Bundesgerichtshofs mehrfach in den Operationssaal geladen haben und somit im wahrsten Sinne des Wortes hautnah an den Entscheidungsprozessen von Chirurgen haben teilnehmen lassen. Und es ist sicher nicht übertrieben zu sagen, daß es Ihr ganz persönliches Verdienst ist, den Dialog zwischen Jurisprudenz und Medizin versachlicht zu haben. Als Gutachter ist es auch im wesentlichen Ihnen zu verdanken, wenn der Satz von der Krähe, die der anderen kein Auge aushackt, heute in der medizinischen Begutachtung keine Bedeutung mehr besitzt. Schwarze Schafe unter den Chirurgen können sich der Solidarität ihrer Arztkollegen nicht mehr sicher sein. Als Mitglied der Gutachterkommission der Ärztekammer seit Gründung bietet Ihre Objektivität Gewähr für Schutz gewissenhaften und sorgfältigen chirurgischen Handelns.

Berufspolitik und vor allem Rechtsfragen haben Sie nach Ihrem Ausscheiden aus dem aktiven Dienst bis heute begleitet. 70 Jahre sind ein Grund zur Rückschau. Oscar Wilde hat einmal gesagt: „Die Tragik des Alters ist nicht die, daß man alt ist, sondern daß man jung ist." Sie, sehr geehrter Herr Professor Carstensen, sind jung geblieben, und ich möchte Sie mit dem Schlußsatz aus dem Buch *Chirurgie im Wandel der Zeiten* selbst zu Wort kommen lassen: "Mit Zuversicht gehen wir in die Zukunft. Getreu der Losung der Gründer der Deutschen Gesellschaft für Chirurgie wollen wir weiter Sorge tragen für die Reinheit, für die Aufrichtigkeit, für die Menschlichkeit und für den Fortschritt der chirurgischen Lehre."

Ihre Mitarbeiter sind Ihnen zu Dank verpflichtet, daß Sie Ihnen diese Grundlagen vermittelt haben und noch vorleben. Wir haben durch Ihre Persönlichkeit eine wissenschaftliche Einstellung zu unserem Beruf vermittelt bekommen und nicht nur von Ihrem enormen Fachwissen, sondern auch von Ihrer Arbeitseinstellung sehr profitiert. Bei allem notwendigen Ernst war sie verbunden mit einem feinen, hintergründigen Humor und gerne erinnere ich mich an viele Anekdoten, die Sie uns über Ihre Lehrer erzählt haben.

Dank schuldet Ihnen aber die deutsche Chirurgie für Ihre Tätigkeit, die mit wissenschaftlichen Erkenntnissen, berufspolitischen Entscheidungen und einem neuen Vertrauensverhältnis zwischen Medizin und Recht über den Tag hinaus weist. Unser ganz persönlicher Dank gilt auch Ihrer verehrten Frau Gemahlin, die Ihre Arbeit in all diesen Jahren mit getragen und ertragen hat.

Ad multos annos!

Inhaltsverzeichnis

Teil I
Berufsbedingte Wirbelsäulenschäden 1

Erfahrungen mit der BK „Verschleißkrankheiten der Wirbelsäule
(Bandscheiben, Wirbelkörperabschlußplatten, Wirbelfortsätze,
Bänder, kleine Wirbelgelenke) durch langjährige mechanische
Überbelastung – BK 70 –" in der ehemaligen DDR
(G. Heuchert) 3

Zur Frage berufsbedingter Erkrankungen der Halswirbelsäule
aus arbeitsmedizinischer Sicht (W. Krüger) 11

Zur Frage berufsbedingter Erkrankungen der Halswirbelsäule
aus gutachtlicher Sicht (V. Echtermeyer und H. Bölkow) 15

Zur Frage berufsbedingter Erkrankungen der Lendenwirbelsäule
aus biomechanischer Sicht (R. Pangert und H. Hartmann) ... 25

Zur Frage berufsbedingter Erkrankungen der Lendenwirbelsäule
aus arbeitsmedizinischer Sicht (F. Hofmann, C. Düringer,
M. Michaelis, A. Siegel, U. Stössel und U. Stroinck) 29

Zur Frage berufsbedingter Erkrankungen der Lendenwirbelsäule
aus gutachtlicher Sicht (I. Scheuer) 39

Zur Frage berufsbedingter Erkrankungen der Wirbelsäule durch
Ganzkörperschwingungen aus arbeitsmedizinischer Sicht
(H. Dupuis) 53

Zur Frage berufsbedingter Erkrankungen der Lendenwirbelsäule
durch Ganzkörperschwingungen aus gutachtlicher Sicht
(E. Ludolph und S. Normann) 61

Fragen aus der Verwaltung zur neuen BK „Wirbelsäulenschäden"
(S. Brandenburg) 69

Diskussion (Zusammengefaßt und redigiert von
G. Hierholzer und H. Scheele) 77

Anhang A – C:

Merkblätter für die ärztliche Untersuchung zu BK 2108–2110 85

Teil II
Unfallbegriff und Kausalität
in der Gesetzlichen Unfallversicherung 107

Unfallbegriff und Kausalität
in der Gesetzlichen Unfallversicherung (J. SCHÜRMANN) 109

Gelegenheitsursache – versicherungsrechtliche Definition
als Hilfe für den Gutachter? (W. RICKE) 115

Zum Beweis der Schadensanlage aus juristischer Sicht
(A. ERLENKÄMPER) 119

Zum Beweis der Schadensanlage aus gutachtlicher Sicht
(E. LUDOLPH) 129

Wesentliche Teilursächlichkeit – dargestellt anhand konkreter
Beispiele aus der Praxis des Verwaltungsjuristen
(U. SCHWERDTFEGER) 141

Wesentliche Teilursächlichkeit – dargestellt anhand konkreter
Beispiele aus der Praxis des Unfallchirurgen
(U. HEITEMEYER) 149

Wesentliche Teilursächlichkeit aus der Praxis des Unfallchirurgen
(M. ROESGEN) 155

Diskussion (Zusammengefaßt und redigiert von G. HIERHOLZER
und U. HEITEMEYER) 173

Teil III
Die Thrombose 177

Entstehung, Diagnostik und Prophylaxe der tiefen Venenthrombose
(G. HIERHOLZER und CH. CHYLARECKI) 179

Therapie der Venenthrombose (K. BALZER) 187

Thrombose – Indiz für einen Behandlungsfehler?
(G. CARSTENSEN) 199

Die Untersuchungen nach Thrombose (G. RUDOFSKY) 205

Die gutachtliche Bewertung nach Thrombosen aus Sicht
des Gutachters (F. SCHRÖTER und R. KOCH) 213

Die gutachtliche Bewertung nach Thrombosen aus Sicht
der Verwaltung (H. SPOHR) 221

Diskussion (Zusammengefaßt und redigiert von G. HIERHOLZER
und H. SCHEELE) 225

Sachverzeichnis 231

Autorenverzeichnis

BALZER, K., Dr. med.; Abteilung für Gefäßchirurgie,
  Evang. Krankenhaus, Wertgasse 30, 4330 Mülheim/Ruhr
BÖLKOW, H., Dr. med.; Unfallchirurgische Klinik, Klinikum Minden,
  Friedrichstr. 17, 4950 Minden
BRANDENBURG, ST., Dr. jur.; BV Bochum der Berufsgenossenschaft
  für Gesundheitsdienst und Wohlfahrtspflege,
  Kurt-Schumacher-Platz 3–7, 4630 Bochum 1
CARSTENSEN, G., Professor Dr. med.; Bleichstr. 5, 4330 Mülheim/Ruhr
CHYLARECKI, CH., Dr. med.; Berufsgenossenschaftliche Unfallklinik,
  Großenbaumer Allee 250, 4100 Duisburg 28
DÜRINGER, C., Dr. med.; Universitätsklinik Freiburg, Breisacherstr. 60,
  7800 Freiburg
DUPUIS, H., Professor Dr. agr.; Institut für Arbeits- und Sozialmedizin,
  Hüffelsheimer Str. 5, 6550 Bad Kreuznach
ECHTERMEYER, V., Priv.-Doz. Dr. med.; Unfallchirurgische Klinik,
  Klinikum Minden, Friedrichstr. 17, 4950 Minden
ERLENKÄMPER, A. Landessozialgericht Niedersachsen, Breitscheidstr. 13,
  3100 Celle
HARTMANN, H., Dr. med.; Institut für Arbeits- und Sozialhygiene,
  Am Editharing 1, O-3080 Magdeburg
HEUCHERT, G., Professor Dr. med.; Bundesanstalt für Arbeitsmedizin,
  Noldner Str. 40/42, O-1134 Berlin
HEITEMEYER, U., Priv.-Doz. Dr. med.; Berufsgenossenschaftliche
  Unfallklinik, Großenbaumer Allee 250, 4100 Duisburg 28
HIERHOLZER, G., Professor Dr. med.; Berufsgenossenschaftliche Unfall-
  klinik, Großenbaumer Allee 250, 4100 Duisburg 28
HOFMANN, F., Priv.-Doz. Dr. med.; Universitätsklinik Freiburg,
  Breisacherstr. 60, 7800 Freiburg
KOCH, R., Dr. med.; Institut für Medizinische Begutachtung,
  Landgraf-Karl-Str. 21, 3500 Kassel
KRÜGER, W., Professor Dr. med.; Schloßberg 6, O-1211 Lebus
LUDOLPH, E., Dr. med.; Institut für ärztliche Begutachtung,
  Brunnenstr. 8, 4000 Düsseldorf 1

MICHAELIS, M., Dipl.-Soz., Freiburger Forschungsstelle Arbeits- und Sozialmedizin, Sudermannstr. 2, 7800 Freiburg

NORMANN, S., Dr. med.; Orthopädische Klinik, St.-Johannes-Hospital, An der Abtei 7–11, 4100 Duisburg 11

PANGERT, R., Dr. med. rer. nat. habil.; Thüringer Ministerium für Soziales und Gesundheit, Werner-Seelenbinder-Str. 14, O-5010 Erfurt

RICKE, W.; Großhandels- und Lagerei-Berufsgenossenschaft, M 5, 7, 6800 Mannheim

ROESGEN, M., Priv.-Doz. Dr. med.; Abteilung Unfallchirurgie, Kliniken der Landeshauptstadt Düsseldorf, Krankenhaus Benrath, Urdenbacher Allee 83, 4000 Düsseldorf 13

RUDOFSKY, G., Professor Dr. med.; Klinik und Poliklinik für Angiologie, Gesamthochschule der Universität Essen, Hufelandstr. 55, 4300 Essen 1

SCHEUER, I., Priv.-Doz. Dr. med.; Unfallchirurgische Klinik, Kreiskrankenhaus, Schwarzenmoorstr. 70, 4900 Herford

SCHEELE, H., Dr. med.; Chirurgische Klinik, Krankenhaus Maria Hilf, Sandradstr. 43, 4050 Mönchengladbach 1

SCHRÖTER, F., Dr. med.; Institut für Medizinische Begutachtung, Landgraf-Karl-Str. 21, 3500 Kassel

SCHÜRMANN, J., Dr. jur.; BV Köln der Bau-Berufsgenossenschaft Wuppertal, Eulenbergstr. 15–21, 5000 Köln 80

SCHWERDTFEGER, U.; BV Köln der Holz-Berufsgenossenschaft, Kalscheurer Weg 12, 5000 Köln 51

SIEGEL, A., Dr. phil.; Freiburger Forschungsstelle Arbeits- und Sozialmedizin, Sudermannstr. 2, 7800 Freiburg

SPOHR, H.; Binnenschiffahrts-Berufsgenossenschaft, Düsseldorfer Str. 193, 4100 Duisburg

STÖSSEL, U., Dr. paed.; Abteilung für Medizinische Soziologie, Universität Freiburg, Stefan-Meier-Str. 17, 7800 Freiburg

STROINCK, U., Dr. med.; Dr. med. dent., Universitätsklinik Freiburg, Breisacher Str. 60, 7800 Freiburg

Teil I
Berufsbedingte Wirbelsäulenschäden

Erfahrungen mit der BK „Verschleißkrankheiten der Wirbelsäule (Bandscheiben, Wirbelkörperabschlußplatten, Wirbelfortsätze, Bänder, kleine Wirbelgelenke) durch langjährige mechanische Überbelastung – BK 70 –" in der ehemaligen DDR

G. HEUCHERT

Entwicklung der rechtlichen Grundlagen

Chronische Erkrankungen der Bandscheiben wurden im Jahre 1950 erstmals gemeinsam mit berufsbedingten Enthesopathien und Meniskusschäden unter der Nr. 25 in der ostdeutschen Liste der Berufskrankheiten aufgeführt (VO zur Änderung der Durchführungsverordnung zu den Vorschriften über Berufskrankheiten vom 27. April 1950, GBL. DDR Nr. 50, S. 389).

Die Begründung für die Neuaufnahme des arbeitsbedingten Bandscheibenschadens in die Berufskrankheitenverordnung ist heute in ihren Einzelheiten kaum nachzuvollziehen. Zeitzeugen wie die führenden deutschen Arbeitsmediziner Baader, Koelsch oder Holstein können nicht mehr befragt werden. Allerdings zeigt der Blick in die arbeitsmedizinische Standardliteratur der Nachkriegsjahre, daß Baader und Koelsch im Westen (ebenso wie Holstein im Osten) zum berufsbedingten Bandscheibenschaden bei Bergleuten und Schwerlastträgern eindeutig positive Positionen bezogen und daß überdies alle deutschen Gewerbeärzte bereits auf ihrer gemeinsamen Tagung in Heidelberg deren Einbeziehung in die 5. westdeutsche Berufskrankheitenverordnung vorgeschlagen hatten [1].

7 Jahre nach der Aufnahme der Bandscheibenerkrankungen in die ostdeutsche Berufskrankheitenliste gab es eine erste Präzisierung (VO über die Melde- und Entschädigungspflicht bei Berufskrankheiten vom 14. November 1957). Innerhalb der BK-Ziffer 22 bezeichnete sie der Verordnungsgeber nun als „arbeitsbedingte Erkrankungen der Bandscheiben, die zur Aufgabe der schädigenden Tätigkeit oder jeder Erwerbstätigkeit zwingen". Ausdrücklich wird von „arbeitsbedingten Erkrankungen" gesprochen, um das Augenmerk darauf zu richten, daß bandscheibenbedingte Erkrankungen vielfach auch durch außerberufliche Einflüsse zustande kommen [5]. Die Aufnahme des Unterlassungstatbestandes deutet darauf hin, daß es erhebliche Unsicherheiten in der Melde-, Begutachtungs- und Entschädigungspraxis gegeben haben muß, denen auf dem Verordnungswege entgegengewirkt werden sollte.

Die Leitlinien für die Begutachtung berufsbedingter Wirbelsäulenschäden wurden vorrangig von Schröter formuliert, der in seiner Monographie *Die Berufsschäden des Stütz- und Bewegungsapparates* den arbeitsmedizinischen Kenntnisstand zusammenfaßte und durch kasuistische Beiträge ergänzte [7].

Der stetige Anstieg der berufsbedingten Wirbelsäulenerkrankungen in den 70er Jahren war schließlich Anlaß einer erneuten Revision der entsprechenden Listennummer. Die Liste der Berufskrankheiten vom 21. April 1981 berücksichtigte unter V. „Krankheiten durch fortgesetzte mechanische Überbelastung des Bewegungsapparates" auch die BK-Ziffer 70 mit der Bezeichnung „Verschleißkrankheiten der Wirbelsäule (Bandscheiben, Wirbelkörperabschlußplatten, Wirbelfortsätze, Bänder, kleine Wirbelgelenke) durch langjährige mechanische Überbelastungen". Legalvoraussetzung war jedoch eine erhebliche Funktionseinschränkung des Bewegungsapparates und die Aufgabe der schädigenden Tätigkeit.

Dies bedeutete eine erhebliche Verschärfung der Kriterien, die bereits bei der Anzeige des Verdachts auf eine Berufskrankheit und im Begutachtungsfalle zu berücksichtigen waren. Der Passus „langjährige mechanische Überbelastung" wurde in einem nachfolgenden Kommentar so interpretiert, daß mindestens über 10 Jahre eine Schwerarbeitertätigkeit als Möbelträger, Kohlenträger, Fleischträger (Tragen von Rindervierteln und Schweinehälften), im Untertagebau (v. a. im Mansfelder Kupferschieferbergbau mit Strebhöhen von 0,8 – 1,2 m), als Forstarbeiter, im Hoch- und Tiefbau oder eine vergleichbare außergewöhnlich hohe Belastung nachzuweisen war [6]. Im Vordergrund war das Heben und Tragen schwerer Lasten zu berücksichtigen, ebenso Arbeiten in Rumpfbeugehaltungen über 90° (Verdrehungshaltungen eingeschlossen).

Eine Berücksichtigung von Bandscheibenschäden durch die Einwirkung mechanischer Ganzkörperschwingungen war weder in der BK-Listen-Nr. 70 noch im Rahmen ihrer Vorläufer vorgesehen. Jedoch waren BK-Verfahren nach der Öffnungsklausel (§ 2, Abs. 2 der BKVO) möglich.

Die fachliche Aufsicht über das Begutachtungsverfahren oblag den ehemaligen Arbeitshygieneinspektionen der Bezirke, deren Aufgabenprofil am ehesten mit jenem der staatlichen Gewerbeärzte verglichen werden kann. Sie prüften die Berufskrankheitenverdachtsanzeigen auf formale Mängel und holten ggf. entsprechende Ergänzungen ein. Ebenso forderten sie die notwendigen Arbeitsplatzanalysen von den Betrieben an oder nahmen diese selbst vor. Schließlich veranlaßten sie auch die arbeitsmedizinische Begutachtung und formulierten die abschließende Empfehlung an den Versicherungsträger über die Anerkennung oder Ablehnung einer Berufskrankheit.

Analyse des Arbeitsplatzes zur Bewertung einer Belastung der Wirbelsäule

Methodische Anhaltspunkte zur Analyse einer Belastung der Wirbelsäule am Arbeitsplatz gab es seit 1981 im Rahmen der arbeitshygienischen Komplexanalyse, die sich sowohl an festgelegten Werten für Traglasten als auch an arbeitsphysiologischen Parametern (Arbeitsenergieumsatz und Arbeitsherzschlagfrequenz) orientierten. Letzteres war unter biomechanischen Aspekten kein optimales Bewertungsverfahren, jedoch zeigte sich in der Praxis, daß Überschreitungen der Dauerleistungsgrenze in aller Regel bei Tätigkeiten vorkamen, bei denen auch eine hohe mechanische Belastung der Wirbelsäule durch das Heben und Tragen von Lasten bzw. durch Arbeit in Rumpfbeugehaltungen bestand. Das methodische Defizit in bezug auf die biomechanische Bewertung von Wirbelsäulenbelastungen war bekannt und mußte zunächst in Kauf genommen werden.

Erst mit der Neuausgabe (1988) der Vorschrift für die Arbeitshygienische Komplexanalyse wurde ein orientierendes Verfahren (Screeningebene) zur Analyse und Bewertung des Lastenhebens eingeführt, das die biomechanischen Beziehungen zwischen Lastgewicht und Rumpfbeugewinkel hinsichtlich der Belastung der unteren Lendenwirbelsäule berücksichtigte. Dieses Verfahren gibt zumindest die Richtung an, in der sowohl unter gutachtlichen als auch präventiven Aspekten die Weiterentwicklung praktikabler Methoden betrieben werden sollte.

Anforderungen an die Arbeitsplatzanalyse zur Bewertung von Wirbelsäulenbelastungen durch das Heben und Tragen schwerer Lasten

- Verbale Beschreibung der Tätigkeiten, Zeitanteile
- Art und Masse (kg) der Lasten
- Rumpfvorbeugewinkel (Grad) beim Anheben und/oder Absetzen der Last
- Ungünstige Bedingungen
    - Verkippung/Verdrehung des Rumpfes
    - Arbeit über Kopf oder im Liegen
- Häufigkeit der Hebevorgänge pro Schicht
- Anzahl der Schichten pro Jahr, in denen Lasten gehoben und getragen werden

Tabelle 1. Arbeitsbedingte Risikofaktoren für bandscheibenbedingte Erkrankungen

Faktor	Pathophysiologie

A. Haltungskonstanz
Statische Kräfte
– Kompression
– Biegung
– Verdrehung
	– Störung des Bandscheiben-
	  metabolismus
	  (statische Kompression)
	  >800 N)

B. Heben und Tragen von Lasten
Dynamische und statische Kräfte
– Kompression
– Biegung
– Verdrehung
– Scherwirkung
	– Mechanische Schädigung
	  (Wirbelkörperdeckplatte,
	  Bandscheibenfaserring)
	– Störung des Bandscheiben-
	  metabolismus

C. Einleitung mechanischer Schwingungen im Sitzen Dynamische Kräfte – Kompression – Scherwirkung – Rotation Kombination mit Haltungskonstanz	– Mechanische Schädigung (wie bei B.) – Störung des Metabolismus?

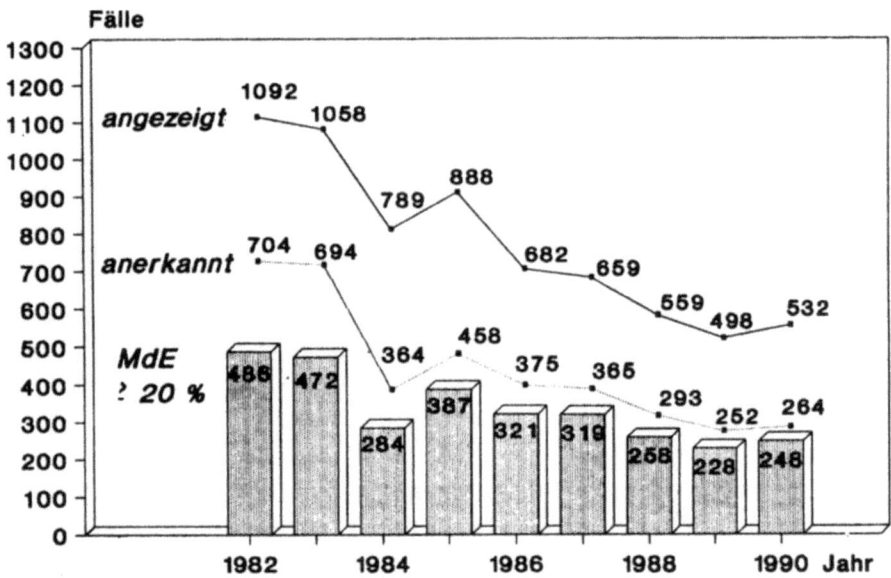

Abb. 1. Als Berufskrankheit angezeigte und anerkannte Verschleißkrankheiten der Wirbelsäule durch langjährige mechanische Überbelastungen (BK 70)

In der Praxis wurden diese Kriterien noch zu wenig beachtet, weil die auf biomechanischem Gebiet erforderliche fachliche Anleitung der mit den Arbeitsplatzanalysen beauftragten Fachkräfte nicht flächendeckend erfolgt war.

In Tabelle 1 sind die potentiell arbeitsbedingten Risikofaktoren für bandscheibenbedingte Erkrankungen zusammengefaßt, die unter biomechanischen Gesichtspunkten bei Arbeitsplatzanalysen berücksichtigt werden sollten. Hier wird Haltungskonstanz in ungünstiger Position an Sitzarbeitsplätzen neben dem Heben und Tragen schwerer Lasten und der Einwirkung von mechanischen Ganzkörperschwingungen zu Recht als ein Risikofaktor klassifiziert, der präventionspolitisch große Bedeutung hat. Dies gilt, wie Evans in einer Querschnittsstudie durch kernspintomographische Untersuchungen zeigen konnte, ausschließlich für den Vergleich mit einer ambulanten bewegungsreichen Tätigkeit (Zählerableser in einem Energieunternehmen) [3].

Bezogen auf die Erwerbsbevölkerung bedeutet die überaus häufig anzutreffende Haltungskonstanz an Sitzarbeitsplätzen epidemiologisch betrachtet kein erhöhtes Risiko für eine Schädigung der Bandscheibe.

Analyse von anerkannten und abgelehnten BK-70-Fällen

Die Abb. 1 zeigt, daß die 1981 vorgenommene Präzisierung der BK-Ziffer 70 und die nachfolgend eingeführten Kriterien für die Begutachtung beruflicher Überlastungsschäden der Wirbelsäule eine rückläufige Tendenz bei Verdachts-

Tabelle 2. Berufsgruppen (Männer) die besonders von Überlastungsschäden der Wirbelsäule betroffen sind

	%
Bergbauberufe	51,0
Gießereiarbeiter, Metallarbeiter, Schlosser	14,5
Bauberufe	10,3
Transportarbeiter	6,9
Berufe der Land- und Forstwirtschaft	5,9
Kabelwerker und Montageberufe	5,1
Metallurgen	1,6
Übrige	4,7

Tabelle 3. Berufsgruppen (Frauen), die besonders von Überlastungsschäden der Wirbelsäule betroffen sind

	%
Stenotypistinnen, Maschinenschreiberinnen, Sekretärinnen	24,4
Berufe in der Alten- und Krankenpflege	13,0
Tätigkeiten im Handel	12,2
Berufe der Land- und Forstwirtschaft	11,8
Metallbe- und -verarbeiter	9,8
Maschinisten, Mechaniker	8,7
Berufe der Textil- und Lebensmittelindustrie	7,9
Sonstige Berufe (Chemie-, Glas-, Keramik- und Holzindustrie)	12,2

anzeigen und anerkannten BK-Fällen bewirkten. Zugleich wird erkennbar, daß der Anteil von anerkannten BK 70-Fällen mit einer MdE von weniger als 20% deutlich abgenommen hat. Das bedeutet, daß die auf das Vorliegen einer „erheblichen Funktionseinschränkung" bezogene Legalvoraussetzung – in aller Regel eine geforderte MdE von 20% und mehr – weitgehend zur Anwendung kam.

Eine Analyse von 3.348 als Berufskrankheit anerkannten Überlastungsschäden der Wirbelsäule aus dem Zeitraum 1973 bis 1981 ergab, daß bei Männern (n = 3.094) vorrangig die in Tabelle 2 dargestellten Berufsgruppen betroffen waren.

Tabelle 2 und 3 lassen erkennen, daß epidemiologische Erkenntnisse bei der gutachtlichen Beurteilung und Anerkennung einer Berufskrankheit überwiegend berücksichtigt worden sind. Allerdings gab es noch bis 1981 Anerkennungen von bandscheibenbedingten Erkrankungen der Zervikalregion bei Stenotypistinnen (n = 62, von 1973–1981), obwohl hier keine epidemiologisch gestützten Gründe geliefert werden konnten.

Tabelle 4. Tätigkeitsbezogenes relatives Risiko für berufsbedingte Bandscheibenerkrankungen (DDR 1971–1985)

	Relatives Risiko
Bergleute unter Tage	242.00
Gießereiarbeiter	17.00
Forstarbeiter	8.20
Baumaterialhersteller	6.00
Traktoristen	4.80
Fleischträger	3.92
Transportarbeiter	3.64
Bauberufe	3.44
Metallarbeiter (insgesamt)	3.24
Schweißer/Schiffbauer	1.96

Betrachtet man die Risikoverhältnisse für berufsbedingte Wirbelsäulenerkrankungen (BK-Fälle) in einzelnen Tätigkeitsgruppen (unter Verwendung von Daten über die Anzahl der Beschäftigten aus der Volkszählung und über anerkannte Berufskrankheiten), so bestand für Untertagebergleute, speziell aus dem inzwischen stillgelegten Mansfelder Kupferschieferbergbau, ein um den Faktor 240 erhöhtes Berufskrankheitenrisiko (Tabelle 4). In der weiteren Risikorangfolge dominieren Gießereiarbeiter, Forstarbeiter und Baumaterialhersteller (einschließlich Steinbrucharbeiter). Bei diesen Tätigkeiten muß neben dem Heben und Tragen von Lasten auch mit hohen statischen Belastungen der Lendenbandscheiben durch die Beugehaltung des Rumpfes beim Umgang mit schwingungsemittierenden Handwerkzeugen gerechnet werden. Bei den Traktorfahrern standen manuelle Be- und Entladearbeiten als Risikofaktor im Vordergrund, wobei eine zusätzliche Belastung durch Ganzkörpervibration nicht auszuschließen ist.

Eine Analyse von 602 Begutachtungsverfahren aus den Jahren 1984 und 1985 ergab für sog. prädisponierende Faktoren (Wirbelsäulenverkrümmung, Morbus-Scheuermann-Folgen, Spondylolyse/Spondylolisthesis, lumbosakrale Assimilationsstörungen, Spina bifida occulta u.a.) bei anerkannten (n = 337) und abgelehnten (n = 265) BK-Fällen annähernd gleiche Häufigkeiten. Dennoch wurde bei 15% der abgelehnten Berufskrankheiten ein sog. „Vorschaden" (ohne traumatisch oder entzündlich bedingte Vorschäden) zur Begründung der Nichtanerkennung herangezogen. Hier ist kritisch anzumerken, daß die prognostische Bedeutung sog. „prädisponierender Wirbelsäulenbefunde" wissenschaftlich als unzureichend geklärt gilt. Insbesondere röntgenologisch erfaßte Lendenwirbelsäulenbefunde waren in mehreren Längsschnittstudien kein Prädiktor für ein erhöhtes Auftreten von Lumbalsyndromen [2]. Auch starkes Übergewicht läßt sich in epidemiologischen Analysen nicht als Risikofaktor für bandscheibenbedingte Erkrankungen verifizieren [4].

Zusammenfassung

Der Verdacht auf das Vorliegen einer bandscheibenbedingten Erkrankung der Lendenwirbelsäule durch das Heben und Tragen schwerer Lasten oder durch Arbeit in extremer Rumpfbeugehaltung sollte durch folgende Kriterien begründet sein:

- Vorliegen eines chronischen (chronisch-rezidivierenden) Lumbalsyndroms mit Funktionsausfällen,
- mindestens 10jährige Tätigkeit mit regelmäßig wiederkehrendem Heben und Tragen schwerer Lasten oder Arbeiten in extremer Rumpfbeugehaltung (>90°),
- Unterlassung aller Tätigkeiten, die für die Entstehung, die Verschlimmerung oder das Wiederaufleben der Erkrankung ursächlich waren oder sein können,
- degenerative Veränderungen der Lendenwirbelsäule begründen für sich allein keinen Berufskrankheitenverdacht,
- sog. prädisponierende Befunde an der Lendenwirbelsäule sind in aller Regel kein Ausschlußkriterium für den Verdacht auf ein beruflich bedingtes chronisches Lumbalsyndrom, sofern die übrigen vorgenannten Kriterien erfüllt sind.

Eine Weiterentwicklung methodischer Grundlagen erscheint in folgenden Richtungen erforderlich:

- praktikable Verfahren für die Analyse und Bewertung von Belastungen der Wirbelsäule unter biomechanischen Aspekten,
- Methoden und Dokumentationsempfehlungen für die klinische Untersuchung der Wirbelsäule und des Rückens,
- Einschätzung der Minderung der Erwerbsfähigkeit beim chronischen Lumbalsyndrom.

Literatur

1. Baader EW (1954) Gewerbekrankheiten. Urban & Schwarzenberg, München
2. Edwards FG, McCallum RI, Taylor PJ (1990) Fitness for work. The medical aspects. University Press, Oxford
3. Evans W, Jobe W, Seibert Ch (1989) A cross-sectional prevalence study of lumbar disc degeneration in a working population. Spine 14/1: 60–64
4. Heuchert G, Enderlein G, Stark H (1992) Beziehungen zwischen physischer Belastung, Alter, Körpergewicht und Prävalenz degenerativer Befunde am Bewegungsapparat. Bericht über die 32. Jahrestagung der DGAM. Gentner, Stuttgart, S. 141–145
5. Holstein E (1964) Grundriß der Arbeitsmedizin. Barth, Leipzig
6. Konetzke GW, Rebohle E, Heuchert G (1987) Berufskrankheiten. Gesetzliche Grundlagen zur Meldung, Begutachtung und Entschädigung, 2. Aufl. Volk und Gesundheit, Berlin
7. Schröter G (1958) Die Berufsschäden des Stütz- und Bewegungsapparates. Barth, Leipzig

Zur Frage berufsbedingter Erkrankungen der Halswirbelsäule aus arbeitsmedizinischer Sicht

W. KRÜGER

Einleitung

Im Ergebnis eines physiologischen Alterungsprozesses, der durch genetische, dispositionelle, metabolische und endokrine Faktoren modifiziert wird, kommt es zu Verschleißerscheinungen des Achsenorganes. Durch eine langjährige Belastung der Wirbelsäule im Rahmen der Berufsausübung kann der Verschleiß beschleunigt werden. In bezug auf die Halswirbelsäule sind jedoch die verschiedenen Abläufe und Zusammenhänge des oben angeführten Wirkungszusammenspiels noch nicht eindeutig geklärt. Hieraus ergeben sich Probleme bei der Begutachtung.

Anatomisch-funktionelle Besonderheiten der HWS

Charakteristisch für die HWS ist das hohe Bewegungspotential trotz niedriger Zwischenwirbelräume. Die Ernährung der Bandscheiben erfolgt beim Erwachsenen ausschließlich über Diffusion und Osmose. Der Stoffwechsel kann sowohl durch überfordernde Bewegungsabläufe als auch durch gleichförmige Haltung der HWS behindert werden. Durch Turgorverlust kommt es zu Rissen und Spalten, der sog. „Chondrosis intervertebralis", die die Bandscheibe schädigt. Werden die benachbarten Wirbelkörper in die Vorgänge einbezogen, entwickelt sich eine „Osteochondrosis". Schließlich kommt es zu reaktiver „Osteophytenbildung". Röntgenologisch ist in einem solchen Zustand eine "Spondylosis deformans" zu diagnostizieren. Im Bereich der HWS sind hierbei Zacken- und Randwülste an den Wirbelkörpern, in der Fachsprache „Spondylosis uncovertebralis", typisch. Diese osteophytären Neubildungen engen die „Foramina intervertebralia" ein. Abgesehen von einer Bewegungseinschränkung in den betroffenen Segmenten kommt es zu Reizungen der dort verlaufenden Nerven oder Strömungshemmungen in der A. vertebralis.

Berufsbedingte Erkrankungen der HWS

Für den Arbeitsmediziner ist zunächst der Schmerz bedeutsam, der als Indikator für eine Fehlbelastung der HWS oder für eine gestörte Funktion bzw. eine verletzte Struktur zu werten ist. Bei Textilnäherinnen in Dänemark und Deutschland nahmen, ausgelöst durch eine arbeitsbedingte Fehlhaltung und statische Überlastung der HWS, chronische Nacken- und Schulterschmerzen in Abhängigkeit von der Dauer der Berufstätigkeit zu [1, 2]. Der Schmerz signalisiert eine segmentale zervikale Dysfunktion. Die Funktionsstörung ist röntgenologisch stumm, sie ist auch durch andere bildgebende Verfahren nicht zu verifizieren. Eine kräftige Muskulatur ist, anders als eine schwache Muskulatur, in der Lage, strukturelle Veränderungen zu kompensieren. Die Beschwerden korrelieren nicht mit dem Röntgenbefund.

Eine die HWS besonders belastende Tätigkeit ist die des Zahnarztes, die in der früheren DDR in einigen Fällen zur Anerkennung einer Berufskrankheit führte. Die mehr oder weniger starke Neigung des Kopfes, besonders beim Arbeiten am Patienten im Stehen, bewirkt bei den Ärzten eine hohe Beanspruchung der Zwischenwirbelscheiben C5/C6 und C6/C7 und löst so Überlastungsbeschwerden aus. Nach etwa 10jähriger stomatologischer Tätigkeit wird häufig eine medizinische Behandlung erforderlich. Bei Zahnärzten ist unter Ausschaltung von Alterseinflüssen eine signifikant höhere Rate degenerativer Veränderungen festzustellen [3].

Bei Stenotypistinnen und Arztsekretärinnen kommt es, ähnlich wie bei Zahnärzten, nach etwa 10jähriger Berufstätigkeit zu Schmerzen im Sinne eines „Zervikalsyndroms" mit einer nachfolgenden Behandlungsbedürftigkeit. Analysen der Krankheitsverläufe im Rahmen der Begutachtung konnten zeigen, daß berufsspezifische Faktoren existieren, die die Entstehung einer BK begünstigen können. Zum einen sind dieses jahre- bzw. jahrzehntelange Arbeit an mechanischen Schreibmaschinen, oft an ungeeigneten Tischen und Stühlen, zum anderen fehlende Arbeitspausen und zahlreiche Überstunden. Es besteht keine direkte Beziehung zwischen pathomorphologischen Veränderungen der HWS und dem Ausmaß des Schmerzleidens.

Ein „Zervikalsyndrom" mit den von der HWS ausgelösten sensiblen und motorischen Störungen kann jedoch auch andere Ursachen als die berufsbedingten haben. Anzuführen sind hierfür eine emotionale Belastung und Streß, durch die der Prädestinierte in eine Verspannung und Verkrampfung versetzt wird, so daß die Muskulatur des Halses und Nackens reagiert und ein entsprechendes „Schmerzsyndrom" induziert.

Für den Arbeitsmediziner ist die konstitutionelle Gelenkhypermobilität von Bedeutung, die sich durch eine überdurchschnittliche Beweglichkeit nicht nur der HWS auszeichnet. Bewegungsbelastungen sind hierbei unproblematisch, statische Belastungen werden in diesen Fällen nicht gut vertragen. Die Minderung der statischen Stabilität wird zu einem prädisponierenden Faktor für die berufliche Erkrankung der HWS bei statisch belastender Tätigkeit. Hypermobilität fördert zunächst Blockierungen, später aber auch morphologisch bleibende Veränderungen im Sinne von „Osteochondrose" und „Spondylose".

Epidemiologische Aspekte zur BK der HWS

Die Zahl der Fälle mit Arbeitsunfähigkeit, Invalidität und einer stationären Behandlung infolge Erkrankungen am Muskel-Skelett-System nahm von 1977–1987 in der ehemaligen DDR zu. Die Entwicklung der BK-Fälle in dieser Diagnosegruppe verlief jedoch anders. Die Präzisierung durch den Gesetzgeber zur arbeitsmedizinischen Begutachtung und Anerkennung von BK, das wachsende Verständnis der Betriebsärzte für Verschleißkrankheiten und die engere Kooperation mit Orthopäden bewirkten eine Umkehr der Inzidenz.

Insgesamt wurden im Zeitraum vom 1982–1988 2494 Fälle als BK anerkannt, davon betrafen 39% die HWS mit „Spondylose", Bandscheibenkrankheiten und Funktionsstörungen mit segmentaler Reaktion. 61% der Fälle entfielen auf die übrigen Abschnitte, insbesondere auf die Lendenwirbelsäule. Im Hinblick auf die HWS dürfte für die Mehrzahl der BK-Fälle eine hinreichende epidemiologische Begründung nicht zu erbringen sein [3]. Die Anerkennung als BK bei Zahnärzten, Stenotypistinnen, Maschinenschreiberinnen und Violinisten ist wissenschaftlich nicht ausreichend fundiert und stützt sich auf Analogieschlüsse.

So verwundert es durchaus nicht, wenn sich der Gesetzgeber in der Bundesrepublik bei der Anerkennung von Wirbelsäulenschäden als BK sehr zurückhält und lediglich die BK 2107 (Abrißbrüche der Dornfortsätze) gelten läßt. Die „Schipperkrankheit" wird durch anhaltende schwere Arbeit im Bereich der oberen Extremität und des Schultergürtels durch Schaufelarbeiten über Kopf mit Drehbewegung verursacht. Prädilektionsstellen der Abrißbrüche sind die Dornfortsätze der unteren Halswirbel- bis oberen Brustwirbelsäule. Vorrangig ist der 7. Halswirbel betroffen. Dieser beruflich verursachte Gesundheitsschaden ist durch die zunehmende Mechanisierung der prädestinierenden Arbeiten immer seltener geworden [7].

Zusammenfassung und Schlußfolgerung

1. Berufsbedingte Erkrankungen der HWS sind bislang erst ungenügend untersucht. Methodische Probleme wie Dosis-Wirkungs-Beziehungen, aber auch eine sichere Abgrenzung physiologischer Alterungsprozesse von richtunggebender Verschlimmerung durch den Beruf wirken sich erschwerend auf die Analyse der Berufspathologie der HWS aus.
2. Bei der Entstehung berufsbedingter Erkrankungen der HWS sind heutzutage bedeutsam:
   – Haltungsmonotonie der HWS,
   – Fehlhaltung des Kopfes,
   – ergonometrisch schlecht angepaßte Arbeitsplätze.
3. Für die arbeitsmedizinische Bewertung berufsbedingter HWS-Erkrankungen hat sich folgende Vorgehensweise bewährt:

- Nachweis einer langjährigen Über- bzw. Fehlbelastung der HWS. Analyse des Arbeitsablaufes und des Arbeitsplatzes unter Hinzuziehung entsprechender Photos und Skizzen.
- Zusammenarbeit mit dem Facharzt. Durch diesen erfolgen kompetente Aussagen zur Diagnose und zum Grad der Veränderungen der Wirbelsäule, Aussagen zu Vorschäden, anlagebedingten Erkrankungen und Strukturschwächen.
- Lokalisation des Verschleißzustandes. Die exponierte HWS muß sich mit ihrer beruflich verdächtigen Störung deutlich von den übrigen, nicht exponierten Wirbelsäulenabschnitten abheben. Dies bezieht sich auf Schmerzerscheinungen, Nervenausfälle und röntgenologisch darzustellende Veränderungen.

Literatur

1. Czech C, Czech R, Seibt A, Freude AD (1990) Funktionelle Veränderungen der Halswirbelsäule und Schulter-Nackenregion bei Textilnäherinnen. Z Ges Hyg 36/1: 61–64
2. Gaardboe-Poulson O, Anderson JH (1990) Chronische Berufskrankheit bei Näherinnen. Janus 4/1990
3. Heuchert G (1989) Vergleichende epidemiologische Untersuchungen zur Aufklärung des Einflusses der Arbeit auf die Entwicklung bandscheibenbedingter Erkrankungen unter Nutzung des arbeitsmedizinischen Informationssystems der DDR. Dissertation B. Akademie für Ärztliche Fortbildung Berlin
4. Krüger W (1990) Berufliche Überlastungsschäden am Bewegungsapparat. Studie zu Rechtsgrundlagen, Begutachtung und Epidemiologie in der DDR. Arbeitsmed Sozialmed Präventivmed 25/5: 9–12
5. Krüger W (1990) Zur arbeitsmedizinischen Bewertung der Berufsbedingtheit von Wirbelsäulenerkrankungen in der DDR. Arbeitsmedizin im Gesundheitsdienst, Bd. 5. 5. Freiburger Symposium 12.–14. September 1990. Gentner, Stuttgart
6. Krüger W (1991) Verschleißkrankheiten der Wirbelsäule als Berufskrankheit. Arbeitsmed Sozialmed Präventivmed 26/1: 9–12
7. Thiele H (1986) Berufskrankheiten. Urban & Schwarzenberg, München Wien Baltimore

Zur Frage berufsbedingter Erkrankungen der Halswirbelsäule aus gutachtlicher Sicht

V. ECHTERMEYER und H. BÖLKOW

Einleitung

Die sozialmedizinische Bedeutung von Verletzungen der HWS erfordert von dem Gutachter ein Höchstmaß an Sachkunde. Mit der Begutachtung „berufsbedingter" Erkrankungen der HWS im Sinne des Berufskrankheitenrechts betreten zumindest die Ärzte in den alten Bundesländern Neuland. Hier hat der ärztliche Sachverständige zu prüfen, ob und ggf. in welchem Umfange Schäden an der HWS durch den Beruf verursacht sind, d.h. es ist nach Befunden zu forschen, die über den altersentsprechenden Zustand der HWS hinausgehen.

Zu den Berufen, also den gefährdenden Tätigkeiten, wurde im Beitrag Krüger (s. S. 11–14) Stellung genommen. Welche Berufe sind nun relevant und wie sind differenzierte Bewertungen des Gutachters möglich, die den versicherungsrechtlichen Erfordernissen genügen?

Anatomie und Funktion der HWS

Von allen Wirbelsäulenabschnitten besitzt die HWS den größten Bewegungsumfang. Sie weist einige anatomisch-morphologische Besonderheiten auf, die für das Verständnis degenerativer Prozesse wichtig sind.

Die Halswirbel C3–C7 besitzen an der oberen Deckplatte seitlich aufgewulstete Ränder, die sog. Hakenfortsätze oder „Processus uncinati". Entwicklungsgeschichtlich sind sie Teile der Wirbelbögen, die aber um das 10. Lebensjahr mit den Wirbelkörpern verschmelzen. Die Unterseite der Halswirbel ist so gestaltet, daß Oberfläche und Unterfläche zweier benachbarter Wirbel fast gelenkartig ineinandergreifen. Die Zwischenwirbelscheiben im Bereich der HWS sind schmal und besitzen beim Erwachsenen ohne Ausnahme seitliche Spalten, die sog. „Unkovertebralspalten", von Luschka 1858 beschrieben [14]. Die im Faserring der Bandscheibe gelegenen Spalten entstehen um das 10. Lebensjahr als sekundäre Rißbildungen. Die eingerissenen Lamellen der entspannten Faserringe legen sich nach außen auf die Processus uncinati auf und bilden einen faserigen Belag, so daß eine gelenkähnliche Kapsel entsteht. Trolard bezeichnete die Fissuren in der „Symphysis intervertebralis" als „Unkovertebralgelenke" [23].

Flexions- und Extensionsbewegungen sind nach Weber u. Weber [24] um 153° möglich. Die Rotation erfolgt zu 90% zwischen dem 1. und 2. Halswirbel, wobei im Mittel je 65° nach rechts und links Kreiselbewegungen ausgeführt werden können. Bei Seitneigung nach links werden die Intervertebrallöcher links kleiner, rechts vergrößert und umgekehrt. In der Regel ist jede Seitneigung mit einer Rotation verbunden. In alle Intervertebralgelenke ragen meniskoide Falten hinein, die an den lockeren Kapseln befestigt die freiwerdenden Räume innerhalb der „Articulationes zygoapophysiales" zumindest teilweise ausfüllen [10, 17].

Pathophysiologie

Die Unkovertebralspalten haben zunächst den funktionellen Vorzug, daß sie eine größere Beweglichkeit der Halswirbel ermöglichen. Mit zunehmendem Alter führen sie aber zur Zermürbung des Bandscheibengewebes, so daß die Zwischenwirbelscheiben ihre Tragefunktion nicht mehr ausfüllen können. Ausgehend von den Veränderungen der Bandscheibe mit einem Höhenverlust des Bewegungssegmentes kommt es über die ligamentäre Insuffizienz zu einer zunehmenden Gefügelockerung [5, 7]. Die Folgen sind eine Wirbelgelenkarthrose, kräftige Randzacken am vorderen und hinteren Längsband.

Des weiteren kommt es zu typischen Veränderungen der Processus uncinati: Sie werden kuhhornartig ausgebogen und bilden eine Art Stützpfeiler für den darüberliegenden Wirbelkörper. Durch Osteophytenbildung werden die Processus uncinati kolbenartig verdickt und sklerosieren nach und nach. Unter dem ständigen Druck bei gleichzeitiger Zermürbung der Bandscheiben werden die Hakenfortsätze auseinandergedrückt und engen die Zwischenwirbellöcher ein. Das Bewegungssegment büßt zunehmend seine Beweglichkeit ein, bis hin zur „wohltuenden Versteifung im Alter" [9].

Die Unkovertebralspalten sind nach Töndury [22] nicht Ausdruck einer Degeneration, sondern vielmehr eine Anpassung an die Funktion. Große Osteophyten können eine Impression an der vorderen Fläche des Rückenmarkes, insbesondere an der Mittellinie, verursachen. Sie finden sich stets in Verbindung mit Diskusdegenerationen. 3 Typen von Einengungen des Spinalkanales und des Foramen intervertebrale sind von Payne u. Spillane [16] beschrieben worden.

1. Seitliche Elevationen an der Vorderfläche des Canalis vertebralis kommen häufig vor und engen das Foramen intervertebrale, aber auch den Canalis vertebralis ein. Die häufig bilateral ausgebildeten Osteophyten breiten sich nach medial in Richtung der Mittellinie aus. Nervenwurzeln überkreuzen die lateralen Vorwölbungen im rechten Winkel, wobei insbesondere die Radix ventralis beeinträchtigt wird. Das Rückenmark ist in der Regel nicht durch die Vorwölbungen beeinträchtigt, möglicherweise durch jene in der Mittellinie, welche transversale Firste erzeugen.

2. Transversale Firste können entstehen durch
   - eine Falte des Anulus fibrosus als Folge des Discus intervertebralis,
   - durch eine geringe Subluxation der Wirbelkörper, wobei der obere nach rückwärts gegenüber dem unteren verlagert wird, und
   - durch eine mediale Ausbreitung der lateralen Elevationen.

3. Weniger häufig werden noduläre Protrusionen in oder in der Nachbarschaft der Mittellinie gefunden. Die Knoten sind weißlich, beim Platzen erscheint eine cremige Masse. Bei Dorsal- oder Ventralflexion vergrößern oder verkleinern sich diese. In allen Wirbelsäulenstellungen jedoch verkleinert sich der anteroposteriore Durchmesser des Canalis vertebralis. Die nodulären Protrusionen sind hauptsächlich hintere Verlagerungen des Nucleus pulposus, gelegentlich auch Osteophyten der hinteren Lippen benachbarter Wirbel und kommen dann gemeinsam mit lateralen Elevationen, gelegentlich auch mit transversalen Firsten, vor [10].

Klinik

Es werden Schmerzen angegeben im Bereich der Nacken- und Schultermuskulatur, mit Ausstrahlung zum Hinterhaupt und in die Arme. Es wird über eine Herabsetzung der Leistungs- und Belastungsfähigkeit sowie eine vermehrte Ermüdbarkeit geklagt [3]. Bei einer zervikalen Wurzelirritation kommt es zu Sensibilitätsstörungen im betreffenden Bezirk des Dermatomgitters. Schmerzen und Muskelverspannungen können zu einer Zwangshaltung des Kopfes führen. Es werden Palpationsschmerzen im Bereich der Dornfortsätze und der Muskelursprünge und -ansätze empfunden. Der sog. Hartspann der Muskulatur läßt sich evtl. als lokalisierte Myogelose tasten.

Die Funktionsprüfung ergibt schließlich eine Einschränkung der aktiven, evtl. auch passiven Beweglichkeit. Eine schmerzbedingte Schonhaltung, die zur Verschmächtigung der Muskulatur führt, läßt sich im Gegensatz zur Extremitätenmuskulatur allerdings kaum nachweisen, da der Seitenvergleich fehlt. Ist das typische Bewegungsspiel in einem Segment verlorengegangen, spricht man von Blockierungen im Sinne einer unphysiologischen Gelenkstellung [11]. Gelegentlich ist es allerdings unmöglich, eine Funktionsdiagnostik der HWS beim psychosomatisch überlagerten Patienten zu betreiben [19].

Welche Möglichkeiten hat der Gutachter, erhobene Befunde zu überprüfen, insbesondere Schmerzangaben und neurologische Ausfälle des Patienten zu dokumentieren? Der chirurgisch aktive Arzt will vom Neurologen immer sog. „Beweise" für seine Befunde haben und unter Beweisen versteht er das Dokumentierbare, das Bildhafte oder das Meßbare. Nach Schliack [18] ist die Treffsicherheit einer exakten fachneurologischen Untersuchung hinsichtlich eines Wurzelsyndroms nicht schlechter als die einer Myelographie. In Einzelfällen mögen Zusatzbegutachtungen auf HNO- oder augenärztlichem Fachgebiet angezeigt sein.

Bildgebende Verfahren

Welche Befunde liefern bildgebende Verfahren? Das Nativröntgenbild in 2 Ebenen ergibt den Nachweis von Spondylophyten, einer Diskose, einer Osteochondrose und einer Spondylarthrose sowie Unkovertebralarthrose. Schrägaufnahmen gestatten die Dokumentation der Foramina intervertebralia, die in allen Abschnitten der HWS oval und von gleicher Größe sein sollten. Funktionsaufnahmen weisen eine Instabilität bzw. die Funktionseinschränkung bestimmter Wirbelsäulenabschnitte nach. Schließlich stehen die Diskographie, die Myelographie, die Angiographie, das CT, ggf. als Myelo-CT, und das MRT zur Verfügung. Mit Hilfe dieser Methoden lassen sich Bandscheibenveränderungen, Einengungen des Spinalkanals und Foramina intervertebralia, Kompression der A. vertebralis und intramedulläre Prozesse dokumentieren.

In der Regel werden Standardröntgenaufnahmen zuerst angefertigt. Obwohl noch keine ausreichenden Erfahrungen mit dem MRT für die Fragestellung berufsbedingter HWS-Schäden vorliegen, bietet sich dieses bildgebende Verfahren aufgrund fehlender Strahlenbelastung zur weiteren Abklärung unklarer Beschwerden an. Invasive Techniken mit Hilfe von Kontrastmittel bleiben ausgewählten Fällen vorbehalten.

Begutachtung

Nach Debrunner geben 10–15% der Männer über 30 Jahren Beschwerden an der HWS an [2]. Radiologische Veränderungen steigen bei Männern über 50 Jahren von 5% aus steil an, wobei die Umbauprozesse besonders den Bereich vom 4. bis zum 7. Halswirbel betreffen, in dem auch die größten Bewegungsausschläge in Flexions-/Extensionsrichtung möglich sind. Aus gutachtlicher Sicht lautet die hier zu diskutierende Kernfrage: Wie sichere ich den geklagten Körperschaden bzw. wie läßt sich das Beschwerdebild objektivieren?

Das in Frage stehende Rückenleiden muß durch eine exakte medizinische Diagnose charakterisiert sein [3]. Vertebrales Syndrom, HWS-Syndrom, Zervikalsyndrom sind Begriffe, die strenggenommen nur eine geringfügige Dolmetscherleistung beinhalten, aber keine Diagnosen sind [8]. Sie sind als Einstieg in die Diagnostik brauchbar, aber es ist eine Präzisierung zu fordern, um zu unterscheiden, ob es sich um eine Bandscheibenerkrankung, eine Störung des übrigen Bewegungsapparates oder eine andere Ursache handelt.

Pathologisch-anatomisch handelt es sich im typischen Fall um eine Verlagerung von Nucleus-pulposus-Anteilen in den Anulus fibrosus, eine sog. intradiskale Massenverschiebung. Diese erfolgt wegen der exzentrischen Lage der Wirbelsäule oft nach dorsal oder dorsolateral. Genau in diesem Bereich bekommt die ansonsten schmerzfaserfreie Bandscheibe eine entsprechende Versorgung vom hinteren Längsband. Durch den Höhenverlust der Bandscheibe kommt es zur ligamentären Insuffizienz, zur Gefügelockerung und damit insbesondere zur Überlastung im Bereich der Wirbelgelenke. Auch das führt zu Beschwerden: sowohl von seiten der Gelenke als auch Gelenkkapseln, aber immer reagieren Muskeln und Bänder mit. Die Folge ist eine muskuläre Dysbalance.

In der Praxis ist es wohl das größte Problem, die Vielfalt der Befunde von Orthopädie, Radiologie, Manualmedizin, Neurologie und Psychiatrie zu erheben und ihren Krankheitswert zu beurteilen. Es ist gutachtlich zur Zeit nicht zu entscheiden, ob die Wirbelgelenkarthrose und Unkovertebralarthrose nach langjährigem Tragen schwerer Lasten über Kopf und Schulter stärker ausgebildet ist als bei Menschen, die dieser spezifischen Belastung nicht ausgesetzt sind.

Wertung der Befunde

Das Problem für den Sachverständigen ist, daß röntgenologische Veränderungen, welche ein Indiz für Verschleißvorgänge sind, deswegen keinen Krankheitswert haben müssen und andererseits subjektive Beschwerden vorliegen können, die sich dem Nachweis bildgebender Verfahren entziehen. Hinzu kommt, daß der Rücken bevorzugtes Projektionsfeld für Beschwerden ist, die auf psychischen Streßsituationen im weitesten Sinne beruhen [3]. MacNab spricht sogar von einer psychogenen Verstärkung des Schmerzes [15].

Es entspricht allgemeiner medizinischer Erfahrung, daß degenerative Veränderungen der HWS nicht parallel zu den aktuellen Beschwerden verlaufen [1], aber auch, daß aktuelle Beschwerden in der Regel nach einer gewissen Zeit wieder abklingen, mit und ohne Behandlung [2, 3].

Die Wirbelsäule ist eindeutig für den Vierfüßlergang konstruiert. Aufrechter Gang bedingt eine Fehl- und Überbelastung der gesamten Wirbelsäule, besonders der Bandscheiben, die zudem noch ihre Gefäßversorgung verlieren. Entscheidend ist, daß diese Veränderungen jeden Menschen treffen und keineswegs immer Krankheitswert besitzen. Dies ist sogar das schwierigste diagnostische Problem: Die beschriebenen Veränderungen betreffen die Struktur, sind besonders mit den moderen bildgebenden Verfahren sehr gut erfaßbar, bedeuten aber keinesfalls zwangsläufig Krankheit. Die Klinik zeigt, daß Wirbelsäulenbeschwerden in aller Regel eben nicht chronisch progredient sind und im Alter nicht ihr Maximum erreichen. Gerade der Verlust der Beweglichkeit im Alter geht häufig mit einer Minderung der Beschwerden einher [8].

Nach Kügelgen [8] ist es nicht gerechtfertigt, von „Verschleißerscheinungen oder degenerativen Veränderungen" zu sprechen. Es handele sich vielmehr um einen über Jahrzehnte hinweg ablaufenden Anpassungsvorgang der Wirbelsäule an die veränderten Bedingungen des aufrechten Ganges. Es handele sich um eine Anpassung im Sinne der Selbstheilung, nicht um einen Verschleiß.

Da sich trotz hochpathologischer Befunde im Nativröntgenbild und in der Kernspintomographie in vielen Fällen keine Korrelation zur Klinik ableiten läßt (Abb. 1) [21], es andererseits Patienten gibt, die ausgeprägte Beschwerden angeben, ohne daß sich in den bildgebenden Verfahren ein pathologischer Befund von Relevanz herausarbeiten ließe (Abb. 2), kann aus den erhobenen Befunden nicht auf die Ursache des Körperschadens geschlossen werden [1]. Die Beurteilung des Schadens ist hier letztendlich nur mit der ärztlichen Erfahrung möglich.

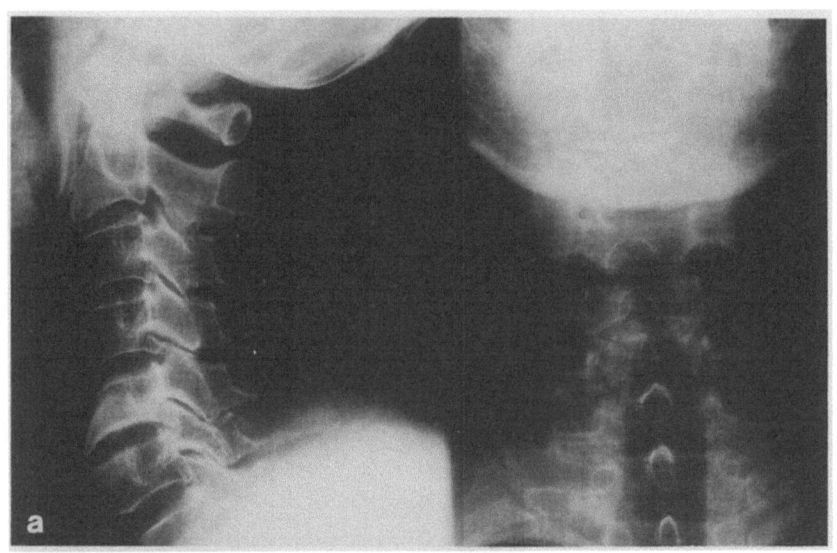
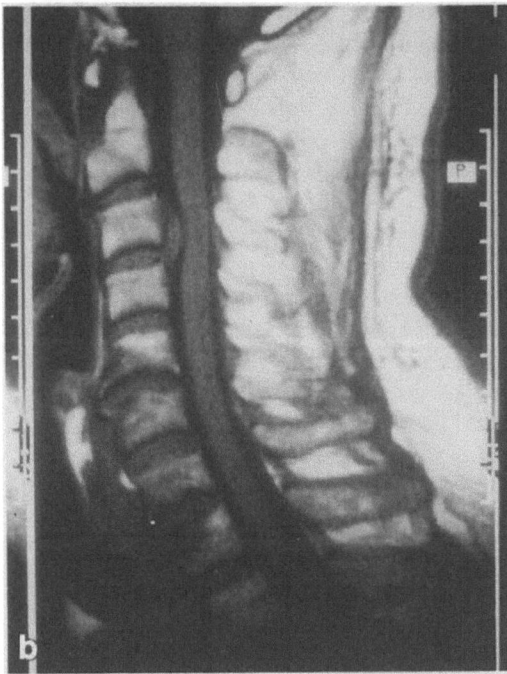

Abb. 1a–c. 54jähriger Landwirt, der weder privat noch beruflich je unter HWS-Beschwerden litt. Leitersturz mit leichtem Schädel-Hirn-Trauma. Auch posttraumatisch keine Schmerzen, keine Funktionseinschränkung. **a** Im Rahmen der Durchuntersuchung degenerative Veränderungen im Segment C5/C6 auf den HWS-Übersichtsaufnahmen; **b** MRT, sagittales Schnittbild: ausgeprägter Bandscheibenvorfall im Segment C3/C4 mit Kompression des Rückenmarks

Eine Quantifizierung ist von der Erfahrung des Untersuchers und seiner ethisch-sozialen Einstellung abhängig [3]. Dies beinhaltet für den Gutachter die Gefahr, daß er sich von den subjektiven Beschwerden des Patienten beeinflussen läßt; das kann heißen: Wer viel klagt, bekommt viel! Ein Ergebnis, das die Verwaltung und Gerichte nicht akzeptieren können. Schließlich haben die ärztlichen Sachverständigen gelernt, daß der Körperschaden mit den übrigen anspruchsbe-

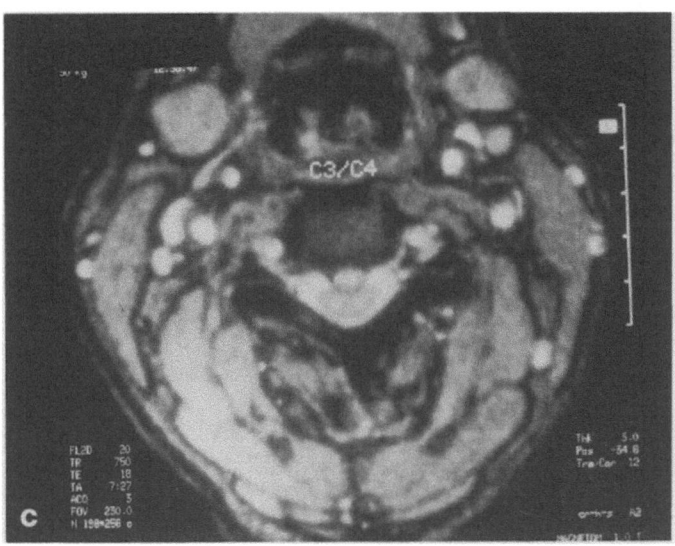

Abb. 1c. MRT, axiales Schnittbild: ausgeprägter Bandscheibenvorfall im Segment C3/C4 mit Kompression des Rückenmarks

gründenden Tatsachen den Vollbeweis erfordert (Spohr 1992, persönliche Mitteilung). Ein Lösungsweg kann im Einzelfall die MRT-Untersuchung sein, um evtl. sicherer beantworten zu können, ob sich Beschwerden einem morphologischen Substrat zuordnen lassen.

Erst nach der Befundsicherung ist die Frage zu untersuchen, ob das festgestellte Krankheitsbild über den altersentsprechenden Zustand der HWS hinausgeht und welche Ursachen hierfür verantwortlich sind. Auszugrenzen sind der Morbus Bechterew, Tumoren, Entzündungen und Läsionen peripherer Nerven, Wurzelneurinome sowie Tendopathien an Dorn- und Querfortsätzen und posttraumatische Folgeschäden.

Die Anwendung des neuen Berufskrankheitenrechtes verlangt einen Körperschaden, der durch langjähriges Tragen schwerer Lasten über Kopf und Schulter einhergehen, mit einer statischen Belastung der zervikalen Bewegungssegmente und außergewöhnlicher Zwangshaltung der HWS verbunden sein muß.

Diese Ausführungen erwecken leicht den Anschein, als sei dem Gutachter eine differentialdiagnostische Beurteilung ohne Schwierigkeiten möglich. Es bestehen größte Bedenken, diese Erwartungen zu bestätigen. Die Begutachtung von HWS-Schäden gleicht der Stellungnahme eines Pathologen, der den Befund einer Meniskusläsion beschreiben, aber nicht ihre Ursache benennen kann [13].

Schröter u. Rademacher [20] berichteten vor über 20 Jahren an einem kleinen Kollektiv von Fleischträgern über Verschleißschäden der HWS. Mit Blick auf die heutige Arbeitswirklichkeit sowie die Aussage von Debrunner [2], daß Auswirkungen körperlicher Schwerarbeit an der HWS statistisch nicht nachweisbar sind – womit die Untersuchungen von Kellgren u. Lawrence [6] bestä-

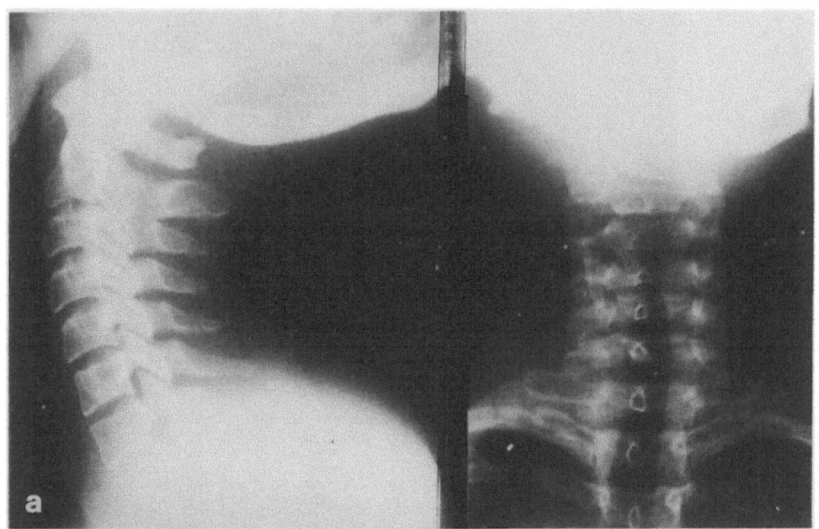

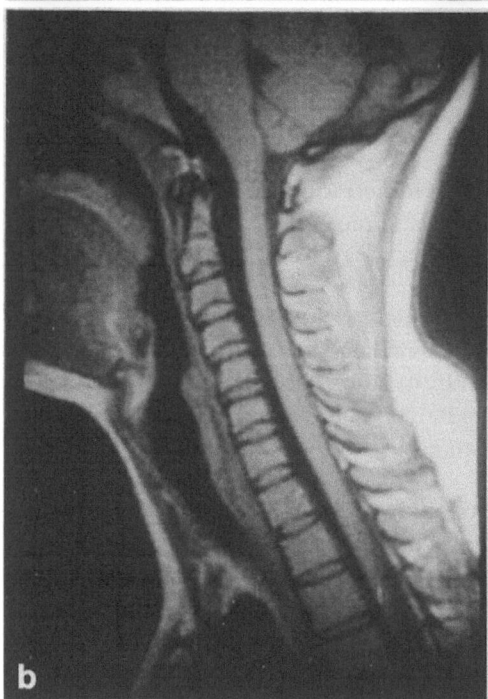

Abb 2a, b. 21jährige Patientin mit seit Monaten bestehenden HWS-Beschwerden und schmerzhafter Bewegungseinschränkung. **a** Unauffälliger Befund auf den Nativröntgenaufnahmen, **b** im MRT (sagittales Schnittbild) völlig normaler Befund

tigt wurden – bedarf es sicherlich einer weitergehenden Forschung, die eventuelle Überlastungsschäden der HWS nicht nur bei Schwerarbeitern sondern beispielsweise auch bei Zahnärzten, Chirurgen (Operationsmikroskop) sowie Musikern (Geiger) untersucht [4].

Zunächst bleibt der Gutachter darauf angewiesen, daß ihm ein lückenloses Vorerkrankungsverzeichnis sowie eine arbeitstechnische Stellungnahme des technischen Aufsichtsdienstes zur Art und Dauer der gefährdenden Tätigkeit sowie die bisher angefertigten Röntgenbilder, Computertomogramme etc. vorgelegt werden. Hilfreich dürften auch Berichte der behandelnden Ärzte sein, um feststellen zu können, ob es sich um vorübergehende und nach kürzerer Zeit therapeutisch beherrschbare bzw. chronische oder chronisch-rezidivierende Beschwerden und Funktionseinschränkungen handelt. BK-relevante Erkrankungen finden sich nur in der letzten Gruppe.

Auf der Basis des zuvor Gesagten wird der Gutachter nur den festgestellten Schaden an der HWS nach der für die Gesetzliche Unfallversicherung geltenden Lehre von der wesentlichen Bedingung hinsichtlich der Ursächlichkeit bewerten müssen.

Ist eine langjährige, gefährdende Tätigkeit die Ursache des bewiesenen Körperschadens, bleibt noch die Antwort auf die Frage der MdE. Maßgebend bleibt der Grad der nachgewiesenen Funktionseinschränkungen. Die Funktionseinbuße muß objektivierbar sein. Unter objektiven Befunden werden krankhafte organische Veränderungen verstanden, die von jedem Arzt diagnostiziert und reproduziert werden können. Ihre Erhebung muß von der unkontrollierten Mitarbeit des Verletzen unabhängig sein [12].

Der alleinige röntgenologische Nachweis degenerativer Veränderungen wie Osteochondrose oder Spondylosis deformans ist für die Schätzung der MdE ohne Bedeutung. Auf Erfahrungswerte nach Wirbelsäulenverletzungen werden wir nur insoweit zurückgreifen können, als Art und Ausmaß der Funktionsminderung vergleichbar sind.

Zusammenfassung

Mit der Begutachtung berufsbedingter Erkrankungen der HWS betreten wir Neuland. Viele Fragen sind noch offen, nicht wenige müssen aber heute schon beantwortet werden. Eine beachtliche Zahl von Leistungsanträgen liegt den Berufsgenossenschaften bereits vor. Wahrscheinlich sichert nur das gemeinsame Bemühen von Gutachter, Gewerbearzt und UV-Träger um eine sachgerechte Entscheidung den sozialen Frieden. Wünschenswert wäre, der Verordnungsgeber hielte für den Gutachter ein Merkblatt mit Informationen bereit, das eine sachgerechte und einheitliche Beurteilung aller Gutachter gewährleistet.

Literatur

1. Dahmen G (Hrsg) (1989) Schlußbetrachtung. In: Krankheiten und Verletzungen des Bewegungsapparates: Die Problem-Halswirbelsäule. CIBA, Wehr/Baden, S 147–148
2. Debrunner HU (1988) Rückenleiden als Berufskrankheit? Z Unfallchir Versicherungsmed 81: 277–286
3. Debrunner HU (1991) Schweres Heben und Tragen: Die Problematik der Wirbelsäulenschäden aus schweizerischer Sicht. Arbeitsmed Sozialmed Präventivmed 26: 199–204

4. Hedtmann A, Krämer J (1990) Prophylaxe und Wirbelsäulenschäden am Arbeitsplatz. Orthopäde 19: 150–157
5. Junghanns H (1979) Die Wirbelsäule in der Arbeitsmedizin. Hippokrates, Stuttgart
6. Kellgren JH, Lawrence JS (1952) Rheumatism in miners. Br J Int Med 9: 197
7. Krämer J (1980) Die arbeitsmedizinische Beurteilung der Wirbelsäule aufgrund neuerer Untersuchungen über die Biomechanik der Zwischenwirbelscheibe. Hippokrates, Stuttgart (Die Wirbelsäule in Forschung und Praxis, Bd 92, S 51–54)
8. Kügelgen B (1989) Klinik, Diagnose, Differentialdiagnose und Therapie zervikaler Bandscheibenerkrankungen. In: Kügelgen B, Hillemacher A (Hrsg) Problem Halswirbelsäule. Springer, Berlin Heidelberg New York Tokyo, S 19–44
9. Kügelgen B, Hillemacher A (Hrsg) (1989) Problem Halswirbelsäule: Funktionelle Anatomie der Halswirbelsäule. Springer, Berlin Heidelberg New York Tokyo, S 1–18
10. Lang J (1983) Funktionelle Anatomie der Halswirbelsäule und des benachbarten Nervensystems. In: Hohmann D, Kügelgen B, Liebig K, Schirmer M (Hrsg) Neuroorthopädie, Bd 1. Springer, Berlin Heidelberg New York Tokyo, S 1–118
11. Lindner H (1989) Das sog. Schleudertrauma der Halswirbelsäule – Gutachterliche Gesichtspunkte aus der Sicht des Manualmediziners. In: Hierholzer G, Ludolph E, Hamacher E (Hrsg) Gutachtenkolloquium 4. Springer, Berlin Heidelberg New York Tokyo, S 35–38
12. Ludolph E (1989) Das sog. Schleudertrauma der Halswirbelsäule. In: Hierholzer G, Ludolph E, Hamacher E (Hrsg) Gutachtenkolloquium 4. Springer, Berlin Heidelberg New York Tokyo, S 25–33
13. Ludolph E (1991) Diskussion. In: Hierholzer G, Ludolph E, Hamacher E (Hrsg) Gutachtenkolloquium 6. Springer, Berlin Heidelberg New York Tokyo, S 135–139
14. Luschka H von (1858) Die Halbgelenke des menschlichen Körpers. Reimers, Berlin
15. MacNab I (1977) Backache. Williams & Wilkins, Baltimore
16. Payne EE, Spillane JD (1957) The cervical spine. An anatomico-pathological study of 70 specimen (using a special technique) with particular reference to the problem of cervical spondylosis. Brain 80: 571–596
17. Putz R (1981) Funktionelle Anatomie der Wirbelgelenke, Bd 43. Thieme, Stuttgart New York
18. Schliack H (1983) Neurologische Diagnose und Differentialdiagnose bei Nacken- und Armschmerzen. In: Hohmann D, Kügelgen B, Liebig K, Schirmer M (Hrsg) Neuroorthopädie, Bd 1. Springer, Berlin Heidelberg New York Tokyo, S 141–153
19. Schröter F (1989) Begutachtungsprobleme bei Halswirbelsäulenerkrankungen. In: Kügelgen B, Hillemacher A (Hrsg) Problem Halswirbelsäule 22. Springer, Berlin Heidelberg New York Tokyo, S 6–234
20. Schröter G, Rademacher W (1971) Die Bedeutung von Belastung und außergewöhnlicher Haltung für das Entstehen von Verschleißschäden der HWS – dargestellt an einem Kollektiv von Fleischabträgern. Z Ges Hyg 17: 841–843
21. Thomas W (1989) HWS-Syndrom. In: Dahmen G (Hrsg) Krankheiten und Verletzungen des Bewegungsapparates. Die Problem-Halswirbelsäule. CIBA, Wehr, S 64–73
22. Töndury G (1958) Entwicklungsgeschichte und Fehlbildungen der Wirbelsäule, Bd 7. Hippokrates, Stuttgart
23. Trolard (1893) Quelques articulations de la colonne vertébrale. Int Monatsschr Anat Physiol 10: 3–11
24. Weber W, Weber E (1894) Mechanik der menschlichen Gehwerkzeuge. Eine anatomisch-physiologische Untersuchung. In: Wilhelm Webers Werke. Springer, Berlin

Zur Frage berufsbedingter Erkrankungen der Lendenwirbelsäule aus biomechanischer Sicht

R. Pangert und H. Hartmann

Einleitung

Ein Gutachten zu einer Verdachtsmeldung einer Berufskrankheit der Lendenwirbelsäule (LWS) muß immer einerseits eine Aussage zur zurückliegenden Belastung der LWS mit andererseits der ärztlichen Diagnose des eingetretenen Schadens verkoppeln. Diese Arbeit faßt zwei Ergebnisse zusammen, die bei der Abschätzung der berufsbedingten Belastung der LWS nützlich sind: eine epidemiologische Studie zur Bestimmung einer kritischen Dosis, oberhalb derer die Beschwerdehäufigkeit sprunghaft ansteigt, und eine biomechanische Überlegung, die es gestattet, die Kraft auf ein Bewegungssegment der LWS einfach abzuschätzen.

Die bisherige Gutachterpraxis ebenso wie der neue Vorschlag des Gutachterausschusses spiegeln das relativ geringe Wissen über die Entstehung von berufsbedingten Schäden der Wirbelsäule wider. Als beruflich verursacht werden Erkrankungen der Wirbelsäule angesehen, wenn der Betroffene einer Berufsgruppe angehört, die mit „schweren" Lasten in „extremen Rumpfbeugehaltungen" umzugehen hat, und diese Tätigkeit „langjährig" ausgeführt hat. Diese Angaben müssen interpretiert werden. Es wird ein Vorschlag zur Interpretation dieser rein qualitativen Umschreibungen gemacht. Trotz der erheblichen Unsicherheiten in den Formulierungen zielt der Vorschlag jedoch eindeutig auf ein Dosismodell ab.

Dosismodell zur Bestimmung der Wirbelsäulenbelastung

In einer epidemiologischen Untersuchung über die Häufigkeit und die Berufsbedingtheit von Veränderungen bzw. Beschwerden der LWS bei beruflich hochbelasteten Preßwerkern (Arbeitern an Gesenkschmieden) wurde eine Belastungsdosis (D) für die LWS als Produkt aus der Kraft (F) auf ein Bewegungssegment in der LWS mit der Expositionszeit (t) definiert [1]:

$$D = F \cdot t.$$

Diese Untersuchung ergab eine signifikante Trennstelle zwischen einer hohen und einer niedrigen Belastungsdosis, die einen Bereich mit 28% Beschwerde-

Tätigkeit	Fäll-schnitt	Keilen	Entasten 1	Entasten 2	Vermessen 1	Vermessen 2
Haltung	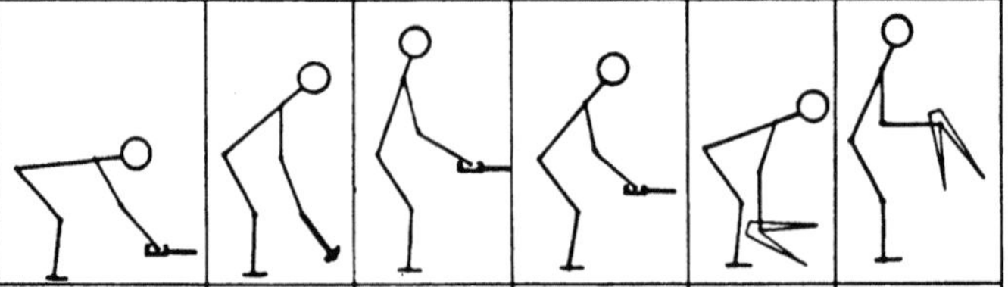					
Std./Schicht	1,0	0,24	1,2	1,2	0,8	0,8
Moment (N·m) M_{LS-S1}	265	183	143	203	201	126
Längskraft (N)	3736	2348	2711	3235	2256	1992

Abb. 1. Wirbelsäulenbelastung bei Forstarbeitern

häufigkeit von einem anderen mit 78% Beschwerdehäufigkeit trennt. Die kritische Dosis, die diese beiden Bereiche trennt, lag bei $12 \cdot 10^{10}$ Ns. Die Hypothese, daß Belastungen, die zu Beschwerden der LWS führen können, als Dosis beschrieben werden dürfen, wurde bestätigt.

In den erwähnten epidemiologischen Untersuchungen wurde die Kraft auf die LWS mit einem biomechanischen Modell rechnerisch aus der Haltung des Körpers und der zu hebenden Last bestimmt. Eine derartige Berechung muß für alle belastenden Teiltätigkeiten getrennt erfolgen. Bei einer Vielzahl von Tätigkeiten ist die Bestimmung der Expositionszeit noch schwieriger. Für den einzelnen Hebevorgang kann die Expositionszeit mit einer Stoppuhr bestimmt werden. Die Anzahl der Hebevorgänge pro Schicht ist i. allg. aus Betriebsunterlagen zu ersehen. Problematisch wird i. allg. die Abschätzung der Belastungen über ein Berufsleben, wozu Versicherungsunterlagen und Unterlagen der Betriebe herangezogen worden sind.

Für die Abschätzung der beruflich bedingten Belastung der LWS für ein arbeitsmedizinisches Gutachten ist eine lückenlose Berufsanamnese erforderlich, die für jede Beschäftigung alle belastenden Teiltätigkeiten enthält, wie das in Abb. 1 als Beispiel für Forstarbeiter demonstriert ist. Neben der Haltung und der zu hebenden Last, aus der sich die Kraft auf die LWS berechnen läßt, ist die Expositionszeit pro Schicht erforderlich. Zusammen mit der Belastungsdauer im Berufsleben, die z.B. auf Monate genau angegeben werden müßte, läßt sich daraus eine individuelle Belastungsdosis berechnen. Es ist von vornherein zu erwarten, daß derartig komplette Daten der beruflichen Belastung nur in Ausnahmefällen vorliegen werden. Trotzdem können die jetzt vorliegenden Erkenntnisse die Entscheidungsfindung bei einem ärztlichen Gutachten erleichtern:

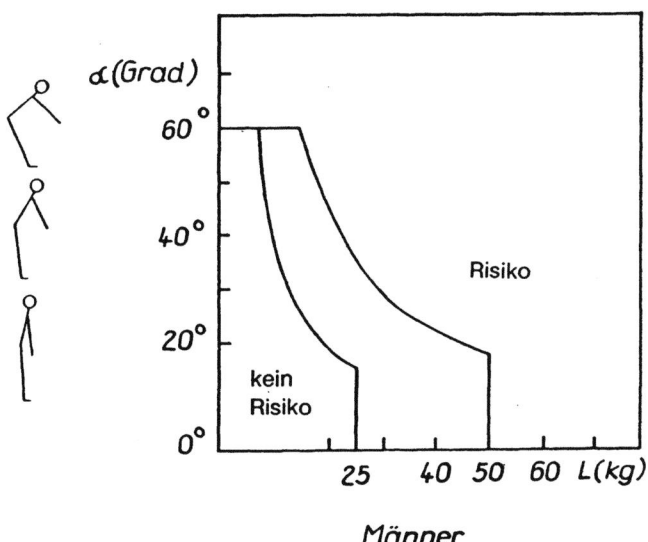

Abb. 2. Darstellung von Grenzwerten für die Belastung der LWS in Abhängigkeit vom Vorneigewinkel α und der mit den Händen zu hebenden Last L

- Es sollte immer zunächst überprüft werden, ob für eine ausreichende Dosis während des Berufslebens eine ausreichend große Expositionszeit vorgelegen hat.
- Eine annäherungsweise Bestimmung der auf die LWS wirkenden Kraft (F) gelingt in einfacher Weise, wenn man das Produkt aus dem Vorneigewinkel des Rückens (α) gegen die Senkrechte (vgl. Abb. 2) mit der in den Händen zu hebenden Last (L) bildet [2]:

$$F = \alpha \cdot L.$$

Stellt man die Grenzwerte des amerikanischen Niosh-Standards [3] graphisch dar, ergibt sich Abb. 2. Es werden 3 Bereiche voneinander abgegrenzt:
- ein Bereich ohne Gesundheitsrisiko
- ein Grenzbereich und
- ein Bereich mit Gesundheitsrisiko.

Außerdem enthält Abb. 2 Grenzen für die Last und den Vorneigewinkel, die unabhängig vom Ergebnis des Produktes aus Vorneigewinkel und Last nicht überschritten werden sollten. Die von den Hyperbelbögen voneinander abgeteilten Bereiche ergeben sich rein rechnerisch unter Verwendung der obigen Näherungsformel:

$\alpha \cdot L < 400$: keine Gesundheitsgefahr
$400 <= \alpha \cdot L <= 900$: gesundheitliche Schäden möglich,
$\alpha \cdot L > 900$: erhöhtes Gesundheitsrisiko.

Die kritische Dosis von $12 \cdot 10^{10}$ Ns wurde nur für eine ganz spezielle Beschäftigung bestimmt und ist damit nicht zu verallgemeinern. Trotzdem soll zum besseren Verständnis des Wirkungsmechanismus die folgende Rechnung exemplarisch angestellt werden:

Die kritische Dosis für ein Berufsleben beträgt $12 \cdot 10^{10}$ Ns. Für den betrachteten Arbeitsplatz sei die mittlere Belastung der LWS bestimmt worden und betrage 3.500 N. Daraus errechnete sich eine kritische Belastungszeit für ein Berufsleben an diesem ausgewählten Arbeitsplatz:

$$t_{krit.}\ 3.500\ N,\ Berufsleben = \frac{12 \cdot 10^{10}\ Ns}{3.500\ N} = 3{,}4 \cdot 10^7\ s.$$

Bei einer Lebensarbeitszeit von 40 Jahren mit je 21 Schichten pro Monat würde sich für das Rechenbeispiel folgende kritische Belastungszeit je Schicht ergeben:

$$t_{krit.}\ 3.500\ N,\ Schicht = \frac{3{,}4 \cdot 10^7\ s}{40 \cdot 12 \cdot 21} = 3{,}4 \cdot 10^3\ s = 56\ min.$$

Die oben bestimmte Dosis würde folgende Richtlinien für die Gutachterpraxis stützen:

Für Expositionszeiten unter 10 Jahren sind beruflich bedingte Beschwerden unwahrscheinlich, weil dann entweder die tägliche Hebezeit ungewöhnlich groß wird oder die Kraft auf die LWS so groß gewesen sein müßte, daß die Festigkeitsgrenze der Bewegungssegmente überschritten sein müßte.

Andererseits sind beruflich bedingte Beschwerden für Kräfte auf die LWS unter 1.600 N unwahrscheinlich, weil dann die Expositionszeit pro Schicht oder die Zahl der Berufsjahre unwahrscheinlich groß werden müßte. Für den mittleren Bereich zwischen den beiden genannten Extremen sollte eine Dosis nach den obigen Vorschlägen geschätzt werden. Ein Vergleich mit der kritischen Dosis kann bei Gutachten mit herangezogen werden. Erfahrungen mit Dosiswerten für andere als die untersuchte Berufsgruppe der Preßwerker liegen z. Z. nicht vor und können nur durch die Gutachterpraxis oder in speziell angelegten Forschungsvorhaben gesammelt werden.

Zusammenfassend kann gesagt werden, daß für die Bestimmung der Kraft auf die LWS der Vorbeugewinkel des Rückens ebenso wichtig ist wie die zu hebende Last selbst, und daß für die Entstehung eines berufsbedingten Schadens der LWS die Zeit ebenso wichtig ist wie die auf die Lendenwirbelsäule wirkende Kraft.

Literatur

1. Pangert R, Hartmann H (1989) Ein einfaches Verfahren zur Bestimmung der Belastung der LWS am Arbeitsplatz Zentralbl Arbeitsmed 39: 191–194
2. Pangert R, Hartmann H (1991) Epidemiologische Bestimmung der kritischen Belastung der LWS beim Heben von Lasten. Zentralbl Arbeitsmed 41: 193–197
3. Konz St (1982) NIOSH-listing guidelines. Am Ind Hyg Assoc J 43: 931–933

Zur Frage berufsbedingter Erkrankungen der Lendenwirbelsäule aus arbeitsmedizinischer Sicht

F. HOFMANN, C. DÜRINGER, M. MICHAELIS, A. SIEGEL, U. STÖSSEL und U. STROINCK

Einleitung

LWS-Erkrankungen tragen in der Bundesrepublik Deutschland mit 17.3% zu den krankheitsbedingten Arbeitsausfällen bei und stehen somit an der Spitze aller Erkrankungen [4]. Daß dabei die Krankenpflege hinsichtlich der berufsbedingten Ursachen eine wichtige Rolle spielt, macht eine Arbeit von Kaplan und Deyo [19] deutlich. Die LWS-Unfallhäufigkeit in einem US-amerikanischen 450-Betten-Akutkrankenhaus betrug 1984–1986 an der Spitze aller Berufsarten in der Krankenpflege 8,54 pro 100 Beschäftigte, während Verwaltungsangestellte nur 1,99 Unfälle pro 100 Beschäftigte zu beklagen hatten.

Derartige Unfälle betreffen, wie Engkvist et al. [12] 1992 zeigen konnten, nicht nur die Altersgruppe jenseits des 45. Lebensjahres, bei der die Druckfestigkeit der Wirbelkörper aufgrund des physiologischen Alterungsprozesses abnimmt, sondern in sehr starkem Maß auch die Altersgruppe der 18- bis 24-, und der 25- bis 34jährigen [5]. Die von Lagerlöf u. Broberg 1988 publizierten Daten zu den Arbeitsunfällen bei schwedischen Beschäftigten stützen diese Untersuchung [22]. Was die Berufskrankheiten des schwedischen Gesundheitsdienstes angeht, so tragen Erkrankungen der LWS mit etwa 6% zum Geschehen bei, während die übrigen Wirbelsäulenerkrankungen einschließlich der HWS etwa 5% ausmachen.

Da der Gesundheitsdienst bei den Erkrankungen der LWS eine so wichtige Rolle spielt, soll in dieser Arbeit anhand eigener Untersuchungen auf diesen Bereich des Arbeitslebens eingegangen werden.

Pilotstudie zur Bedeutung berufsbedingter Wirbelsäulenerkrankungen

Im Rahmen einer Pilotstudie wurden 1976 Schüler und Auszubildende der Heilhilfsberufe sowie verschiedener kaufmännischer Berufe und Gymnasiasten in eine Fragebogenaktion zum Thema „LWS-Beschwerden" einbezogen. Der für diesen Zweck erarbeitete Fragebogen befaßte sich mit folgenden Bereichen:

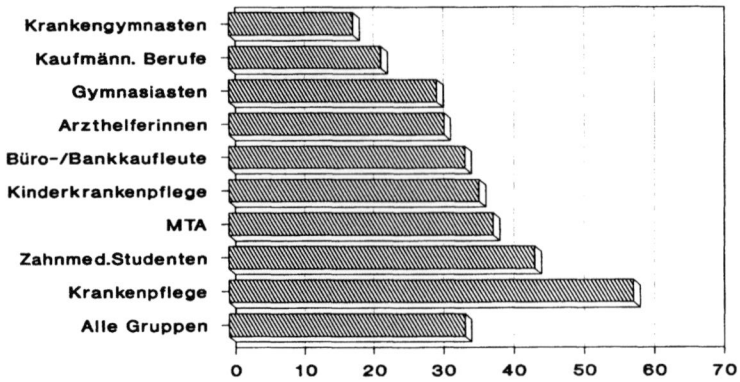

Abb. 1. Häufigkeit von LWS-Beschwerden bei Schülern und Studenten in verschiedenen Ausbildungsbranchen, die mittels eines standardisierten Fragebogens erhoben wurde ($n = 1076$)

- Familien- und Eigenanamnese
- Fragen zur Art der Tätigkeit; insbesondere Ausmaß der körperlichen Belastungen,
- ergonomische Hilfsmittel am Arbeitsplatz,
- außerberufliche Tätigkeiten, wie z. B. Sport,
- die Häufigkeit von Lumbalgien und Lumboischialgien,
- die bei diesen Krankheitsbildern angewandten Therapiemaßnahmen,
- auf Lumbalbeschwerden zurückzuführende Arbeitsausfälle.

Bei der Erfassung der Schmerzcharakteristik wurden Angaben erbeten über:

- Lokalisation der Schmerzen,
- Schmerzausstrahlungen,
- Schmerzmaximum,
- neurologische Ausfälle,
- Aufzeichnung der Schmerzmaxima und Projektion in ein Körperschema.

Eine zusätzliche Erfassung von Persönlichkeitsmerkmalen wurde mit Hilfe von Fragen

- zur allgemeinen Lebenssituation,
- zu den Zukunftsperspektiven,
- zur Bewältigung von Konfliktsituationen,
- zur Bewertung der eigenen Berufssituation,
- zu Konfliktsituationen am eigenen Arbeitsplatz

erfaßt.

Wie die Untersuchung zeigte, waren Krankenpflegeschüler wesentlich häufiger vom LWS-Syndrom betroffen als ihre gleichaltrigen Kollegen aus anderen Berufen (Abb. 1). Eine Aufschlüsselung der Daten nach Ausbildungsjahren

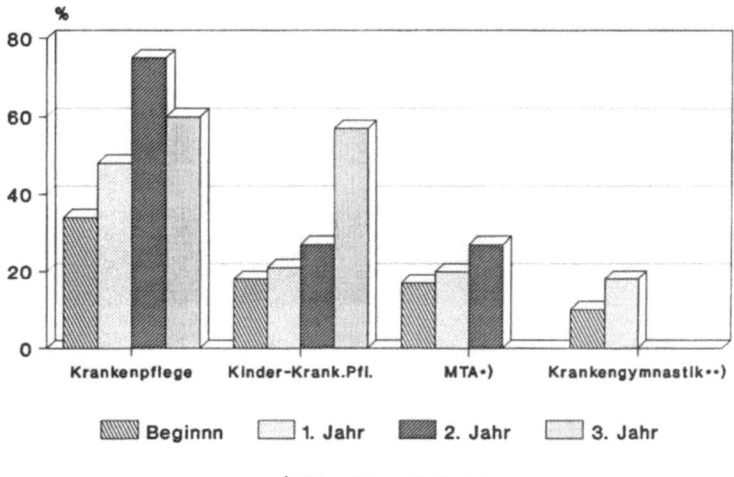

Abb. 2. Häufigkeit von LWS-Beschwerden bei Schülern in verschiedenen Heilberufen und Ausbildungsjahren – Erhebung mittels standardisiertem Fragebogen

zeigte eine deutliche Zunahme während der Ausbildung – ein Trend, der auch bei den Schülern der Kinderkrankenpflege in gleichem Außmaß beobachtet werden konnte (Abb. 2).

Querschnittstudie zum Problem des LWS-Syndroms bei Beschäftigten in der Krankenpflege

Aufgrund der im Rahmen der Pilotstudie erhaltenen Daten wurde eine endgültige Fragebogenversion entwickelt, die mit Hilfe von Interviews auch in fremdsprachigen Berufskollektiven validiert wurde (Abb. 3) [11, 18, 20]. Aufgrund des hohen Übereinstimmungsgrads zwischen Interview und Fragebogenerhebung war es uns im Anschluß daran möglich, das Instrument mittlerweile bei mehr als 3000 Beschäftigten in Deutschland und bei weiteren 700 Beschäftigten in anderen Ländern einzusetzen. Im Rahmen der Untersuchung konnte gezeigt werden, daß verschiedene Faktoren, die bisher im Zusammenhang mit dem LWS-Syndrom als Auslöser genannt wurden, offenbar keine wesentliche Rolle spielen. So scheint ein erhöhtes Körpergewicht kein Risikofaktor für die Ausbildung eines Lumbalsyndroms zu sein (Tabelle 1). Von der Tendenz her zeigen die Ergebnisse derzeit eher einen negativen Einfluß des Untergewichts. Was die Bedeutung der Tätigkeit angeht, so ergab eine Differenzierung der Arbeitsplätze in

– chirurgische Stationen,
– nicht-chirurgische Stationen mit häufigem Heben und
– nicht-chirurgische Stationen mit eher selten anfallenden Hebetätigkeiten

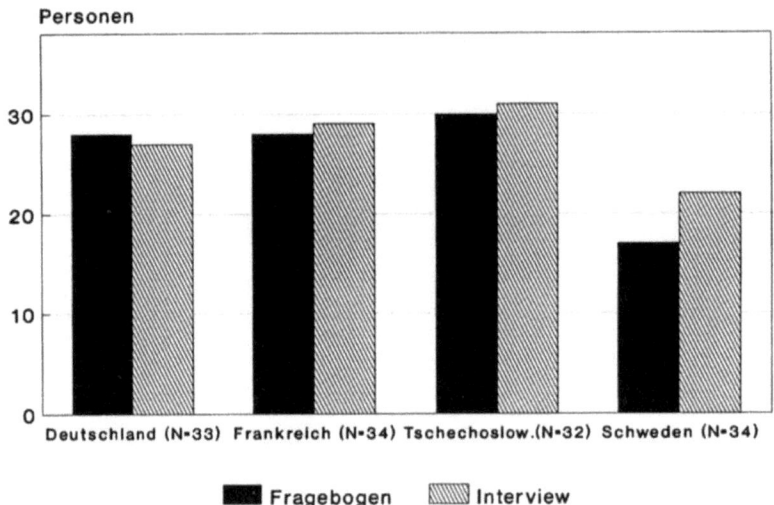

Abb. 3. Lebenszeitprävalenz des LWS-Syndroms bei 4 Kollektiven von Krankenhausbeschäftigten aus verschiedenen Ländern – Vergleich zwischen Fragebogenergebnis und Interview

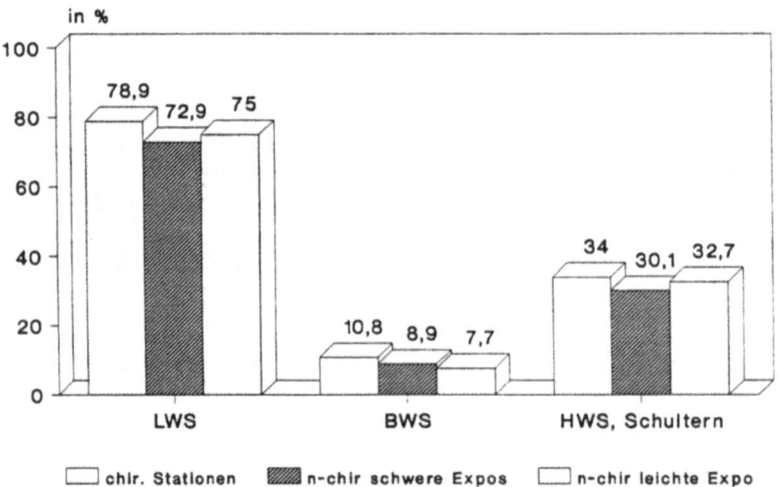

Auswertung März 1992

Abb. 4. Häufigkeit der verschiedenen Rückenschmerzlokalisationen bei Krankenhausbeschäftigten in bezug zum Arbeitsplatz. Erhebung mittels standardisiertem Fragebogen

keine eindeutigen Ergebnisse hinsichtlich der Häufigkeit des LWS-Syndroms (Abb. 4). Allerdings zeigten die Ergebnisse auch, daß zahlreiche Beschäftigte in nicht-chirurgischen Stationen mit geringer Hebetätigkeit in ihren jeweiligen

Tabelle 1. Körpergewicht und Lumbalsyndrom

	Schüler	Beschäftigte
	Übergewicht >10%	Übergewicht >10%
Lumboischialgie	17,5%	40.0%
Keine Lumboischialgie	15,5%	33,3%
	p = 0.9316 nicht signifikant	p = 0.7135 nicht signifikant

Arbeitsbereich versetzt worden waren, weil sie der Hebearbeit in anderen Bereichen (z. B. Intensivpflege) nicht mehr gewachsen waren. Insofern erscheint es empfehlenswert, einen Score zu erarbeiten, der die gesamte Berufskarriere erfaßt und der sich an den Anforderungen der verschiedenen Bereiche der Medizin orientiert.

Da im Rahmen der verschiedenen Studien gezeigt werden konnte, daß die Prävalenz des LWS-Syndroms in den verschiedenen Beschäftigtengruppen zwischen etwa 35% (bei den Krankenpflegeschülern) und etwa 80% (bei den in der Krankenpflege Beschäftigten) schwankt, d.h. lediglich ein Faktor 2,5 verifiziert werden konnte, wurde nach anderen Kriterien gesucht, um die verschiedenen Berufe und Berufsaltersstufen besser ausdifferenzieren zu können. Die Lumboischialgie ist als wesentlich besserer Marker anzusehen, wie im Rahmen einer Längsschnittstudie gezeigt werden konnte.

Längsschnittstudie bei Krankenpflegeschülern

Eine großangelegte Untersuchung an 700 Heilberufsschülern der Krankenpflege und der Kinderkrankenpflege wurde im Jahr 1990 begonnen und befindet sich derzeit im 3. Jahr. Die Abb. 5 zeigt die Lebenszeitprävalenz der Lumboischialgie in den verschiedenen Gruppen. Während die über 18 Jahre alten Auszubildenden in der Krankenpflege mit einer Prävalenz von 6,3% beginnen und zu Beginn des 3. Ausbildungsjahres bei 16,7% angekommen sind, zeigen die durchschnittlich etwa 23jährigen Beschäftigten in der Krankenpflege bereits eine Prävalenz von 32,5%. Diese ist bei den mehr als 43jährigen auf 50,2% erhöht (Abb. 5). Damit steigt die Prävalenz der Lumboischialgie von Beginn der Ausbildung bis in die Mitte des 5. Lebensjahrzehnts um den Faktor 8. Die Lumboischialgie scheint also ein wesentlich empfindlicherer Marker für die berufliche Belastung zu sein als das LWS-Syndrom allein. Leider liegen in der internationalen Literatur keine Daten aus größeren Studien zur Prävalenz der Lumboischialgie vor. Die meisten Untersuchungen stützen sich allesamt auf die Lumbalgie, wobei sowohl die 1-Jahres- als auch die Lebenszeitprävalenz sehr hoch ist und keine deutliche Differenzierung zuläßt [1, 3, 6–10, 13–15, 17, 21,

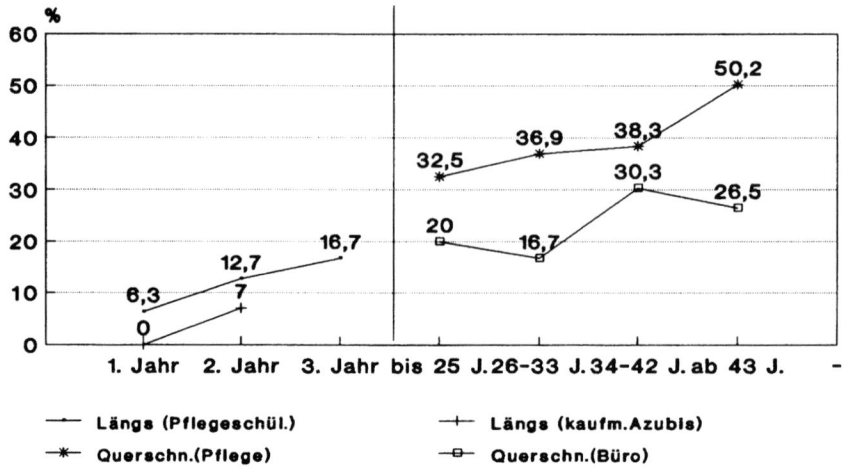

Auswertungsstand: Juni 1992

Abb. 5. Häufigkeit von Lumboischialgien bei Pflegeschülern und Krankenhausbeschäftigten im Vergleich zu Kontrollgruppen. Diese Ergebnisse stammen zum einen aus einer Längsschnitt-, zum anderen aus einer Querschnittstudie (mittels standardisiertem Fragebogen)

26–28]. Auch die Berechnung der Lumboischialgie-Lebenszeitprävalenz in den verschiedenen Alters- und Berufsgruppen zeigt, daß Krankenpflege- und Kinderkrankenpflegeschülern auf der einen, und Krankengymnastikschülern auf der anderen Seite ein Faktor 6 zu verifizieren ist, während beim LWS-Syndrom allein ein Unterschied um den Faktor 3 objektiviert werden kann.

Die bei 500 Mitgliedern der Längsschnittkohorte durchgeführte orthopädisch-funktionelle Untersuchung ergab einen hohen Übereinstimmungsgrad mit den Ergebnissen der Fragebogenerhebung, insbesondere bei der Lumboischialgie (1-Jahres- bzw. Lebenszeitprävalenz).

CT-Studie („Radiologiestudie") zur Prävalenz der LWS-Diskopathie in Abhängigkeit vom Beruf (Tabelle 2)

Im Rahmen einer weiteren Studie wurden Patienten aus verschiedenen radiologischen Bereichen des Universitätsklinikums Freiburg einer CT-Untersuchung der LWS (chronisches LWS-Syndrom) zugeführt und mit einem modifizierten Fragebogen konfrontiert, bei dem v. a. die Berufsanamnese eine wichtige Rolle spielte. Die bislang ausgewerteten Ergebnisse der Studie auf der Basis von 142 Probanden zeigt eine zweifache Überrepräsentanz von Krankenschwestern, die an Diskopathien im LWS-Bereich leiden. Eine weitere Berufsgruppe, bei der ein überhöhtes Diskopathierisiko verifiziert werden konnte, waren Kraftfahrer und Transportarbeiter.

Tabelle 2. Radiologiestudie (Universitätsklinikum Freiburg – erste vorläufige Ergebnisse Juli 1992
Einschlußkriterium: CT wegen chronischen LWS-Syndroms)

CT-Befunde	142	
Dabei Diskopathien	103	(73%)
Krankenpflege	9/142	(6,3%)
Zum Vergleich im Arbeitsamtbezirk Freiburg gemeldetes Krankenpflegepersonal:	2,5%	
Diskopathien (2 Befunde stehen noch aus)	7/142	(4,9%)
Arbeitsanamnese:	6 berufstätig, durchschnittlich 20 Jahre 3 ausgeschieden nach durchschnittlich 13 Jahren	

Weitere Berufsgruppen, die überrepräsentiert sind:
– Kraftfahrer
– Transportarbeiter

Tabelle 3. Vorhersagekraft eines pathologischen Wirbelsäulenbefunds in bezug auf spätere LWS-Unfälle (nach Runge [23])

Röntgenbefund bei Einstellung	Fälle (n)	Krankschreibungen (n)	(%)	Krankheitstage (n)	Durchschnitt	Faktor
Unauffällig	261	81	37,5	4991	61,6	1,00
Osteoarthritis	110	40	36,4	2327	58,1	0,94
Übergangsstörungen zwischen Wirbelsäulenabschnitten	29	13	44,8	684	53,6	0,85
Spondylolisthesis	11	4	36,1	406	101,5	1,65
Bandscheibendegeneration	8	5	62,5	445	88,2	1,43
Zustand nach LWS-Operation	6	5	83,3	1786	357,2	5,8

Schlußbetrachtung

Bei der Begutachtung von Wirbelsäulenerkrankungen als Berufskrankheiten sollte man Instrumente, wie wir sie für die Querschnitt- und die Längsschnittuntersuchung sowie die orthopädische Untersuchung von Beschäftigten im Gesundheitsdienst erarbeitet haben, miteinfließen lassen. Routinemäßige radiologische Methoden allein (z. B. die Röntgenuntersuchung von 28.000 Beschäftigten, auf die Hansson [16] hinwies) oder die Ergebnisse, zu denen schon Runge [23] bei der Betrachtung von mehreren hundert LWS-Unfällen kam (Tabelle 3), können nicht zur Klärung aller Krankheitserscheinungen dienen, es sei denn, man würde invasive Methoden wie z.B. die Belastungsmyelographie [24, 25] breiter anwenden.

Literatur und Anmerkungen

1. Ammer M, Krüger W, Nawarath B (1989) Ausgewählte Ergebnisse arbeitspsychologischer Untersuchungen bei Krankenschwestern. Z Ges Hyg 35: 232–234
2. Arbeit und Sozialordnung (1992) Pressemitteilung 84–92
3. Bartholomeyczik S (1988) Rücken- und Kreuzschmerzen bei Krankenschwestern: Wo können präventive Maßnahmen gegen arbeitsbedingte Erkrankungen ansetzen? Deutsche Krankenpflegezeitschrift 11: 834–839
4. Bau BG Wuppertal, 1/92, 28
5. Besig K, Wagemanns L, Hierholzer G, Ludolph E (1989) Mechan. Belastbarkeit und funktionelle Beanspruchung der einzelnen Wirbelsäulenstrukturen. In: Hierholzer G, Ludolph E, Hamacher E (Hrsg) Gutachtenkolloquium 4. Springer, Berlin Heidelberg New York Tokyo, S 3–13
6. Blanchard F, Etienne JC, Jolly D (1990) Lombalgie en milieu professionnel. Observatoire Régional de la Santé de Champagne Ardenne
7. Burgmeier AC, Blindauer B, Hecht MT (1988) Les lombalgies en milieu hospitalier: aspects épidémiologiques et rôle des divers facteurs de risque. Rev Epidemiol Sante Publique 36: 128–137
8. Caillard JF, Czernichow P, Simonin JL (1987) Epidémiologie du risque lombalgique en milieu de travail. Enquête dans cinq branches d'activité en Haute-Normandie. Rheumatologie 39: 167–171
9. Cust G, Pearson JG, Mair A (1972) The prevalence of low back pain in nurses. Int Nurs Rev 19: 169–179
10. De Gaudemaris R, Blatier JF et al. (1986) Analyse du risque lombalgique en milieu professionnel, Rev Epidemiol Sante Publique 34: 308–317
11. Duringer C, Hofmann F, Stößel U (1992) Zum Problem des LWS-Syndroms bei Beschäftigten im französischen Gesundheitsdienst. In: Hofmann F, Stößel U (Hrsg) Arbeitsmedizin im Gesundheitsdienst, Bd VI. Genter, Stuttgart, S 233–239
12. Engkvist JL, Hagberg M, Linden A, Maltrei B (1992) Occupational over-extension back accidents among nurses aides in Sweden. Arbete Hälsa 18: 80–81
13. Estryn-Behar M, Kaminski M et al. (1989) Conditions de travail et pathologie ostéo-articulaire et musculaire parmi le personnel hospitalier feminin. Rheumatologie 41: 267–285
14. Fuchs J, Himmel W, Wilhelm J (1987) Arbeitsbelastungen in der Krankenpflege und ihre Auswirkungen. Deutsche Krankenpflegezeitschrift 1: 50–54
15. Gordon M (1987) Training for health? Occup Health 39: 392–395
16. Hansson T (1992) The Boeing-study – Risk factors for reporting work related back injuries. International Scientific Conference on Prevention of Work-related Musculoskeletal Disorders. Arbete Hälsa 8–12
17. Harber P, Billet E, Gutowski M, Sottoo K, Hew M, Roman A (1985) Occupational low-back pain in hospital nurses. J Occup Med 27: 518–524
18. Hofmann F, Hagberg M, Johansson K, Josephson M, Stößel U, Strandberg B, Theorell T (1991) Erkrankungen des Bewegungs- und Stützapparates bei Angehörigen der Krankenpflegeberufe – HEALTHPRO-study – Validierung des Erhebungsbogens. In: Hofmann F, Stößel U (Hrsg) Arbeitsmedizin im Gesundheitsdienst, Bd V. Gentner, Stuttgart, S 85–91
19. Kaplan RM, Deyo RA (1988) Back pain in health care workers. Occup Med State Art Rev 3/1: 61–73
20. Klima J, Stößel U, Michaelis M, Wörner S, Hofmann F (1992) Rückenbeschwerden beim Krankenpflegepersonal in der CSFR – Erste Ergebnisse einer standardisierten Erhebung

bei 381 Pflegekräften. In: Hofmann F, Stößel U (Hrsg) Arbeitsmedizin im Gesundheitsdienst, Bd VI. Gentner, Stuttgart, S 241–248
21. Kretschmar K (1976) Das Symptom Kreuzschmerz bei der berufstätigen Schwester. Dtsch Gesundheitswes 31: 1603–1605
22. Lagerlöf E, Broberg E (1989) Occupational injuries and diseases. In: Brune DK, Eding C (eds) Occupational Hazard in the health professions. CRC Press, Boca Raton, pp 13–27
23. Runge CF (1954) Roentgenographic examination of the lumbosacral spine in routine preemployment examinations. J Bone Joint Surg [Am] 36: 75
24. Schumacher M (1954), Die Belastungsmyelographie: eine neue funktionelle Untersuchungstechnik des lumbalen Spinalkanals. J Bone Joint Surg [Am] 36: 75
25. Schumacher M (1986) Die Belastungsmyelographie: eine neue funktionelle Untersuchungstechnik des lumbalen Spinalkanals. Fortschr Röntgenstr 145: 642–648
26. Skovron ML, Mulvihill MN, Sterling RC et al. (1987) Work organization and low-back pain in nursing personnel. Ergonomics 30: 359–366
27. Stubbs DA, Buckle P, Hudson MP, Rivers PM (1983) Back pain in the nursing profession I: Epidemiology and pilot methodology. Ergonomics 26: 755–765
28. Viddemann T, Nurminen T, Tola S et al. (1984) Low back pain in nurses and some loading factors of work. Spine 9: 400–404

Zur Frage berufsbedingter Erkrankungen der Lendenwirbelsäule aus gutachtlicher Sicht

I. SCHEUER

Einleitung

Der ärztliche Sachverständigenbeirat, Sektion Berufskrankheiten, beim Bundesminister für Arbeit und Sozialordnung hat im Februar 1992 empfohlen, bestimmte Wirbelsäulenerkrankungen, die durch überdurchschnittliche mechanische Belastungen verursacht sind, in die Berufskrankheitenverordnung aufzunehmen [14]. Zukünftig ist geplant, die BK 2108, bezogen auf die LWS und die BK 2109, die sich auf die Erkrankungen der HWS bezieht, einzuführen.

Unter dem Begriff Lumbalsyndrom faßt man alle schmerzhaften Krankheitserscheinungen zusammen, die direkt oder indirekt von degenerativen Veränderungen der lumbalen Bandscheiben verursacht werden [8, 9]. Es handelt sich um:

1. Das lokale Lumbalsyndrom: Hierzu zählen bandscheibenbedingte Schmerzen der LWS mit segmentaler Nervenreizung sowie Wirbelgelenkschmerzen. Die akute Erscheinung des Lumbalsyndroms ist unter den Begriffen „Hexenschuß" und „Lumbago" bekannt.

2. Das lumbale Wurzelsyndrom: Hierunter versteht man bandscheibenbedingte ausstrahlende Schmerzen, die einseitig, monosegmental, selten auch beidseitig und polysegmental auftreten. Das lumbale Wurzelsyndrom wird auch als „Ischialgie" bezeichnet.

3. Das Kaudasyndrom (selten): Es stellt eine Sonderform der polyradikulären lumbalen Wurzelsyndrome dar mit akuten Lähmungszeichen bei medianem Massenprolaps der Bandscheibe.

Fast 2/3 aller bandscheibenbedingten Erkrankungen betreffen die LWS [4]. Jeder 12. Patient in der Allgemeinpraxis und jeder 3. in der orthopädischen Fachpraxis sucht den Arzt wegen lumbaler Rückenschmerzen auf. Hinzu kommt eine Dunkelziffer von Erkrankten, die trotz Beschwerden nicht zum Arzt gehen. Lumbalsyndrome kommen demnach zwangsläufig noch viel häufiger vor, als sie statistisch erfaßt werden können. Ab dem 40. Lebensjahr hat beinahe jeder Mensch schon einmal Rückenschmerzen gehabt, Männer sind bei den lumbalen Bandscheibenschäden etwas häufiger betroffen als Frauen; geschlechtsspezifi-

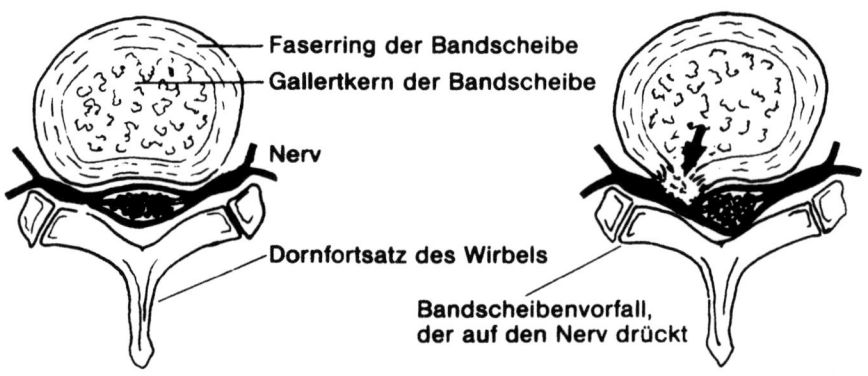

Abb. 1. Schematische Darstellung von intakter und defekter Bandscheibe und anatomischer Lagebeziehung zum Rückenmark und zur Nervenwurzel

sche Faktoren spielen neben einer vermehrten funktionsmechanischen Belastung eine Rolle. Franz [1] hat darauf hingewiesen, daß 12% aller Arbeitsunfähigkeitsfälle mit 15% aller Arbeitsunfähigkeitstage sowie 15% aller Erwerbsunfähigkeitsrenten durch Rückenbeschwerden verursacht werden.

Das Lumbalsyndrom tritt überwiegend im mittleren Lebensabschnitt auf, bei Menschen, die auf dem Höhepunkt ihrer Leistungsfähigkeit stehen sollten. Erste Beschwerden stellen sich meistens um das 25. bis 30. Lebensjahr ein und erreichen mit dem 4. und 5. Lebensjahrzehnt die größte Häufigkeit. Wahrscheinlich treten lumbale Bandscheibenschäden in diesem Lebensabschnitt aufgrund einer besonderen biomechanischen Konstellation gehäuft auf. Bei nachlassender Widerstandskraft und zunehmenden degenerativen Veränderungen des Faserringes hat der zentrale Gallertkern der Bandscheibe noch einen hohen Quelldruck. Unter Bewegung und Belastung kommt es aufgrund der Verschiebung des Gallertkernes von zentral nach peripher zu Einrissen des Faserringes. Bandscheibengewebe kann so nach außen gelangen (Abb. 1).

Anatomische Grundlagen

Die menschliche Wirbelsäule ist mit einem Torsionsstab, bestehend aus 25 Bewegungsgliedern, vergleichbar. Der LWS-Abschnitt besteht aus 5 freien Lendenwirbeln, ein 6. Übergangswirbel kann lumbosakral vorkommen (mit teilweiser oder auch vollkommener gelenkiger Verbindung). Es bestehen 4 lumbale Bandscheiben sowie je 1 Bandscheibe am thorakolumbalen und lumbosakralen Übergang. Die lumbalen Bandscheiben nehmen von kranial nach kaudal an Größe zu, mit Ausnahme der lumbosakralen Bandscheibe. Sie sind bikonvex geformt und entsprechend der Lendenlordose ventral höher als dorsal. Diese Differenz ist am größten am lumbosakralen Übergang, wo die Bandscheibe regelrecht einen trapezförmigen Querschnitt aufweist.

Das einzelne *Bewegungssegment* besteht aus verschiedenen Abteilungen: 2 Wirbeln, die im vorderen Abschnitt mit der elastischen Bandscheibe fest verwachsen sind, und den beiden hinteren Wirbelgelenken, dem Längsbandapparat, dem Rückenmark und den zwischen den Wirbelkörpern über die Zwischenwirbellöcher austretenden Nervenwurzeln. Die Bindeglieder zwischen den Wirbelkörpern stellen die *Bandscheiben* dar. Diese bestehen aus:

- Knorpelplatten,
- dem faserigen Bandscheibenring (Anulus fibrosus),
- dem zentralen Gallertkern, bestehend aus Grundsubstanz.

Außer am Knochen sind die Bandscheiben fest mit dem hinteren Längsband verwachsen, zum vorderen Längsband besteht eine lockere Verbindung. Das hintere Längsbandsystem wird zunehmend nach kaudal hin schmäler, so daß sich seitlich vom hinteren Längsband rechts und links vorgegebene *Schwachstellen* der hinteren Bandscheibenregion ergeben. Diese *Bandscheiben-Wirbel-Verbindung* stellt *kein* eigentliches *Gelenk* dar, da eine Gelenkkapsel und Gelenkinnenhaut fehlen.

Nur im Kleinkindesalter sind die Bandscheiben noch durch Blut versorgt. Im Alter können aufgrund von degenerativen Veränderungen und Einsprossung von Granulationsgewebe Gefäße auch im Zentrum der Bandscheibe gefunden werden. Die Ernährung erfolgt jedoch über Diffusion. Der *Aufbau* einer Bandscheibe erinnert an den der *Menisci*. So sind in der Peripherie schraubenförmig angeordnete verflochtene Faserringbündel zu finden, die zum Zentrum hin an Dichte abnehmen und im Gallertkern enden. Die Deckplatten der Wirbel bestehen aus hyalinem Knorpel.

Mit zunehmendem Alter und den bereits in der Jugend einsetzenden regressiven Veränderungen wird auch im Zentrum der Bandscheibe zunehmend Faserbindegewebe gebildet. Dieses Phänomen ist möglicherweise dafür verantwortlich, daß mit zunehmendem Alter die Wirbelsäule starrer wird und sich im Sinne einer „Columna vertebralis" weiterentwickelt. Hierdurch kann die Tatsache erklärt werden, daß in höherem Alter vorher bestehende Rückenschmerzen gelegentlich im Sinne einer wohltuenden Selbstheilung nicht mehr auftreten [5].

Vor allen Dingen beim jungen Menschen stellt der Gallertkern im Zentrum der Bandscheibe ein *hydrostatisches System* dar, welches über den onkotischen und osmotischen Druck immer wieder mit Wasser aufgefüllt wird. Bei Belastung verliert dieses System jedoch Wasser, so daß es zu einer Höhenminderung der Bandscheibe kommt. Durch die in der Bandscheibe resultierenden Druckschwankungen entsteht ein regelrechter Pumpmechanismus, der für die Ernährung der Bandscheibe verantwortlich gemacht wird. Mit zunehmendem Alter funktioniert dieses hydrostatische System noch ausreichend. Der die Bandscheibe umfassende Faserring unterliegt jedoch einer normalen *physiologischen Degeneration*. Der Ring wird mürbe und für Risse anfällig. In Verbindungen mit Knick- und Drehbewegungen der Wirbelsäule kann der Faserring allmählich durch den ständig wechselnden Innendruck des Gallertkernes zermürbt und ausgewalzt werden. Dies bedingt eine Bandscheibenvorwölbung oder eine Zerreißung des Faserringes mit nachfolgendem Bandscheibenvorfall, d.h. Austreten von Gallertgewebe in den Spinalkanal.

Feingeweblich ist der Bandscheibenfaserring nicht von Meniskusgewebe zu unterscheiden. Auch das Erscheinungsbild des Bandscheibenverschleißes unterscheidet sich nicht vom Meniskusverschleiß. Die *Diskopathie* ist artverwandt mit der Meniskopathie. Ähnlich wie beim Meniskus kann die Funktion der Bandscheibe in folgende Punkte aufgegliedert werden [12, 13]:

– Lastverteilung,
– Lastübertragung,
– Stabilisierung,
– Stoßdämpfung,
– Bewegungsdämpfung,
– Bewegungsrückführung.

Nach Louis [7] können Menschen die LWS um 53° nach vorne beugen und maximal 35° nach hinten strecken. Drehbewegungen sind jeweils nach rechts und links bis 8° möglich, das seitwärtige Beugen gelingt nach rechts wie links bis maximal jeweils 33°. Bedingt durch die vorgegebene Beweglichkeit der LWS ergeben sich bei alltäglichen Haltungen unterschiedliche Belastungen und Schädigungsmöglichkeiten des lumbalen Bandscheibengewebes. Beispielsweise wird im Sitzen mit einer sich allmählich einstellenden LWS-Kyphose der hintere Bandscheibenanteil besser ernährt, der vordere Bandscheibenbereich gequetscht und der hintere Anteil gedehnt. Im Stehen mit LWS-Lordose werden dagegen die ventralen Bandscheibenanteile besser versorgt, da sie entspannt sind. Die hinteren Anteile werden dagegen mechanisch mehr belastet. Eine *Haltungskonstanz* oder eine *Zwangshaltung* in Knick-, Dreh- und Seitwärtsverbiegung der Wirbelsäule über *lange Zeitabstände* wirkt sich ungünstig auf den Stoffwechselaustausch der Bandscheiben aus.

Statik der Wirbelsäule

Bezüglich der Belastung einer Wirbelsäule existieren unterschiedliche Theorien. Experimentelle Untersuchungen und klinische Erfahrungen können nur annähernd Erklärungen geben. Üblicherweise wird die Wirbelsäule mit 2 Pfeilern verglichen, einem passiven vorderen Pfeiler im Bereich der Wirbelkörper und einem aktiven hinteren Pfeiler, gebildet aus dem dorsalen Bogen und den spinalen Muskelansätzen [3, 6].

Louis unterscheidet den hinteren Pfeiler in 2 weitere Belastungssäulen, jeweils links und rechts den Bereich der Wirbelgelenke betreffend, und stellt die sog. Dreisäulentheorie auf. Bei Belastung werden die auftretenden Kräfte im jeweiligen Bewegungssegment gleichwertig auf die vorderen (Wirbelkörper und Bandscheibe) und hinteren Anteile der Wirbelsäule (Wirbelgelenke) verteilt. Eine wesentliche Rolle kommt den hinten gelegenen Wirbelgelenken zu. Die Belastung der Wirbelsäule im Bewegungssegment wird über die Hebelgesetze erklärt, wobei der Drehpunkt im Bereich der Wirbelgelenke hinten anzunehmen ist [3]. In diesem Zusammenhang verweist Louis auf die Verlagerung des Drehpunktes in den Nucleus pulposus [7]. Nach seiner Berechnung würde dies bedeuten, daß bereits beim Anheben eines 80 kg schweren Gewichtes mit nach vorn geneigtem Oberkörper eine Druckbelastung von etwa 1 t auf die Bandscheibe einwirkt.

Einleuchtender ist dagegen, daß bei Verlagerung des Drehpunktes in Höhe der Wirbelgelenke lediglich die Resultante, gebildet aus Schwerkraft und den auftretenden Muskelkräften, zu einer teilweisen Kompression des Discus führt und so eine eher tangentiale *Druckaufnahme* im Bereich der *Wirbelgelenke* bewirkt. Bei axialer Belastung wird durch aktives Gegenspannen der hinten gelegenen Muskulatur der vorne liegende Bereich einer Bandscheibe erheblich entlastet. Zusammengefaßt verteilt sich die Belastung beim Bewegen mit Krafteinwirkung auf die Wirbelgelenke und die Zwischenwirbelscheiben, so daß das Gleichgewicht zwischen diesen Strukturen gleichmäßig verteilt ist. Es ist zu folgern, daß bei ständiger Überlastung der Wirbelsäule nicht nur die Bandscheibe, sondern auch der Bereich der Wirbelgelenke geschädigt werden kann. Die Schädigung der Wirbelgelenke wird erkennbar an entsprechenden arthrotischen Veränderungen.

Einen weiteren, die Bandscheiben wesentlich entlastenden Faktor stellt die Bauchpresse dar. Durch diesen Vorgang wird ein Teil der auf den Rumpf übertragenen Kräfte aufgefangen und die Wirbelsäule so um 30–50% entlastet [3].

Das Problem des Bandscheibenverschleißes

Grundsätzlich stellt ein Bandscheibenverschleiß einen ganz alltäglichen, üblicherweise physiologisch ablaufenden Alterungsvorgang dar, ähnlich des Verschleißes der Menisci. Im Ruhezustand spricht man dann von einer *Diskose*; bestehen zusätzlich Beschwerden, handelt es sich um eine *Diskopathie*. Durch Entwässerung und Abbau des Nucleus pulposus sowie gleichzeitige Rückbildung und Degeneration des Faserringes kommt es zur Bildung von Rissen. Die Folgen sind im Röntgenbild an Knochen und Gelenken irreversibel in Form von Verdichtungen an Grund- und Deckplatten, Exophytenbildungen und Zeichen der Arthrose zu erkennen (Abb. 2). Die erkennbaren physiologischen Zeichen des Verschleißes haben nicht unbedingt auch einen Krankheitswert. Der Verschleiß einer Bandscheibe wird durch folgende Faktoren beeinflußt:

– Konstitution (Anlage),
– endogene Faktoren (Körperbau),
– exogene Faktoren (Beruf, Sport und alltägliche Belastung).

Ungeklärt und fraglich ist die Anpassungsfähigkeit des Bewegungssegmentes auf die geforderte Belastungssituation. Vorzeitig auslösende Faktoren der Diskose, die immer auf der Konkavseite der Wirbelsäule beginnt, sind Haltungs-

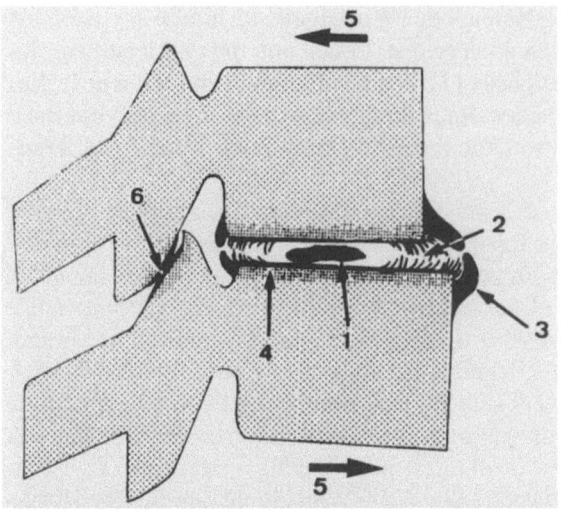

Abb. 2. Bandscheibenschaden und Folgeschäden:
1 Schrumpfung des Nucleus pulposus und Höhenminderung des Zwischenwirbelraumes, *2* Zerrüttung und Rißbildungen des Faserringes (Degeneration), *3* Stauchung, Lockerung, Überdehnung des vorderen und hinteren Längsbandes mit Vorwölbung (Protrusion), *4* Verdichtung (Sklerosierung) von knöcherner Grund- und Deckplatte, *5* Instabilität im Bewegungssegment mit Verschiebung der Wirbelkörper gegeneinander, *6* vermehrte Belastung und Verschleiß im Wirbelgelenk (Spondylarthrose)

anomalien, Beckenschiefstand, Rundrücken und Skoliose. Diese Faktoren, die degenerative Veränderungen der Wirbelsäule begünstigen, können in dem Begriff der „prädiskotischen Deformität" zusammengefaßt werden. Zu den oben angeführten Faktoren kommen weitere Einflüsse hinzu:

- ständige übliche Belastungen im alltäglichen Leben mit Druck, Knickung, Scherung und Torsion,
- außergewöhnliche Belastungen bei Freizeitsport und Arbeit [2, 11],
- normale physiologische Alterungsprozesse des Gewebes mit individueller Ausprägung,
- anatomische Gegebenheiten (fehlende Gefäße im Bandscheibengewebe und dadurch ggf. ausbleibende Heilung bei Mikrorissen).

Die allmählich einsetzende Entwässerung des Gallertkernes führt zu einer Höhenminderung und Mikrorissen in der Bandscheibe. Die sich hieraus ergebende Lockerung im Bewegungssegment führt über die einsetzende Instabilität zu vermehrtem Drehgleiten. Es entstehen eine Wirbelgelenkarthrose (Spondylarthrose) und die sog. reparativen Spondylophyten mit reaktiver Sklerosierung an Grund- und Deckplatten der betroffenen Wirbelkörper (Abb. 3).

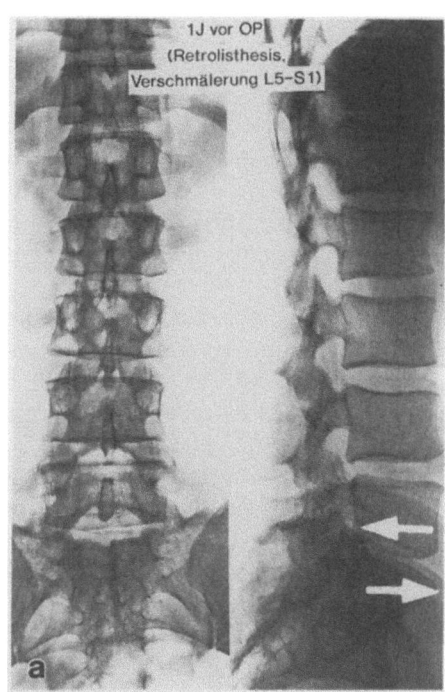

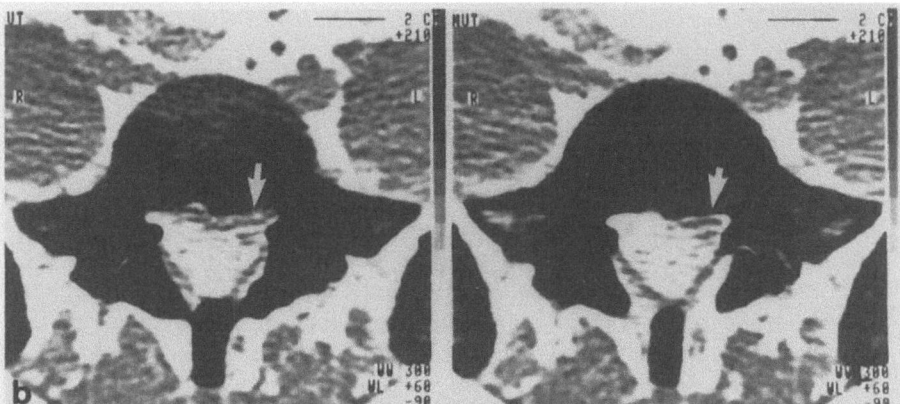

Abb. 3a, b. 37jähriger Mann mit Instabilität (hier Retrolisthesis) L5/S1, Verschmälerung des Zwischenwirbelraumes als Hinweis auf einen Bandscheibenschaden mit reaktiver, schmerzbedingter Steilstellung der LWS. Bestätigung eines Bandscheibensequesters in Höhe L5/S1 durch das Computertomogramm

Klinik

Lumbale Bandscheibenschäden haben unterschiedliche Erscheinungsformen. Die *Protrusion* (Vorwölbung) tritt meist median, selten lateral bei intaktem Faserring auf. Der *Prolaps* (Vorfall) liegt meist lateral, selten median bei gerissenem Faserring vor. *Bandscheibensequester* sind abgelöste bzw. teilgelöste, nach vorne vorgefallene Anteile der Bandscheibe. Eine Lockerung der Bandscheiben führt zu subjektivem Instabilitätsgefühl und entsprechenden Beschwerden, die besonders von den Wirbelgelenken ausgehen. Ferner kommt es neben einer *Sinterung* der Bandscheiben auch zu *Vernarbungen* und *Verkalkungen*, die sekundär vom Knochen einwachsen. Durch diese Vorgänge kann der Krankheitsprozeß allmählich durch die zunehmende Einsteifung zur Ruhe kommen. Parallel gehen die Beschwerden aus dem betroffenen Bewegungssegment zurück.

Überwiegend treten Lumbalsyndrome in der unteren LWS auf. Am häufigsten betroffen ist das Bewegungssegment L4/5 und L5/S1 mit bis zu 98%. Der Übergang von der LWS zum Sakralbereich (L5/S1) überwiegt zahlenmäßig [4, 10]. Lumbalbeschwerden werden selten durch angeborene, häufiger durch erworbene Einengungen im lumbalen Wirbelkanal ausgelöst. Anzuführen ist hierfür eine Vorwölbung des Faserringes oder ein Vorfall von Bandscheibengewebe in den Bereich der Zwischenwirbellöcher, durch die Spinalnervenwurzeln ziehen. Von oben nach unten absteigend nimmt der Querschnitt der Spinalnerven zu. Ungünstig ist in diesem Zusammenhang, daß bei L5/S1 das Zwischenwirbelloch sehr eng ausgebildet ist. Bedingt durch diese räumlich ungünstigen anatomischen Gegebenheiten sind die Nervenwurzeln im unteren lumbalen Bereich bei Verschiebungen der Wirbelkörper zueinander oder einer Lockerung der Bandscheiben mit mechanischer Einengung besonders häufig betroffen.

Bandscheibenbedingte Rückenschmerzen treten in den folgenden Formen auf:

– Als *akute* Schmerzform, verursacht durch plötzliche intradiskale Massenverschiebung.
– Als *chronische* rezidivierende Schmerzform bei fortschreitender Bandscheibendegeneration mit nachfolgenden Schmerzen aus Gelenkfacetten und der resultierenden Arthrose. Eine *direkte* Schmerzauslösung ergibt sich durch Druck und Vorwölbung des hinteren Längsbandes auf die Dura und den jeweiligen Spinalnerven. Die *indirekte* Schmerzauslösung erfolgt über die Wirbelgelenke im Sinne des Kapseldehnungs- und Arthroseschmerzes mit nachfolgendem dorsalem Muskelschmerz.

Mit beeinflußt wird der bandscheibenbedingte Rückenschmerz durch *psychogene* Konfliktsituationen [1].

Differentialdiagnostisch sind gegenüber dem Lumbalsyndrom abzugrenzen:

– Von der Wirbelsäule ausgehende Erkrankungen wie die instabile Spondylolisthesis, Tumormetastasen, Brüche und die Osteoporose.
– Unabhängig von der Wirbelsäule vorliegende Erkrankungen wie Hüftgelenkleiden, gynäkologische und urologische Erkrankungen, Beckenschiefstand, Polyneuritis, Polyneuropathie und psychosomatischer Schmerz.

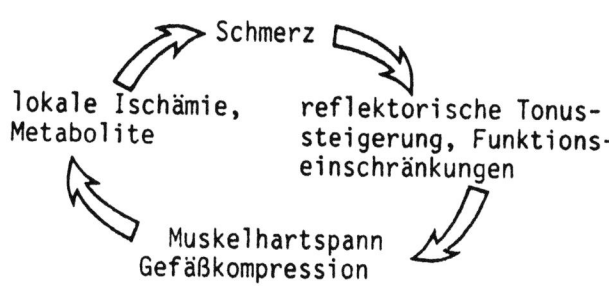

Ursache: 1. organisch faßbar
2. psychosomatisch

Abb. 4. Chronische lumbale Rückenschmerzen

Jeder 2. Patient mit schmerzhaftem Lumbalsyndrom kann zur Beschwerdeauslösung keine Angaben machen [4]. Das „Verheben" und abrupte Körperdrehbewegungen werden von 28% der Patienten als beschwerdeauslösend angegeben. Unfall, Sport, gebückte Haltung, Unterkühlung und falsche Sitzhaltung haben nur eine untergeordnete Rolle bezogen auf akut einsetzende Beschwerden.

Wird der akute lumbale Schmerz nicht reduziert bzw. behandelt, so entwickeln sich häufig chronische lumbale Rückenschmerzen auf dem Boden eines Teufelskreises über einen reflektorischen Muskelhartspann, eine Funktionseinschränkung und Kompression von Gefäßen mit lokalen Durchblutungsstörungen und Stoffwechselprodukten, die ihrerseits wiederum verstärkte Beschwerden verursachen (Abb. 4).

Begutachtung

Unbehagen befällt den Gutachter anläßlich der Problematik berufsbedingter Bandscheibenschäden. Sowohl unterstützende als auch ablehnende Auffassungen lassen sich wissenschaftlich belegen. Beispielsweise erwähnt Schlomka, daß Ingenieure häufiger betroffen sind als Transportarbeiter. Er führt diese Tatsache darauf zurück, daß die Transportarbeiter schmerzunempfindlicher seien [11]. Krämer schreibt, daß eine Häufung von Bandscheibenschäden bei Schwerarbeitern nicht zu verzeichnen ist [4]. Sicherlich wird unter denselben Bedingungen nicht jeder bandscheibenkrank. Zu den *Risikofaktoren* der Erkrankungen zählt die *körperliche Anlage*, wie die familiäre Häufung, die prädiskotische Deformität, eine niedrige Schmerzschwelle und psychische Fehlreaktionen.

Begünstigend auf die Bandscheibenerkrankung wirken sich *äußere Umstände* wie die bandscheibenbelastende Tätigkeit in Beruf, Freizeit und Sport, eine langzeitig immer wiederkehrende Zwangshaltung und mangelhafte Bewegung aus. Die vorläufige Definition der vorgesehenen BK 2108 sieht „bandscheiben-

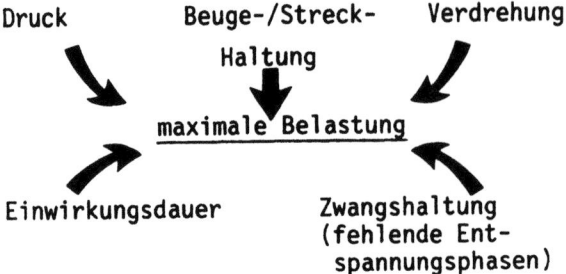

Abb. 5. Bandscheibenbelastung

bedingte" Erkrankungen der LWS vor. Einer Formulierung wie „berufsbedingte Erkrankung der LWS" sollte jedoch der Vorrang eingeräumt werden.

Anwendungskriterien dieser Berufskrankheit sind: Erkrankungen der LWS (Diskopathien, Osteochondrose, Spondylose oder Spondylarthrose), die durch beruflich bedingtes **langjähriges** Heben und Tragen schwerer Lasten oder durch langjährige Tätigkeiten in **extremer Rumpfbeugung** verursacht werden, die zur **Aufgabe** der schädigenden Tätigkeit geführt haben. Die Anwendungskriterien sind ähnlich der BK 2102 angesetzt worden. Es ist zu klären, ob diese Tätigkeit auch *überwiegend* durchgeführt werden mußte. Der Begriff der „schweren Last" muß konkret definiert werden. Der Begriff „extreme Rumpfbeugehaltung" sollte evtl. ergänzt werden durch Ausführungen wie „Verdrehung unter Last" und „Dauerzwangshaltung". Eine wesentliche Rolle werden auch die zeitliche Einwirkungsdauer der Belastung sowie fehlende bzw. mögliche Entlastungsphasen der Bandscheibe bzw. Wirbelsäule spielen (Abb. 5).

Vorgaben der Verwaltung und Anamnese

Zur **Begutachtung** der lumbalen Wirbelsäulenerkrankung hat der Unfallversicherungsträger durch Ermittlung der genauen Arbeitsplatzbeschreibung und exakte Darstellung der Belastung unter Bereitstellung von Vorbefunden, Vorerkrankungen, Röntgenbildern, des Vorerkrankungsverzeichnisses sowie Operationsberichte und der evtl. angefertigten Histologiebefunde die allgemeinen Voraussetzungen zu schaffen. Die *Anamnese* erfaßt allgemeine Faktoren wie Sport, Freizeit, Beruf und tägliche Verrichtungen; sie klärt spezielle Beschwerden, Behinderungen und Störungen sowie die psychische Gesamtsituation.

Klinische und apparative Untersuchungen

Die *klinische Untersuchung* ist in eine allgemeine Untersuchung sowie in die Funktionsprüfung der Wirbelsäule und die Bestimmung der Umfangsmaße der unteren Extremität gegliedert. Immer ist gezielt ein neurologischer Status zu

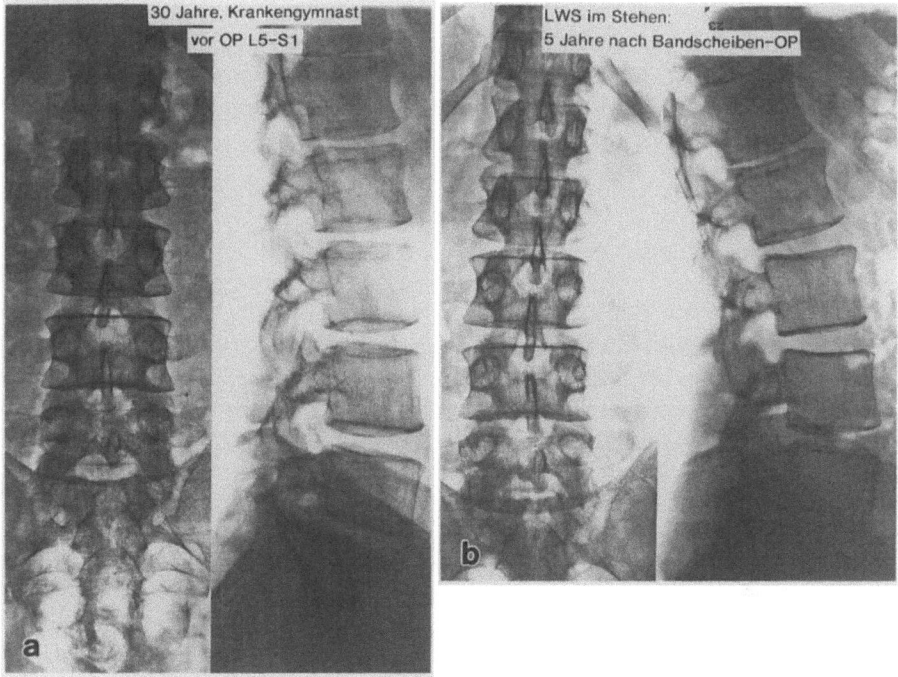

Abb. 6a, b. 30jähriger Krankengymnast **a** Bandscheibenschaden L5/S1 mit Verschmälerung des Zwischenwirbelraumes und Verdichtungen der Grund- und Deckplatte. **b** 5 Jahre nach Bandscheibenoperation: beschwerdefrei, keine wesentliche Zunahme der Verschleißzeichen

erheben. Bei Besonderheiten ist ggf. eine neurologische Zusatzbegutachtung anzufordern.

Die *apparative Untersuchung* beinhaltet immer Standardröntgenaufnahmen der LWS und Schräg- sowie Funktionsaufnahmen. Wirbelsäulenganzaufnahmen im Stehen vermitteln weitere Aufschlüsse bezüglich Haltungsanomalien und Funktionsstörungen. Diese Röntgenaufnahmen geben Auskunft über entsprechende Veränderungen am Knochen, an Gelenken und Bewegungssegmenten. Die Veränderungen sind als indirekte Hinweiszeichen bezüglich der Bandscheibenerkrankungen aussagekräftig (Abb. 6).

Computertomographische Untersuchungen sind bezogen auf die Bandscheibenerkrankungen die Methode der Wahl. Durch diese Untersuchung können sowohl knöcherne Strukturen im Knochenfenster beurteilt werden als auch Weichteilstrukturen durch eine entsprechend modifizierte Darstellung. Verbildungen der Wirbelgelenke sind erkennbar, Einengungen der Zwischenwirbellöcher stellen sich ebenso zweifelsfrei dar.

Die kernspintomographischen Untersuchungen bleiben besonderen Indikationen vorbehalten, wie z.B. der postoperativen Rezidivdiagnostik nach einer Bandscheibenoperation, da durch diese Untersuchungen Vernarbungen, Verziehungen und Stenosen in den Wurzeltaschen sowie evtl. verbliebene Sequester gut darstellbar sind. Ein wesentlicher Vorteil dieser Untersuchung ist die fehlende Strahlenbelastung für den Untersuchten. Spezielle Untersuchungsmethoden wie Myelographie und Diskographie haben für die Begutachtung nur eine untergeordnete Bedeutung.

Wertung der Befunde

Die *Auswertung* der Befunde und Zusatzgutachten ist schließlich in einem **Zusammenhangsgutachten** niederzulegen, wobei sich der Gutachter die Frage nach der „medizinischen Wahrheit" stellen muß. Eine Trennung der berufsbedingten Schäden vom Vorschaden ist aufgrund des gegenwärtigen Kenntnisstandes nur in wenigen Fällen möglich. Es ist darauf zu verweisen, daß jede Wirbelsäule ab dem 4. Lebensjahrzehnt Verschleißveränderungen aufweist. Die individuelle Ausprägung ist vielschichtig, die Kriterien wenig eindeutig. Hinweise geben Anamnese, Krankenunterlagen und die Ermittlung des technischen Aufsichtsdienstes der Verwaltung zur Arbeitsbelastung. Die Schlüssigkeit des Gutachtens wird ganz entscheidend von den Vorgaben und der Vorarbeit der Verwaltung abhängen. Der Gutachter ist gehalten, die Fakten und Befunde einzuordnen und zu bewerten. Für das „Lumbalsyndrom" sind folgende Röntgenbefunde wichtig: instabile Spondylolisthesis, Osteoporose, ausgeprägte Bandscheibenverschmälerung und ausgeprägte Skoliose. Wenig bedeutsam sind: Spondylose, leichte Bandscheibenverschmälerung, Spondylarthrose, Verkalkungen der Bandscheibe und Schmorl-Knötchen.

Relativ leicht zu klären sind die Voraussetzungen für die Berufskrankheit wie die gefährdende versicherte Tätigkeit, schädigende Einwirkungen, Erkrankungsbeginn und Zeitpunkt des Versicherungsfalles. Eindeutig medizinisch sichere Unterscheidungskriterien zwischen berufsbedingten und anlagebedingten Bandscheibenschäden bestehen nicht. Der Gutachter hat in seinem Gutachten zu klären, inwieweit die berufliche Wirbelsäulenbelastung Auswirkungen hatte.

1. Hat die Belastung das Bandscheibenleiden verursacht?
2. Hat sie das Bandscheibenleiden richtunggebend verschlimmert? ,
3. Hat sie das vorbestehende Bandscheibenleiden offenbar gemacht?

Weitere Schwierigkeiten erwarten den Gutachter bei der Beurteilung des Bandscheibenschadens und der Folgeerkrankung des Bewegungssegmentes der Wirbelsäule. Eine „andauernde Funktionsminderung" ist an der Wirbelsäule nur schwer objektivierbar und weitgehend abhängig von subjektiven variablen Eindrücken und Befunden. „Chronische Beschwerden" sind nicht objektivierbar und wechselhaft. Orientierungshilfen bieten Erfahrungen in der Wirbelsäulenbegutachtung von Verletzten. Im Anerkennungsfall eines Bandscheibenschadens und einer LWS-Erkrankung können die folgenden *MdE-Sätze als Diskussionsgrundlage* angesehen werden:

	MdE (%)
1. Lähmungen: sind neurologisch objektivierbar (Wurzelreizsyndrom)	10–50
2. Postdiskotomiesyndrom: schwer objektivierbar	10–30
3. Chronisch-rezidivierendes lokales Lumbalsyndrom: kaum objektivierbar, inkonstanter Verlauf, akute Erkrankungsphasen wechseln ab mit spontaner Besserung, Selbstheilung im Alter möglich (Rentenüberprüfung)	10–20

Zusammenfassung

Zur Frage berufsbedingter Erkrankungen der LWS ist abschließend der Gutachter als Arzt gefordert. Ziel unserer Bestrebungen im Vorfeld der sich entwickelnden Bandscheibenerkrankung muß die **Reduktion** der *Bandscheibenbelastung* durch **Prophylaxe** sein. Information und Schulung am Arbeitsplatz ist nötig. Der gefährdete Personenkreis muß wissen, wie gearbeitet wird, wie gehoben und getragen wird, wie Zwangshaltungen vermeidbar sind, wie technische Hilfsmittel einsetzbar sind. Die Möglichkeit der ergonomischen Arbeitsplatzgestaltung sollte diskutiert werden. Die neue Berufskrankheit erfordert, daß sich die Gutachter intensiv mit der Gesetzmäßigkeit der Erkrankung auseinandersetzen, Erfahrungen austauschen und Fachgespräche führen, um die Betroffenen entsprechend eines hinreichenden Standards akzeptabel begutachten zu können.

Literatur

1. Franz M (1992) Das chronische lumbale Schmerzsyndrom als symptomatische Endstrecke eines psychogenen Konflikts. Nervenarzt 63: 21–27
2. Frymoyer JW, Pope MH, Clements JH, Wilder DG, Mac Pherson B, Ashikaga T (1983) Risk factors in low-back pain. J Bone Joint Surg [Am] 65: 213–218
3. Kapandji IA (1974) The physiology of the joints, part III. Churchill Livingstone, New York
4. Krämer J (1986) Bandscheibenbedingte Erkrankungen. Thieme, Stuttgart New York
5. Kügelgen B, Hillemacher A (1989) Problem Halswirbelsäule. Springer, Berlin Heidelberg New York Tokyo
6. Lindemann K, Kuhlendahl H (1953) Die Erkrankungen der Wirbelsäule. Enke, Stuttgart
7. Louis R (1985) Die Chirurgie der Wirbelsäule. Springer, Berlin Heidelberg New York Tokyo
8. Mertens HG, Rohkamm R (1990) Therapie neurologischer Krankheiten und Syndrome. Thieme, Stuttgart New York
9. Mumenthaler M, Schliack H (1987) Läsionen peripherer Nerven. Thieme, Stuttgart New York
10. Scheid W (1983) Lehrbuch der Neurologie. Thieme, Stuttgart New York
11. Schlomka G (1956) Berufliche Belastungsschäden der Wirbelsäule. Arch Orthop Chir 48: 300–312
12. Scheuer I (1989) Meniskusresektion – Folgearthrose. In: Hierholzer G, Ludolph E, Hamacher E (Hrsg) Gutachten-Kolloquium 4. Springer, Berlin Heidelberg New York Tokyo
13. Scheuer I, Muhr G (1988) Die Meniskusnaht. Hefte Unfallheilkd 193
14. Schürmann J (1992) Wirbelsäulenerkrankungen nach überdurchschnittlichen beruflichen Belastungen. Bau-BG 2, Wuppertal

Zur Frage berufsbedingter Erkrankungen der Wirbelsäule durch Ganzkörperschwingungen aus arbeitsmedizinischer Sicht

H. Dupuis

Einleitung

Es ist ein in der Arbeitsmedizin eingeführtes Prinzip, Zusammenhänge zwischen einer beruflichen Belastung und der Auswirkung auf den Menschen einschließlich möglicher gesundheitlicher Schädigungen in Form eines Belastungs-Beanspruchungs-Modells schematisch zu veranschaulichen. Auch für die Wirkung

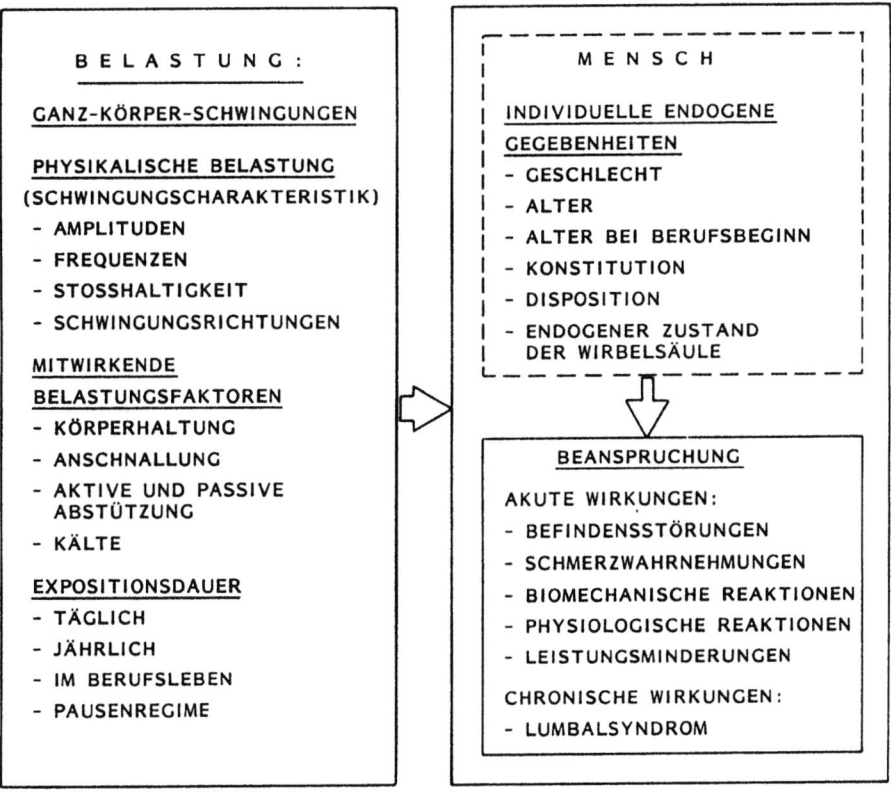

Abb. 1. Belastungs-Beanspruchungs-Modell für Ganzkörperschwingungen

von Ganzkörperschwingungen gilt ein entsprechendes Modell (Abb. 1), das zugleich Leitprinzip für die Zusammenhangsbegutachtung ist [2].

Das Belastungs-Beanspruchungs-Modell

Zunächst ist es erforderlich, die berufliche Belastung möglichst genau zu erfassen. Hierzu gehört die Bestimmung der eigentlichen Schwingungsbelastung mit Amplituden, Frequenzen, Stoßhaltigkeit und Gesamtdauer der Exposition sowie der möglicherweise mitwirkenden Belastungsfaktoren. Aber gleichartige Belastungen am Arbeitsplatz können durchaus unterschiedliche Wirkungen bei verschiedenen Menschen haben. Daher sind die individuellen endogenen Voraussetzungen als wesentliche „Moderatoren" für die zu erwartende Beanspruchung anzusehen. So kommt z. B. dem zunehmenden Alter ein Einfluß deshalb zu, weil altersbedingt die Belastbarkeit der Wirbelsäule durch reduzierte Festigkeit und Elastizität im Bereich der Segmente abnimmt. Auch bei Jugendlichen ist die Belastbarbeit der Wirbelsäule geringer einzuschätzen, solange das Wachstum und der Festigungsprozeß der Wirbelsäule nicht abgeschlossen sind. Die Konstitution kann sich schließlich über die unterschiedliche Leistungsfähigkeit der Rücken-, Bauch- und Brustmuskulatur auswirken. Eine besondere Bedeutung ist weiter bestimmten „Vorschäden" der Wirbelsäule beizumessen.

Die durch die Schwingungsbelastung verursachte Beanspruchung kann sich in verschiedenen Merkmalen äußern, die sowohl akuter als auch chronischer Art sein können. Zu den ersteren zählen insbesondere Befindlichkeitsstörungen und Schmerzwahrnehmungen sowie biodynamische, vegetative und andere physiologische Reaktionen und Leistungsminderungen. Chronische Veränderungen betreffen v. a. die Entstehung oder wesentliche Verschlimmerung degenerativer Veränderungen im Bereich der LWS und können möglicherweise eine medizinische Voraussetzung zur Anerkennung als Berufskrankheit sein.

Durch Vibrationen ausgelöste biodynamische Effekte können sich in horizontalen Verschiebungen, vertikalen Resonanzbewegungen, Rotation und Torsion im Bereich der Segmente äußern. So bedeuten Resonanzschwingungen der Segmente bei etwa 4 Hz z.B. eine Vervierfachung der Lastwechsel gegenüber dem Gehen (1 Hz). Horizontale Verschiebungen sowie Rotation und Torsion der Segmente erscheinen geeignet, Verschleiß- und Zermürbungsvorgänge des Faserringes der Bandscheiben zu bewirken (schematische Vorstellungen zur Ätiologie s. Abb. 2).

Von Junghanns und anderen wird angenommen, daß die biodynamischen Wirkungen mechanischer Schwingungen entweder direkt zu mechanischer Überbeanspruchung oder indirekt über Diffusionsstörungen zu Ernährungsstörungen der Zwischenwirbelscheiben führen [7]. Auf diese Weise könnte dann nach langjähriger Einwirkung der degenerative Prozeß ausgelöst bzw. beschleunigt werden. Entsprechende Effekte sind am ehesten im Bereich der LWS zu erwarten, da diese dem Ort der Schwingungseinleitung am nächsten liegt und aufgrund der Massenverhältnisse den vergleichsweise größten statischen und dynamischen Kräften ausgesetzt ist.

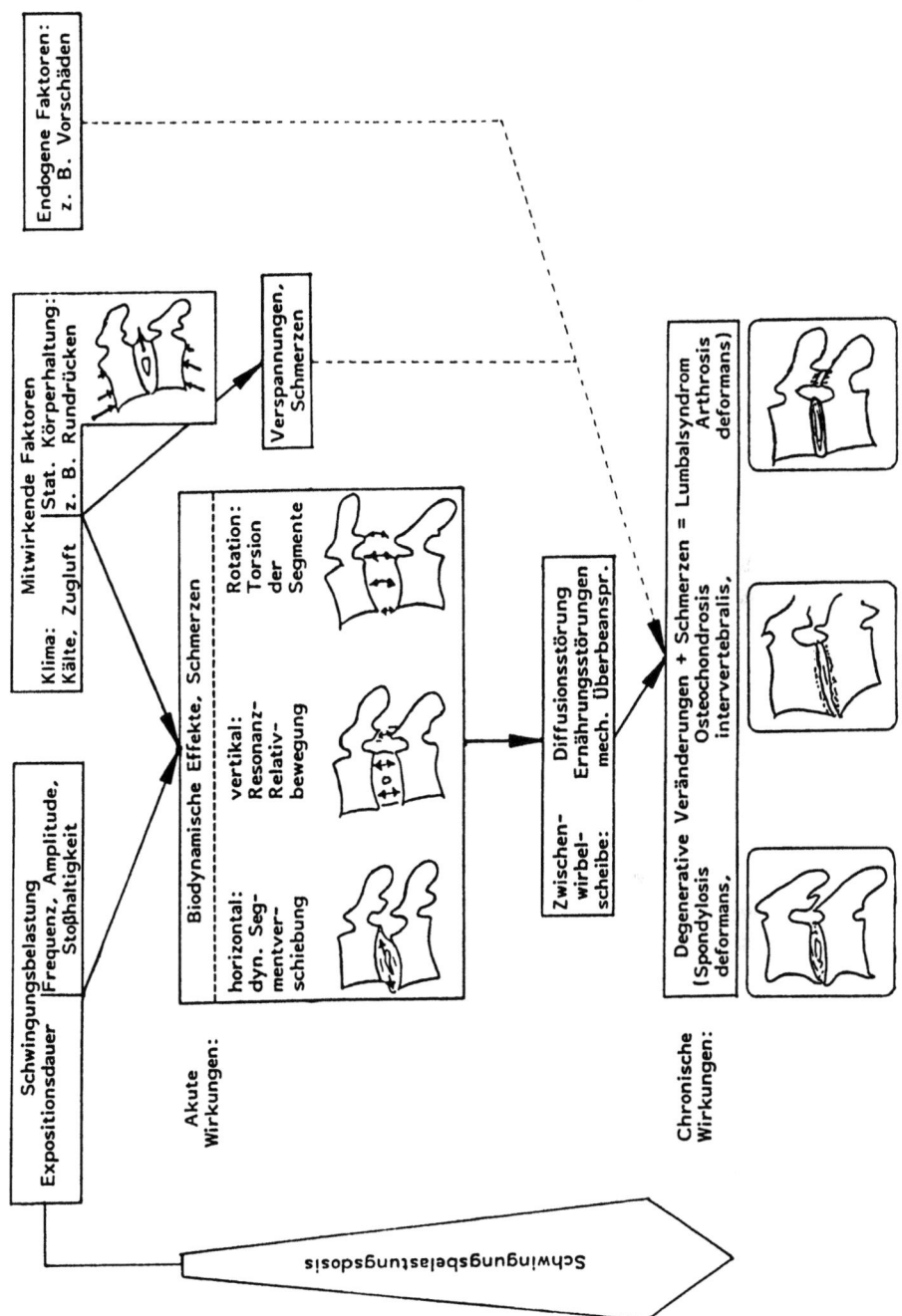

Abb. 2. Schema zur Ätiologie des vibrationsbedingten Lumbalsyndroms

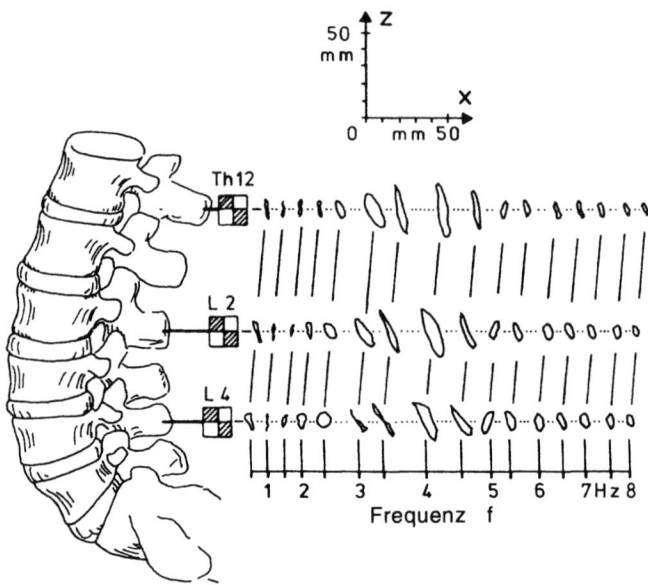

Abb. 3. Bewegungsformen von Bohrdrahtmarken für 3 Wirbelkörper bei Erregung durch vertikale Sinusschwingungen mit 5-mm-Wegamplitude

Bedeutung der Resonanzschwingung

Das biodynamische Schwingungsverhalten des Rumpfes mit der Wirbelsäule hängt primär von der erregenden Frequenz und der Schwingungsamplitude, jedoch auch von der Stoßhaltigkeit der Schwingungsvorgänge ab. Von zahlreichen Autoren ließ sich mit verschiedener Methodik nachweisen, daß die Eigenfrequenz des Rumpfes mit der Wirbelsäule in einem tieffrequenten Bereich liegt. So kommt es v.a. zwischen 3,5 und 5 Hz mit einem Maximum bei 4 Hz zu Resonanzschwingungen der Wirbelsäule (Abb. 3).

Resonanzschwingungen bedeuten jedoch die Entstehung von Stauchungen und Streckungen im gesamten Bereich der Wirbelsäule und damit auch Relativbewegung zwischen den einzelnen Wirbelsegmenten. Das Resonanzphänomen ist jedoch nicht nur in der Technik, z.B. durch hohe Materialbeanspruchung, charakterisiert, sondern auch im biologischen Bereich durch hohe Beanspruchung der betroffenen Gewebe. Besonders ungünstige Belastungen liegen mit Sicherheit dann vor, wenn solche niederfrequenten Schwingungen mit Rotationsbewegungen (Winkelbewegungen) verknüpft sind, die zusätzlich dynamische Scher-, Biege- und Kompressionsbelastungen in den Wirbelsegmenten auslösen [1, 2].

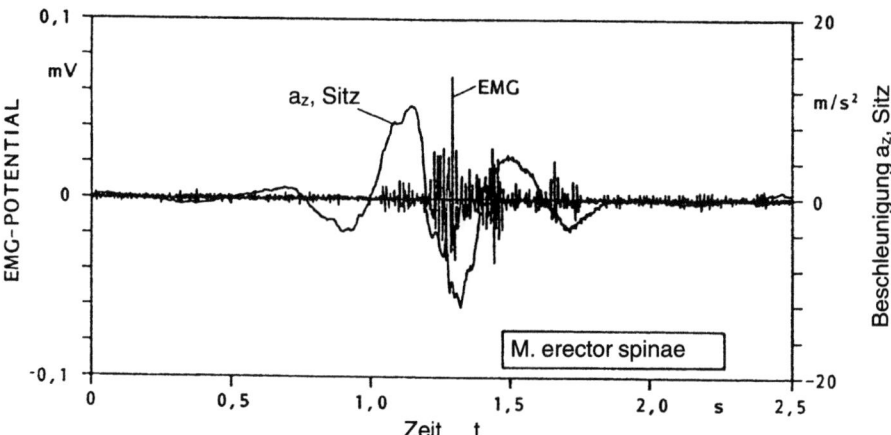

Abb. 4. Beschleunigungsverlauf am Sitz und Muskelaktivität des M. erector spinae bei einem Stoßvorgang

Klinische Auswirkungen

Verständlicherweise kann es unter diesen Voraussetzungen reflektorisch zu muskulärer Anspannung kommen. Elektromyographische Studien haben nachgewiesen, daß insbesondere regellose (stochastische) Schwingungen eine erhebliche statische Muskelanspannung zur Folge haben. Auf der anderen Seite ließ sich auch eindeutig nachweisen, daß unter stoßartiger Schwingungsbelastung die Rückenmuskulatur verzögert, d. h. unzureichend zeitangepaßt reagiert (Abb. 4). Auf diese Weise kann kein effektives Abwehr- und Schutzsystem zustandekommen. Nach Auffassung von Seidel u. Heide [9] könnte eine starke Vorspannung der Rumpfmuskulatur sogar zu einer erhöhten Kompression im Bereich der Bandscheiben beitragen und auf diese Weise den intradiskalen Druck noch nachteilig verstärken.

Epidemiologische Erkenntnisse

Nach langjähriger intensiver Belastung durch Ganzkörperschwingungen können somit degenerative Prozesse ausgelöst werden, zu denen anlagebedingte Wirbelsäulenveränderungen und Fehlhaltungen jedoch nicht zählen. Es geht dabei v. a. um die folgenden röntgenologisch objektivierbaren Formen wie Chondrose, Osteochondrose, Spondylose, Spondylarthrose, Bandscheibenprotrusion und Bandscheibenprolaps, die u. U. auch gemeinsam auftreten können. Zahlreiche epidemiologische Studien stützen solche pathophysiologischen Erkenntnisse [2–6, 8–10]. Durch sie wird belegt, daß Berufsgruppen mit langjähriger Einwirkung intensiver Ganzkörperschwingungen in Sitzhaltung eine signifikant höhere Prävalenz bandscheibenbedingter Erkrankungen gegenüber den nichtbelasteten Kontrollgruppen zeigen.

Zu den exponierten Gruppen zählen insbesondere die Fahrer von Baustellen-LKW, Erdbaumaschinen, Gabelstaplern und land- und forstwirtschaftlichen Schleppern. So hat beispielsweise Zerlett [5] bei den Rheinischen Braunkohlenwerken Fahrer schwerer Erdbaumaschinen klinisch und röntgenologisch untersucht, die täglich mit mindestens 6–7 h mindestens 10 Jahre lang exponiert waren. Unter Berücksichtigung der gemessenen bewerteten Schwingstärke K_{eq} (nach VDI 2057) ergaben sich Werte für die tägliche Belastungsdosis, die oberhalb des Richtwertes für „Gesundheit" lag. Die signifikant höhere Prävalenz für ein Lumbalsyndrom bestätigte die besondere gesundheitliche Gefährdung. Müsch fand eine signifikante Korrelation zwischen subjektiven und objektiven (röntgenologischen) Befunden [8]. Hintzen hat nachgewiesen, daß die Häufigkeit pathologischer Befunde von der Dauer der Exposition abhängt [6].

Begutachtung

Für eine Zusammenhangsbegutachtung reicht es nicht aus, allein die sog. Beurteilungsschwingstärke K_r als eine tägliche Belastungsdosis zu verwenden. Vielmehr muß die lebenslange Schwingungsbelastungsdosis D_V berücksichtigt werden. Zur Ermittlung einer solchen Schwingungsbelastungsdosis kann ein Verfahren verwendet werden, bei dem die Beurteilungsschwingstärke K_r quadratisch eingeht (Energieäquivalenz) und mit der Gesamtzahl der Schwingungsexpositionstage d multipliziert wird ($K_r^2 \cdot d$). Da nach dem derzeitigen Stand wissenschaftlicher Erkenntnisse wohl einige Annahmen dafür existieren, jedoch nicht mit hoher Wahrscheinlichkeit davon auszugehen ist, daß Beurteilungsschwingstärken $K_r < 16,2$ auch eine wesentliche gesundheitliche Gefährdung darstellen, haben wir für die Begutachtung vorgeschlagen, bei der Ermittlung tägliche Schwingungsbelastungen mit K_r-Werten <16 nicht einzubeziehen. Sofern die auf diese Weise ermittelte Schwingungsbelastungsdosis D_V einen Richtwert D_{VRJ} $580 \cdot 10^3$ überschreitet, kann davon ausgegangen werden, daß diese Belastungsdosis geeignet ist, bandscheibenbedingte Erkrankungen der LWS zu verursachen oder wesentlich zu verschlimmern. Sofern jedoch Belastungen durch stoßhaltige Schwingungen oder solche mit ungünstiger Körperhaltung (verdrehte, stark gebeugte oder seitgeneigte Rumpfhaltung) vorliegen, die zu erhöhter Gefährdung führen, sind bereits Expositionstage mit Beurteilungsschwingstärken $K_r \geq 12,5$ zu berücksichtigen. Der auf diese Weise definierte Richtwert für die berufliche Schwingungsbelastungsdosis erscheint geeignet zu verhindern, daß eine Flut von (unbegründeten) ärztlichen Verdachtsmeldungen entsteht, da der ursächliche Zusammenhang dann im Einzelfalle oft nicht zu begründen sein würde.

Literatur

1. Dupuis H (1990) Über die Wirkung mechanischer Schwingungen auf die Wirbelsäule. Orthopade 19: 140–145

2. Dupuis H (1993) Erkrankungen durch Ganzkörper-Schwingungen. In: Konietzko J, Dupuis H (Hrsg) Handbuch der Arbeitsmedizin, Kap IV-3.5. ecomed, Landsberg (im Druck)
3. Dupuis H, Zerlett G (1984) Beanspruchung des Menschen durch mechanische Schwingungen, Kenntnisstand zur Wirkung von Ganzkörper-Schwingungen. Schriftenreihe des Hauptverbandes der gewerblichen Berufsgenossenschaft e. V., Bonn
4. Dupuis H, Zerlett G (1986) The effect of whole-body vibration. Springer, Berlin Heidelberg New York Tokyo
5. Dupuis H, Zerlett G (1987) Whole-body vibration and disorders of the spine. Int Arch Occup Environ Health 59: 323–336
6. Hintzen A (1990) Morphologische Veränderungen der Lendenwirbelsäule nach Ganzkörperschwingungsbelastung – Eine röntgenologisch-epidemiologische Querschnittstudie. Med. Dissertation, Mainz
7. Junghanns H (1979) Die Wirbelsäule in der Arbeitsmedizin. Hippokrates, Stuttgart
8. Müsch FH (1987) Lumbale Bandscheibendegeneration bei Erdbaumaschinenfahrern mit langjähriger Ganzkörper-Vibrationsbelastung. Med. Dissertation, Mainz
9. Seidel H, Heide R (1986) Long-term effects of whole-body vibration: a critical survey of the literature. Int Arch Occup Environ Health 58: 1–26
10. Wukasch W (1980) Über die Wirkung langzeitiger Ganzkörper-Schwingungen auf die Wirbelsäule von Schlepperfahrern. Dissertation, Berlin

Zur Frage berufsbedingter Erkrankungen der Lendenwirbelsäule durch Ganzkörperschwingungen aus gutachtlicher Sicht

E. LUDOLPH und S. NORMANN

Durch Beschluß des ärztlichen Sachverständigenbeirats – Sektion „Berufskrankheiten" – beim Bundesminister für Arbeit und Sozialordnung vom 30. 4. 1992 wurde dem Verordnungsgeber empfohlen, die Berufskrankheitenverordnung wie folgt zu ergänzen:

Bandscheibenbedingte Erkrankungen der Lendenwirbelsäule durch langjährige vorwiegend vertikale Einwirkung von Ganzkörperschwingungen im Sitzen, die zur Unterlassung aller Tätigkeiten gezwungen haben, die für die Entstehung, die Verschlimmerung oder das Wiederaufleben der Krankheit ursächlich waren oder sein können.

Standortsuche

Die Bearbeitung eines Themas, zu dem praktische Erfahrungen fehlen, beginnt mit einem Blick zu unseren europäischen Nachbarn. Das Ergebnis ist mager. Die europäischen Nachbarländer kennen keine Berufskrankheit „Wirbelsäulenschäden".

In der Schweiz wurden in 4 Einzelfällen Bandscheibenveränderungen wie eine Berufskrankheit entschädigt, ohne daß Informationen vorliegen, ob Vibrationen dabei eine Rolle gespielt haben. Das Problem belastungsabhängiger Bandscheibenveränderungen ist in der Schweiz in der Diskussion, ohne daß absehbar ist, wohin dieser Weg führen wird. Orientierungsdaten sind von dort nicht zu erwarten (Blome, persönliche Mitteilung) [1].

Erkrankungen der Bandscheiben nach Schwingungsexpositionen waren in der DDR seit 1950 ein als Berufskrankheit versicherter Schaden. Durch Verordnung vom 14. 11. 1957 wurden unter der Sammel-Nr. 22 berufsbedingte Verschleißerscheinungen des gesamten Bewegungsapparates als Berufskrankheit zusammengefaßt. Darunter fielen auch Wirbelsäulenveränderungen. Es bedarf einer nur geringen Phantasie, um sich vorzustellen, wie inhomogen die Anerkennungspraxis war. Insbesondere die berufliche Exposition wurde nicht gesondert dokumentiert [4].

Durch Verordnung vom 26. 2. 1981 wurde als Reaktion auf diese Defizite eine eigene Berufskrankheit „Wirbelsäulenschäden" als Nr. 70 in die Berufskrankheitenliste der DDR aufgenommen. Die Anerkennungspraxis auch dieser Berufskrankheit verlangte jedoch keine aussagefähige Arbeitsplatzanalyse. Sie orientierte sich zudem ganz wesentlich an einem nicht nur medizinischen Kriterium: am krankheitsbedingten Zwang zum Berufswechsel. Dies war neben dem Röntgenbefund der Indikator für den Leidensdruck des Betroffenen. Dieses Kriterium wird zwar in die in Vorbereitung befindliche Berufskrankheit „Vibrationsschäden" übernommen. Es verfälscht aber die medizinischen Informationen. Die Auslegung des Zwangs zum Arbeitsplatzwechsel, wie sie in der DDR der Anerkennung zugrundegelegt wurde, war zudem deutlich enger, als dies der Rechtsprechung des Bundessozialgerichts zu diesem Auslegungskriterium entspricht [2]. Aussagefähige Orientierungsdaten, die unter Beachtung der beiden tragenden Grundsätze des Sozialrechts – der Gleichbehandlung aller Versicherten und der Rechtssicherheit – praktikabel wären, stehen also nicht zur Verfügung.

Berufskrankheiten-typische Veränderungen

Vibrationstypische Veränderungen

Gibt es typisch vibrationsbedingte Wirbelsäulenschäden? Diese Frage stellen, heißt, sie zu verneinen. Ausgehend von der Richtung und der Intensität der Schwingungseinwirkung wären Veränderungen der gesamten LWS mit Schwerpunkt der unteren LWS zu erwarten, entsprechend dem Ort und der Art der Einwirkung. Diesem Erwartungshorizont entsprechende Regelbefunde lassen sich jedoch nicht sichern.

Belastungstypische Veränderungen

Nach den heute zur Verfügung stehenden Erkenntnissen ist auch die Frage nach generell belastungstypischen Veränderungen zu verneinen. Fast alle Berufskrankheiten nach mechanischen Einwirkungen sind wesentlich anlagebedingt. Ob bei der Wirbelsäule die Veränderungen als solche auch wesentlich belastungsbedingt sind, ob also beide Ursachen für die Manifestation der Strukturveränderung wesentlich teilursächlich sind, bedarf weiterer epidemiologischer Abklärung. Unseres Erachtens wird es auch in Zukunft nicht gelingen, einen Zusammenhang zwischen bildtechnisch sichtbaren Veränderungen und körperlicher Belastung zu definieren. Das heißt aber nicht, daß nicht im Einzelfall eine belastungsabhängige Schädigung vorliegen kann.

Die Definition von Überlastungsschäden – stets bezogen auf die Veränderungen, nicht die Beschwerden – scheitert an folgenden Überlegungen:

1. Wirbelsäulenerkrankungen liegen – bezogen auf die Gesamtbevölkerung – neben Herz-Kreislauf-Erkrankungen an der Spitze der organbezogenen Befund-Skala [4].

2. Die radiologisch und kernspintomographisch sichtbaren Veränderungen lassen
- keinen Rückschluß auf ihre Ursache zu,
- keinen Rückschluß auf die Schwere des Krankheitsbildes, d. h. die funktionellen Auswirkungen zu,
- keinen Rückschluß auf das subjektive Beschwerdebild zu, d. h. die subjektiven Beschwerden stehen in keiner Relation zu den durch die bildgebenden Verfahren objektivierbaren Befunde.

3. Sichere klinische Parameter zur Objektivierung der Funktionseinbußen gibt es nicht.

Im Ergebnis bedeutet dies, daß mangels aussagekräftiger Befunde erst recht keine Aussage zu deren Ursachen zu erwarten ist.

Beweiswert von Fragebogenaktionen

Für das Fehlen objektivierbarer Befunde ist typisch, daß Erhebungen zur Erkrankungshäufigkeit bevorzugt über Fragebogenaktionen erfolgt sind bzw. durch diese unterstützt wurden. In diesem Zusammenhang dürfen wir an die Ergebnisse statistischer Erhebungen zu Kniegelenkerkrankungen erinnern bei Kollektiven, bei denen diese Erkrankung mit einer möglichen Entschädigung verbunden war. Rückenbeschwerden und/oder Kniegelenkbeschwerden hat ab einem bestimmten Lebensalter ein Großteil unserer Bevölkerung. Werden diese im Zusammenhang mit beruflichen Belastungen erfragt, rücken sie in das Bewußtsein.

Sozialmedizinischer Aspekt

Bei den vorstehenden Ausführungen geht es nicht darum, die sozialpolitische Entscheidung zur Einführung der schwingungsabhängigen Berufskrankheit in Frage zu stellen. Wenn diese Entscheidung aber handhabbar gemacht werden soll, muß der schwankende Boden, auf dem die Berufskrankheiten „Wirbelsäule" stehen, bewußt sein. Es geht auch nicht darum, die sozialmedizinische Berechtigung der Berufskrankheiten „Wirbelsäule" zu negieren. Es entspricht jedoch nicht den verfügbaren Erkenntnismöglichkeiten, diesen objektivierbare belastungsabhängige Strukturveränderungen zuzuordnen.

Gesichert ist jedoch nach den vorliegenden Erkenntnissen die Belastungsabhängigkeit der *Beschwerden*. Das dem körperlich schwer belastenden Arbeitsplatz immanente Risiko des beschwerdebedingten Berufswechsels ist die sozialmedizinische Rechtfertigung der Berufskrankheiten „Wirbelsäulenschäden".

Objektivierung des Schadens

Technische Untersuchungsbefunde

Mit anderer Indikation durchgeführte computertomographische Untersuchungen der Wirbelsäule belegen, daß bei etwa 25% der sog. Bandscheibengesunden Veränderungen vorliegen, deren Ausmaß teilweise schwerste Funktionsausfälle erwarten ließe [3]. Dem steht gegenüber, daß schwere Lumbalgien ohne faßbare morphologische Veränderungen bestehen können. Die Röntgen-, computertomographischen und kernspintomographischen Untersuchungen sind also zwar in der Lage, die Bandscheibenstrukturen indirekt oder direkt zur Darstellung zu bringen. Die Validität der Befunde steht jedoch in Zweifel (Abb. 1).

Die Praxis der DDR machte dennoch die Anerkennung der Berufskrankheit von deutlichen objektivierbaren Befunden abhängig, so jedenfalls die Stellungnahme der dafür Verantwortlichen. Unabhängig davon wird man auf das Postulat eines objektivierbaren pathologischen Befundes – im Bewußtsein der Fragwürdigkeit dieses Beurteilungskriteriums – nicht verzichten können. Mittels Nativröntgenbild, Computertomographie und Kernspintomographie gewonnene Befunde allein reichen ohne weitere Hinweise auf das Bandscheibenleiden demgegenüber nicht zum Beweis der Erkrankung aus.

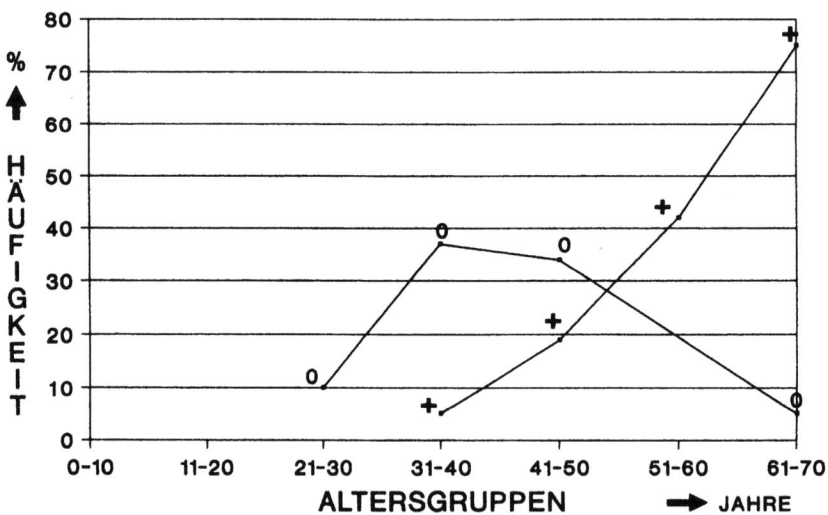

Abb. 1. Lumbale Schmerzen und degenerative Veränderungen der Bandscheiben in Abhängigkeit vom Alter. (Nach Hirsch 1960, zit. nach [4])

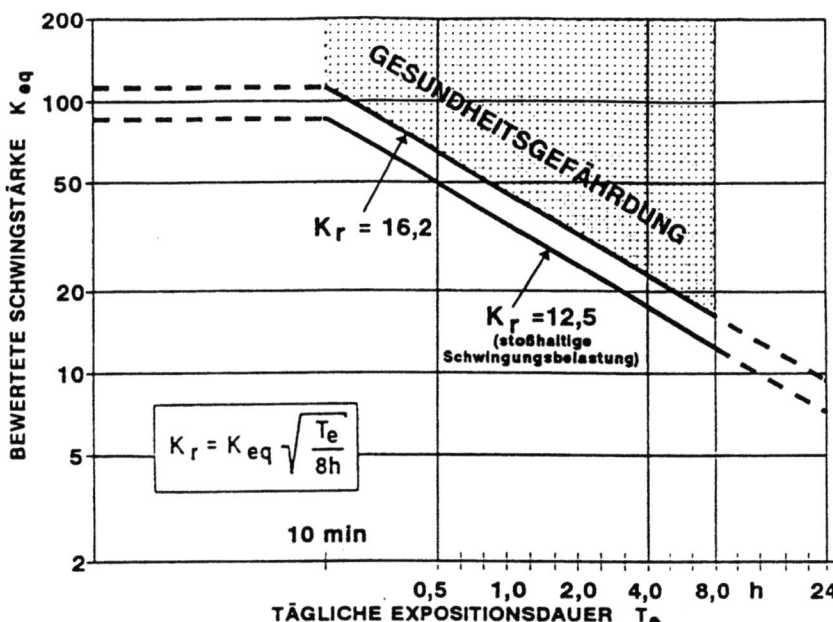

Abb. 2. Bereich gesundheitlicher Gefährdung nach langjähriger Einwirkung von Ganzkörperschwingungen (VDI 2057/ISO 2631) – Beurteilungsschwingstärke K_r >16,2 bzw. K_r >12,5 –

Neurologie

Die Erhebung eines neurologischen Status ist zwingender Bestandteil der Begutachtung. Sind bandscheibenbedingte Nervenversorgungsstörungen zu sichern, ist dies ein wichtiger Befund zur Objektivierung des versicherten Schadens.

Klinischer Befund

Welche Parameter stehen zur Verfügung, um den Bandscheibenkranken von dem nur „klagenden" Versicherten zu unterscheiden? Es gibt keine sicheren Kriterien. Die klinische, auch die manualmedizinische Untersuchung der Wirbelsäule bedarf der Mitarbeit des Versicherten. Eine Struktur, an der Funktionseinbußen sozusagen im Seitenvergleich gemessen werden können, gibt es an der Wirbelsäule nicht. Zwar vermittelt der Muskelmantel insgesamt gewisse Informationen. Diese sind aber stets mehrdeutig.

Wenn häufige wirbelsäulenbedingte Ausfallzeiten und regelmäßige ärztliche Behandlung als Argumentationshilfen für die Schwere der Funktionseinbußen herangezogen werden, ist dies eine fragwürdige Beweisführung. Die Therapieabhängigkeit ist insbesondere bei Wirbelsäulenerkrankungen kein Hinweis auf ein morphologisches Substrat des Leidens. Dies ist gesicherte ärztliche Erfahrung.

Aufgabe der beruflichen Tätigkeit

Diesen Gliederungspunkt haben wir deshalb unter den Oberbegriff „Objektivierung des Schadens" gestellt, weil die Abkehr von der belastenden Tätigkeit in der DDR mit dieser Zielrichtung eingesetzt wurde – etwa nach dem Motto, wenn der Versicherte sogar die Arbeit wechselt, müssen die Beschwerden schlimm sein. Leistungen wurden nur gewährt, wenn der Versicherte sich dem durch die Krankheit verursachten Zwang gebeugt hatte [4]. Die höchstrichterliche Rechtsprechung in der Bundesrepublik stellt bisher allein auf den objektiven Zwang zur Tätigkeitsaufgabe, nicht auf die subjektiven Beweggründe ab. Ergangen ist diese Rechtsprechung zum Bäckerekzem, einer sicher zu objektivierenden Berufskrankheit. Wir stellen zur Diskussion, ob diese Auslegung der Leistungsvoraussetzung „Berufswechsel" auf Krankheitsbilder, die einer Objektivierung nur sehr eingeschränkt zugänglich sind, übertragbar ist. Unseres Erachtens sprechen gewichtige Argumente dafür, die Praxis der DDR zu übernehmen und den Arbeitsplatzwechsel infolge subjektiven Leidensdrucks mangels anderer aussagekräftiger Abgrenzungskriterien zur „Objektivierung" des Bandscheibenleidens einzusetzen.

Lokalisation des Schadens

Nach dem bisher vorliegenden Wortlaut der Berufskrankheit „bandscheibenbedingte Erkrankungen durch Ganzkörperschwingungen" sind nur die bandscheibenbedingten Erkrankungen im Bereich der LWS versichert. Die LWS umfaßt anatomisch den 1. bis 5. Lendenwirbel. Funktionell sind der 11. und 12. Brustwirbel Bestandteil der LWS. Diese Bewegungssegmente unterscheiden sich in ihrer Exposition nicht von der LWS. Unseres Erachtens erzwingt eine an der Finalität der Regelung und der Gleichbehandlung aller Versicherten orientierte Auslegung des Begriffs „Lendenwirbelsäule" zumindest die Einbeziehung der untersten Brustwirbelsegmente.

Berufsfremde Schadensdisposition

- Spondylolyse
- Spondylolisthesis
- Skoliose
- Übergangswirbel (Lumbalisation, Sakralisation)
- M. Bechterew
- M. Scheuermann
- Spina bifida occulta
- Osteoporose
- Adipositas
- Asymmetrien der kleinen Wirbelgelenke

Die Abgrenzung berufsfremder Schadensdispositionen erfolgt durch Ausschluß. Wenn schlüssige, allein anlagebedingte Erklärungen für das Krankheitsbild fehlen und die belastende Exposition gegeben ist, ist der Zusammenhang zwischen Ganzkörpervibration und Schaden zu bejahen.

Literatur

1. Debrunner HU, Ramseier EW (1990) Die Begutachtung von Rückenschäden. Huber, Bern Stuttgart Toronto
2. Elster W (1991) Berufskrankheitenrecht. Asgard, Sankt Augustin
3. Hermann J, Hofmann G, Kladny B, Willauschus W, Arnold H (1990) Klinische Aspekte zur Erfassung der frühen Arthrose. Degenerative Veränderungen der Menisken des Kniegelenkes. Orthopäde 19: 36–42
4. Heuchert G (1989) Vergleichende epidemiologische Untersuchungen zur Aufklärung des Einflusses der Arbeit auf die Entstehung bandscheibenbedingter Erkrankungen unter Nutzung des arbeitsmedizinischen Informationssystems der DDR. Dissertation, Zentralinstitut für Arbeitsmedizin der Deutschen Demokratischen Republik, Berlin

Fragen aus der Verwaltung zur neuen BK „Wirbelsäulenschäden"

S. BRANDENBURG

Einleitung

Auf der Grundlage von Empfehlungen des Sachverständigenbeirats Sektion „Berufskrankheiten" [1] sieht ein Entwurf des Bundesministers für Arbeit und Sozialordnung eine Erweiterung der Anlage 1 zur Berufskrankheitenverordnung (Berufskrankheitenliste) die folgenden, die Wirbelsäule betreffenden Berufskrankheitentatbestände vor:

- bandscheibenbedingte Erkrankungen der LWS durch langjähriges Heben und Tragen schwerer Lasten oder durch langjährige Tätigkeit in extremer Rumpfbeugehaltung, die zur Unterlassung aller Tätigkeiten gezwungen haben, die für die Entstehung, die Verschlimmerung oder das Wiederaufleben der Krankheit ursächlich waren oder sein können (BK-Nr. 2108),
- bandscheibenbedingte Erkrankungen der HWS nach langjährigem Tragen schwerer Lasten über Kopf und Schulter, die zur Unterlassung aller Tätigkeiten gezwungen haben, die für die Entstehung, die Verschlimmerung oder das Wiederaufleben der Krankheit ursächlich waren oder sein können (BK-Nr. 2109),
- bandscheibenbedingte Erkrankungen der LWS nach langjähriger vorwiegend vertikaler Einwirkung von Ganzkörperschwingungen im Sitzen, die zur Unterlassung aller Tätigkeiten gezwungen haben, die für die Entstehung, die Verschlimmerung oder das Wiederaufleben der Krankheit ursächlich waren oder sein können (BK-Nr. 2110).

Derzeit werden Ermittlungsverfahren wegen angezeigter Wirbelsäulenerkrankungen zwar noch unter dem rechtlichen Gesichtspunkt des § 551 Abs. 2 RVO durchgeführt, inhaltlich orientieren sich die Unfallversicherungsträger aber bereits an den Empfehlungen des Sachverständigenbeirats. Die laufenden Ermittlungsverfahren, aber auch die Erfahrungen aus den früheren nach § 551 Abs. 2 RVO durchgeführten Verfahren begründen die Erwartung, daß eine sichere versicherungsrechtliche Beurteilung aufgrund noch ungelöster grundsätzlicher Fragen, v.a. auf medizinischem Gebiet, zumindest erheblich erschwert werden wird.

Die nach gegenwärtigem Erkenntnisstand wichtigsten gemeinsamen Probleme der neuen Berufskrankheitentatbestände sollen nachfolgend angesprochen werden.

Gemeinsame Fragen zu den 3 neuen Berufskrankheiten

Bandscheibenbedingte Erkrankung der LWS bzw. der HWS

Die Ersetzung der in den ursprünglichen Entwürfen zu Nrn. 2108/2109 der Berufskrankheitenliste vorgesehenen morphologischen Umschreibungen (Diskopathie, Osteochondrose, Spondylose, Spondylarthrose der LWS bzw. der HWS) durch den Begriff „bandscheibenbedingte Erkrankungen der LWS bzw. HWS" wird damit begründet, daß derartigen morphologischen Veränderungen im Bewegungssegment nur in Ausnahmefällen eine klinische Krankheitsrelevanz zukomme. Einer Überbewertung röntgenologischer Befunde wird durch die Wahl des Begriffs der bandscheibenbedingten Erkrankungen zwar vorgebeugt, für die Praxis stellt sich aber die Frage, ob damit umgekehrt auf jegliche Erfordernis eines morphologisch auffälligen Befundes für die Objektivierung einer bandscheibenbedingten Erkrankung der LWS oder HWS verzichtet wird.

Es ist zu klären, inwieweit das in allen 3 neuen Berufskrankheitentatbeständen geforderte Krankheitsbild, eine Erkrankung der LWS bzw. der HWS, die sich als das Resultat einer langjährigen schädigenden Einwirkung auf die Bandscheiben darstellt, ohne nachweisbare morphologische Auffälligkeiten vorstellbar ist.

In ähnlicher Weise stellt sich die Frage, ob für die Bejahung des Merkmals „bandscheibenbedingte Erkrankung" die Feststellung einer andauernden Funktionsminderung und chronische Beschwerden zu fordern sind, wie dies in den Merkblattentwürfen zu Nrn. 2108/2109 vorgesehen ist. Anders als nach Nr. 70 der Berufskrankheitenliste der ehemaligen DDR [2] ist eine erhebliche Funktionseinschränkung als zusätzliche Tatbestandsvoraussetzung bei den neuen Berufskrankheiten nicht vorgesehen.

Gleichwohl ließe sich die Forderung nach einer andauernden Funktionsminderung und einem chronischen Beschwerdebild rechtfertigen, wenn feststünde, daß Schädigungen der LWS oder HWS durch langjährige Einwirkungen im Sinne der neuen Tatbestände mindestens in der Regel durch andauernde Funktionsminderungen und chronische Beschwerden dokumentiert werden. Andernfalls würden auch nicht chronifizierte Beschwerden der LWS bzw. HWS ohne andauernde Funktionsminderung die umschriebenen Krankheitstatbestände erfüllen können. Bei solchen Beschwerden wäre aber besonders kritisch zu prüfen, ob sich darauf ein medizinisch begründeter Zwang zur Unterlassung belastender Tätigkeiten stützen läßt.

Ursachenzusammenhang

Im Berufskrankheitenrecht gilt, wie allgemein in der Gesetzlichen Unfallversicherung, das Prinzip der rechtlich wesentlichen Ursache [3]. Berufsbedingte Einwirkungen brauchen danach nicht die alleinige Ursache für eine Berufskrankheit zu sein; ausreichend ist eine wesentliche Mitwirkung beruflicher Einflüsse bei der Entstehung oder Verschlimmerung der Erkrankung. Zur Anerkennung einer Berufskrankheit müssen der haftungsbegründende und haftungsausfüllende Ursachenzusammenhang, anders als die kausal zu verknüpfenden Tatbestandselemente selbst, nicht mit an Sicherheit grenzender Wahrscheinlichkeit feststehen. Es genügt, wenn ein Ursachenzusammenhang mit Wahrscheinlichkeit gegeben ist [4]. Die Beweislast im Falle der Nichterweislichkeit des Zusammenhangs trifft den Versicherten [5].

Bei degenerativen Veränderungen der Wirbelsäule, die nicht nur naturgemäß durch eine multifaktorielle Ätiologie gekennzeichnet sind, sondern von denen mit zunehmendem Alter grundsätzlich jedermann betroffen wird [6], unterliegt die Feststellung eines ursächlichen Zusammenhangs mit bestimmten belastenden Einwirkungen auf das Skelettsystem zwangsläufig besonderen Schwierigkeiten. Im Interesse einer schlüssigen Beweisführung ist vorrangig die Frage zu beantworten, ob und welche charakteristischen Krankheitsbilder im Bereich der LWS bzw. HWS als Folgen langjähriger übermäßiger Belastungen des Skelettsystems der in den Nrn. 2108/2109/2110 näher umschriebenen Formen zu erwarten sind [7].

Bei den Einwirkungen aus der Aufzählung der neuen Tatbestände, die im außerberuflichen Bereich eher selten in relevanter Intensität auftreten, z. B. die Ganzkörperschwingungen, würde eine Verknüpfung mit typischen Krankheitsbildern einen entscheidenden Beitrag für die Kausalitätsfeststellung im Einzelfall darstellen. Soweit durch typische Krankheitsmerkmale keine hinreichend sichere ursächliche Zuordnung zu bestimmten berufsbedingten Einwirkungen möglich ist, bleibt als Anknüpfungspunkt für die Kausalitätsbeurteilung der Grad der Degeneration unter Berücksichtigung der Erkenntnisse über das Ausmaß der beruflichen und außerberuflichen schädigenden Einwirkungen sowie über etwaige anlagebedingte, einen vorzeitigen Verschleiß fördernde Faktoren. Vor allem im Rahmen der Nr. 2108 wird diesem Gesichtspunkt wohl entscheidende Bedeutung zukommen.

Eingedenk der bei jedem Menschen kontinuierlich fortschreitenden Degeneration der Wirbelsäule ist zu untersuchen, mit welcher Sicherheit im Einzelfall eine das altersentsprechende Maß übersteigende Degeneration bestimmter Wirbelsäulenabschnitte festgestellt werden kann. Erfahrungen aus einer Reihe von in der Vergangenheit veranlaßten Begutachtungen bei angezeigten Rückenbeschwerden von Beschäftigten des Gesundheitsdienstes zeigen, daß schon diese Aussage im Einzelfall schwierig zu treffen ist. Für die Schlüssigkeit einer Kausalitätsbeurteilung bedarf es in der Regel einer positiven Feststellung zu diesem Kriterium. Eine obligate, das übliche Maß überschreitende Wirbelsäulenschädigung bei Erfüllung der gesetzlichen Einwirkungsdefinitionen kann nicht unterstellt werden.

Arbeitsplatztechnische Voraussetzungen – zum Begriff der Langjährigkeit

Die 3 geplanten Berufskrankheitentatbestände knüpfen zwar an unterschiedliche Skelettbelastungen an, vorausgesetzt wird aber in jedem Fall eine langjährige

Einwirkung. Der Begriff „langjährig" wurde aus Nr. 70 der BK-Liste der DDR übernommen. Dort wurde unter langjährig eine Exposition von mindestens 10 Jahren verstanden [8]. In den bisher bekannten Merkblattentwürfen wird ebenfalls ausgeführt, daß etwa 10 Berufsjahre als die im Durchschnitt untere Grenze der belastenden Tätigkeit zu fordern sind. In begründeten Einzelfällen könne es jedoch möglich sein, daß bereits eine kürzere, sehr intensive Belastung einen berufsbedingten Verschleißschaden entstehen läßt.

Diese Formulierung gibt zu der grundsätzlichen Frage nach der Funktion des einschränkenden Tatbestandsmerkmals „langjährig" Anlaß. Denkbar wäre, daß damit eine Beweiserleichterung im Sinne eines Anscheinsbeweises zugunsten der Kausalität ermöglicht werden soll. Angesichts der Vielgestaltigkeit z. B. der unter Nr. 2108 subsummierbaren belastenden Tätigkeiten unter Berücksichtigung der Schwere, der Häufigkeit und sonstiger physiologischer Begleitumstände fehlt es aber von vornherein an der Grundlage für die Statuierung eines an eine feste Dauer der Einwirkung anknüpfenden Anscheinsbeweises. Die Frage eines Anscheinsbeweises kann daher überhaupt nur bezogen auf bestimmte eng umschriebene Berufe oder Tätigkeiten mit bestimmten Belastungsmerkmalen gestellt werden, sowie dafür die notwendigen gesicherten Erkenntnisse vorliegen [9].

Bei der Definition des Tatbestandsmerkmals „langjährig", die nicht in Abhängigkeit von der individuellen Fallkonstellation erfolgen kann, sollte dieser Gesichtspunkt daher außer Betracht bleiben. Statt dessen könnte die Funktion dieses Tatbestandsmerkmals darin gesehen werden, eine Anerkennung als Berufskrankheit in typisierender Weise durch eine feste Grenze für die Mindestdauer der Einwirkung auf bestimmte Fälle zu beschränken. In diesen Fällen sollte es möglich sein, etwaige Schädigungen durch berufsbedingte Skelettbelastungen vom altersbedingten Wirbelsäulenverschleiß nach Art oder Umfang abzugrenzen. Gegebenenfalls wäre auch mit dauerhaften Beeinträchtigungen aufgrund der schädigenden Einwirkungen zu rechnen.

Allgemeine Fragen zur versicherungsrechtlichen Beurteilung des Ursachenzusammenhangs

In den ersten bekanntgewordenen Merkblattentwürfen zu Nrn. 2108/2109 wird die Bejahung eines rechtlich wesentlichen Ursachenzusammenhangs empfohlen, „wenn die Kriterien einer langjährigen mechanischen Überbelastung, d. h. der haftungsbegründenden Kausalität, erfüllt sind". Einer solchen globalen Empfehlung kann nicht zugestimmt werden.

Das Zusammenwirken beruflicher, außerberuflicher und anlagebedingter Faktoren bei den zu beurteilenden Wirbelsäulenverschleißerkrankungen und die schon zuvor angesprochene erheblich Streubreite der unter die Berufskrankheitentatbestände subsummierbaren Sachverhalte nach Art, Intensität und Häufigkeit der Belastungen stehen einer solchen regelhaften Aussage entgegen. Voraussichtlich wird in dem endgültigen Merkblatt darauf auch verzichtet werden. Im Anschluß an die obigen Ausführungen zum Merkmal der Langjährigkeit lautet die derzeit im Vordergrund stehende Frage vielmehr, wie in möglichst kurzer Zeit die Grundlagen für verläßliche Aussagen über das Belastungspotential bestimmter eng gefaßter Berufstätigkeiten, und zwar mit Differenzierungen nach Art, Dauer und Frequenz berufstypischer Belastungsmerkmale, erarbeitet werden können.

Für die Kausalitätsbeurteilung nach den individuellen Fallbesonderheiten erscheint außerdem die Klärung folgender Fragen wichtig:

1. Wie ist das Schädigungspotential bestimmter Berufstätigkeiten zu beurteilen, wenn überwiegend nur eine Teilzeittätigkeit, z. B. die Hälfte der normalen Arbeitszeit, verrichtet wurde?
2. Kann unterstellt werden, daß die schädigende Wirkung in direkter Abhängigkeit zur täglichen Arbeitszeit steht oder ist von einer überproportional geringeren oder höheren schädigenden Wirkung auszugehen?
3. Kann das Schädigungspotential bestimmter nacheinander ausgeübter belastender Berufstätigkeiten stets addiert werden oder spielt es eine Rolle, ob zwischen diesen Berufstätigkeiten längere Zeiträume liegen, in denen keine besonders belastende Tätigkeit ausgeübt wurde?
4. Welche Bedeutung hat es für die versicherungsrechtliche Beurteilung des Ursachenzusammenhangs, wenn bei nachgewiesener übermäßig belastender Berufstätigkeit, z. B. im Sinne der Nr. 2108, etwa gleich ausgeprägte Verschleißerscheinungen in verschiedenen Wirbelsäulenabschnitten, z. B. im Bereich der LWS und der HWS, vorgefunden werden.
5. Spricht es gegen die Berufsbedingtheit der Verschleißerscheinungen, wenn in dem nach dem einschlägigen BK-Tatbestand nicht mit der betreffenden Einwirkung korrespondierenden Wirbelsäulenabschnitt sogar stärker ausgeprägte Verschleißerscheinungen festzustellen sind?

Versicherungsrechtlicher Tatbestand –
Zwang zum Unterlassen der gefährdenden Tätigkeiten

Den neuen Berufskrankheitentatbeständen ist auch gemeinsam, daß die Krankheit zur Unterlassung aller Tätigkeiten, die für die Erkrankung ursächlich waren oder sein können, gezwungen haben muß. Ein medizinisch begründeter Zwang zur Unterlassung skelettbelastender Tätigkeiten ist versicherungsrechtlich nur relevant, soweit der Unterlassungszwang im Sinne der rechtlich wesentlichen Ursache auf die berufsbedingt entstandene oder verschlimmerte Erkrankung zurückzuführen ist. Nicht erforderlich ist, daß die bisherige Berufstätigkeit insgesamt aufgegeben werden muß. Die Tätigkeiten, deren Unterlassung geboten ist, müssen dem Arbeitsplatz auch nicht das bestimmende Gepräge geben [10]. Der Versicherungsfall tritt allerdings grundsätzlich erst ein, wenn der medizinisch begründete Unterlassungszwang vollständig vollzogen wird. Nach zutreffender, aber umstrittener Auffassung gehört das Meiden außerberuflicher gefährdender Tätigkeiten nicht zur Tatbestandserfüllung [11].

Im einzelnen sind für den versicherungsrechtlichen Tatbestand folgende Fragen zu klären:

- Welche Tätigkeitsbereiche der bisher ausgeübten Beschäftigung waren für die Erkrankung ursächlich oder sind zur Unterhaltung, Verschlimmerung oder zur Bewirkung eines Wiederauflebens der Wirbelsäulenerkrankung geeignet?
- Welche dieser Tätigkeiten können bei Beachtung von Verhaltensmaßregeln oder nach Änderungen der Arbeitsabläufe oder der Arbeitsorganisation (z. B. Benutzung von Hebehilfen beim Heben und Tragen schwerer Lasten) weiter ausgeübt werden und bezüglich welcher Tätigkeiten ist bzw. war zur Gefahrbeseitigung eine Unterlassung geboten?
- Sind auch Tätigkeitsbereiche einer vom Versicherten neu gewählten Beschäftigung zur Unterhaltung, Verschlimmerung oder Bewirkung des Wiederauflebens der Wirbelsäulenerkrankung geeignet?

Minderung der Erwerbsfähigkeit – Abgrenzung des Verschlimmerungsanteils

Der für den Rentenanspruch maßgebende Grad der MdE ist abhängig vom Ausmaß der durch die Berufskrankheit bedingten Gesundheitsstörungen sowie von dem Umfang der dem Versicherten dadurch verschlossenen Arbeitsmöglichkeiten auf dem Gesamtgebiet des Erwerbslebens [12]. Maßgeblich für den Vergleich der verbliebenen Arbeitsmöglichkeiten des Versicherten ist dabei grundsätzlich die individuelle Erwerbsfähigkeit des Versicherten vor Eintritt des Versicherungsfalles, die rechnerisch mit 100% anzusetzen ist [13].

Bei Berufskrankheiten, die durch allmähliche schädigende Einwirkungen entstehen und bei denen der Eintritt des Versicherungsfalles von der Aufgabe gefährdender Tätigkeiten abhängig ist, bestimmen im wesentlichen die durch die tatbestandsmäßigen beruflichen Einwirkungen schon vor dem „formalen" Eintritt des Versicherungsfalles verursachten Beeinträchtigungen der Erwerbsfähigkeit den Grad der MdE. Für berufsbedingte Wirbelsäulenerkrankungen bedeutet dies, daß die individuelle Erwerbsfähigkeit des Versicherten bei Eintritt des Versicherungsfalles mit dem Zustand ohne die langjährigen schädigenden Einwirkungen zu vergleichen ist. Vergleichsmaßstab ist also die Erwerbsfähigkeit bei altersbedingter Degeneration der Wirbelsäule, ggf. modifiziert durch anlagebedingte oder außerberufliche verschleißfördernde Faktoren, soweit diese nicht mit den tatbestandsmäßigen berufsbedingten Einwirkungen durch wechselseitige Beeinflussung in einer untrennbaren Beziehung stehen [14].

Es besteht bei den Unfallversicherungsträgern die Besorgnis, daß die gutachtlichen Einschätzungen der MdE mangels eindeutiger Kriterien für die notwendige Abgrenzung des zu entschädigenden Anteils einer Wirbelsäulendegeneration von dem nicht entschädigungspflichtigen Anteil erheblich differieren werden. Dies gilt nicht zuletzt im Hinblick auf die Frage, inwieweit der Grad der MdE aufgrund kausaler oder funktioneller Zusammenhänge auch durch Schädigungen in den über die LWS- bzw. BWS-Bereich (bei Nr. 2109) hinausgehenden Wirbelsäulenabschnitten bestimmt wird.

Anmerkungen

1. S. die Rundschreiben des Hauptverbandes der gewerblichen Berufsgenossenschaften VB 20/92 vom 17. 2. 1992; VB 56/92 vom 5. 6. 1992; VB 57/92 vom 5. 6. 1992
2. Verordnung über die Verhütung, Meldung und Begutachtung von Berufskrankheiten der DDR vom 26. 2. 1981, GBl. I Nr. 12 S. 137
3. Brackmann K (1991) Handbuch der Sozialversicherung. Asgard, St. Augustin, S 490 m I; Mehrtens G, Perlebach E (1992) Die Berufskrankheitenverordnung. Schmidt, Berlin, Abschn. E, Anm. 8 zu § 551 RVO; Lauterbach H, Watermann F (1992) Gesetzliche Unfallversicherung. Kohlhammer, Stuttgart, Anm. 10 b zu § 551 RVO
4. Mehrtens G, Perlebach E (1992), aaO, Anm. 12 zu § 551 RVO; Brackmann K, aaO, S 490 m II; Schulz-Weidner W, SGb 1992, S 59; Elster W, BG 1989, S 524/525; Leichsenring Ch, Petermann O, BG 1989, 517/518; BSG, Urt. v. 21. 11. 1958 – 5 RKn 33/57, BSGE 8, 245
5. BSG, Urt. v. 29. 1. 1974 – 8/7 RU 18/72, SozR 2200, Nr. 1 zu § 551 RVO; Schönberger A, Mehrtens G, Valentin H (1988) Arbeitsunfall und Berufskrankheit, 4. Aufl. Schmidt, Berlin, S 101 (Abschn. 2.2.1.2.5)
6. Steeger D, Arbeitsbedingte Erkrankungen der Wirbelsäule. In: Konietzko I, Dupuis H (Hrsg) Handbuch der Arbeitsmedizin, Abschn. IV – 7.8.2.; Steffen R, Krämer J, Hedtmann A, Gesundheitsschäden an der Lendenwirbelsäule durch schweres Heben und Tragen. ASP 1991, 194
7. Lehnert G, Valentin H, ASP 1991, 181/182
8. S. die Empfehlungen des Zentralinstituts für Arbeitsmedizin der ehemaligen DDR, Obergutachtenkommission „Berufskrankheiten", Ausgabe März 1985, abgedruckt im Rundschreiben des Hauptverbandes der gewerblichen Berufsgenossenschaften VB 35/92 vom 2. 4. 1992; Krüger W (1990) In: Hofmann F, Stößel U (Hrsg) Arbeitsmedizin im Gesundheitsdienst, Bd 5. Gentner, Stuttgart, S 21/22
9. Zum Anscheinsbeweis s. BSG, Urteil vom 27. 11. 1986 – 5 a RKn U 3/85, Breithaupt 1987, 546; BSG, Urt. vom 21. 11. 1958 – 5 RKn 33/57, BSGE 8, 245; Leichsenring Ch, Petermann O, BG 1989, 517
10. BSG, Urt. vom 15. 12. 1991 – 2 RU 65/80, Breithaupt 1982, 669
11. Mehrtens G, Perlebach E (1992) aaO, Abschn. M, Anm. 5.5 zu Nr. 5101; Schönberger A, Mehrtens G, Valentin H (1988), aaO, S 699 (Abschn. 11.3.3.2.4.); Brackmann K (1991), aaO, S 492 g I; Pittroff R, BG 1979, S 37/39; anderer Ansicht Elster W (1991) Berufskrankheitenrecht. Asgard, St. Augustin, Abschn. C, Anm. 10 zu Nr. 5101 der Anlage 1 zur Berufskrankheitenverordnung
12. BSG, Urt. vom 14. 11. 1984 – 9 b RU 38 (84, SozR 2200 Nr. 22 zu § 581 RVO; BSG, Urt. vom 4. 8. 1955 – 2 RU 67/54, BSGE 1, 174/178
13. Schönberger A, Mehrtens G, Valentin H, aaO, S 105 (Abschnitt 2.2.2.3.; Brackmann K (1991), aaO, S 566 y I m. w. N; Oehme J (1990) Grundsätze der MdE-Einschätzung in der gesetzlichen Unfallversicherung. In: Hierholzer G, Ludolph E (Hrsg) Gutachtenkolloquium 6. Springer, Berlin Heidelberg New York, S 3, 4
14. Elster W (1991) Berufskrankheitenrecht. Asgard, St. Augustin, Abschn. A, Anm. 15 zu § 551 RVO; Lauterbach H, Watermann F, aaO, Anm. 10 b zu § 551 RVO, S 302/3

Diskussion

Zusammengefaßt und redigiert von G. HIERHOLZER und H. SCHEELE

(*Diskussionsteilnehmer:* BONNERMANN, BRANDENBURG, DUPUIS, DÜRINGER, DÜRR, ECHTERMEYER, HEITEMEYER, HEUCHERT, HIERHOLZER, HÖRSTER, KAISER, KRÜGER, LUDOLPH, PANGERT, SCHEUER, SCHRÖTER, SCHÜRMANN, SCHWERDTFEGER, SPOHR)

1. Grundlagen für die Einleitung einer medizinischen Begutachtung BK Nr. 2108–2110
2. Anmerkungen zur Pathophysiologie
3. Anmerkungen zur Diagnostik
4. Kriterium für die medizinische Begutachtung

Grundlagen für die Einleitung einer medizinischen Begutachtung zur BK Nr. 2108–2110

Die Kriterien der neuen Berufskrankheiten legen wesentliche Grundlagen für die Einleitung einer medizinischen Begutachtung fest. Anspruchsbegründend ist die langjährige Ausführung der für die einzelne Berufskrankheit ausgewiesenen Tätigkeiten, „die für die Entstehung, die Verschlimmerung oder das Wiederaufleben der Krankheit ursächlich waren oder sein können". Anspruchsbegründend sind also für die BK Nr. 2108 nur Arbeiten in extremer Beugehaltung oder schweres Tragen und Heben. Für die BK Nr. 2109 besteht die anspruchsbegründende Tätigkeit im Tragen schwerer Lasten auf der Schulter in Verbindung mit einer außergewöhnlichen Zwangshaltung der HWS. Für die BK Nr. 2110 besteht die anspruchsbegründende Tätigkeit in der langjährigen Einwirkung von Ganzkörperschwingungen im Bereich von 3–5 Hertz. Der Verordnungsgeber hat mit Wirkung vom 1. 1. 1993 die Merkblätter für die ärztliche Untersuchung zur Berufskrankheit Nr. 2108–2110 – 2. Verordnung zur Änderung der Berufskrankheiten-Verordnung – veröffentlicht (Anhang A–C, S. 85–105). Konkurrierende Ursachen liegen in vergleichbaren außerberuflichen Tätigkeiten, für die somit kein Schutz der Gesetzlichen Unfallversicherung besteht.

Bevor der medizinische Gutachter zum Kausalzusammenhang Stellung nehmen kann, ist also durch die Verwaltung die anspruchsbegründende Tätigkeit qualitativ und quantitativ zu beschreiben und die Frage konkurrierender Tätigkeiten abzuklären.

Vor der Begutachtung ist die anspruchsbegründende berufliche Expositionszeit abzuklären.

Die Diskussionsteilnehmer stellen einvernehmlich fest, daß die Belastungsdosis für die Entstehung und Anerkennung der neuen Berufskrankheiten mitentscheidend ist. Der Nachweis der ausgeübten Tätigkeit sollte unter Berücksichtigung von Gewicht, Bewegungsablauf und äußerer Einwirkung dem Gutachter vorgegeben werden. Festzulegen ist zudem die Anzahl der einzelnen Belastungen pro Schicht und deren Summe für das zurückliegende Erwerbsleben. Für die Beurteilung der Kausalität ist also im konkreten Einzelfall das Maß und die Ausprägung der vorangegangenen Belastung zu ermitteln.

> Die Grundlage der Beurteilung einer berufsbedingten Belastung der Wirbelsäule am Arbeitsplatz besteht in der arbeitstechnischen Analyse.

In der Diskussion werden nun die anspruchsbegründenden Tätigkeiten präzisiert. Für die BK Nr. 2108 wird ein langjähriges Tragen in Abhängigkeit von Alter und Geschlecht in der Größenordnung von mindestens 10 kg bei Frauen und mindestens 15 kg bei Männern über einen Zeitraum von 10 Jahren gefordert. Diese Arbeiten müssen in der im Merkblatt geforderten Rumpfbeugung und Häufigkeit durchgeführt worden sein. Für die BK Nr. 2109 wird bei der Präzisierung der Bedingungen ein regelmäßiges Tragen von Lastgewichten von mindestens 50 kg auf der Schulter über einen Zeitraum von 10 Jahren gefordert. Für die BK Nr. 2110 präzisiert man die Bedingungen in der im Regelfall mindestens 10jährigen Einwirkung von Resonanzschwingungen des Rumpfes und der Wirbelsäule im Sitzen. Diese müssen in Verbindung mit Arbeiten auf geeigneten Maschinen bzw. Fahrzeugen durch Schwingungsfrequenzen zwischen 3 und 5 Hertz aufgetreten sein.

> Der Tatbestand der Langjährigkeit wird im Regelfall durch einen Zeitbereich von 10 Jahren erfüllt. Diese Forderung kann nur in begründeten Einzelfällen unterschritten werden.

Die Erfüllung der oben aufgeführten Tatbestände beinhalten nicht automatisch die Schlußfolgerung, daß die Einwirkungen bereits auch einen Schaden im Sinne der Definition der Berufskrankheiten hervorgerufen haben.

Die Anerkennung der Berufskrankheiten Nr. 2108–2110 setzt voraus, daß die beruflich schädigenden Tätigkeiten aufgegeben worden sind. Weiterhin ist zu fordern, daß die anspruchsbegründenden Tätigkeiten die arbeitsmedizinischen Kriterien erfüllen und die Unterlassung der schädigenden beruflichen Tätigkeiten auch medizinisch geboten war. Nur diejenigen beruflichen Tätigkeiten müssen aufgegeben worden sein, die zum Körperschaden geführt haben, dies erfordert somit nicht automatisch den Berufswechsel. Die Aufgabe ausgeübter konkurrierender außerberuflicher Tätigkeiten begründet keinen Leistungsanspruch an den Träger der Gesetzlichen Unfallversicherung.

> Für die Anerkennung einer BK Nr. 2108–2110 muß die Unterlassung der skelettbelastenden Tätigkeiten das Kriterium der wesentlichen Bedingung im sozialrechtlichen Sinne erfüllen.

Anmerkungen zur Pathophysiologie

Das „Lumbalsyndrom" kann mit dem 25. Lebensjahr beginnen und erreicht im 4. und 5. Lebensjahrzehnt erfahrungsgemäß ein Maximum. Es wird auf die Feststellung hingewiesen, daß 15% der Arbeitsunfähigkeitstage und Erwerbsunfähigkeitsrenten durch ein „auf den Rücken bezogenes Beschwerdebild" entstehen. Die physiologische Alterung der Bandscheibe begünstigt die Bandscheibenvorwölbung und den Bandscheibenvorfall. Mit zunehmendem Alter kommt es zu einer Degeneration des Faserringes, so daß dieser zerreißen kann und Bandscheibengewebe in die Umgebung austritt. Klinisch ist die Bandscheibenvorwölbung mit intaktem Faserring, die Protrusion, von dem eigentlichen Bandscheibenvorfall, dem Prolaps, zu unterscheiden, bei dem ein Riß des Faserringes vorliegt. Die Bewegungssegmente L4/L5 und L5/S1 sind überwiegend betroffen.

In der Diskussion wird darauf hingewiesen, daß die Körperhaltung auf die Ernährung der Bandscheibe Einfluß nimmt. Die Theorie besagt, daß eine andauernde Belastung eines Bandscheibenbereiches dessen Stoffaustausch herabsetzt. Die auf das Achsenorgan Wirbelsäule einwirkenden Kräfte verteilen sich auf die Säule aus Wirbelkörpern und Bandscheiben, auf die kleinen Wirbelgelenke und auf das dynamische System der Bauch- und Rückenmuskulatur. Störungen in diesem komplexen System bewirken eine Änderung des Kraftflusses und können somit die Ursache für eine Schädigung der Bandscheibe sein.

Alterungsbedingte Veränderungen an der Wirbelsäule in Form von Osteophyten, einer Bandscheibenverschmälerung und der Einengung der Zwischenwirbellöcher treten im Verlauf des Lebens ein, ohne bereits einen Krankheitswert haben zu müssen. Verschleißerscheinungen im Bereich eines Wirbelsegmentes werden durch endogene und exogene Faktoren bestimmt. Anlagebedingte Faktoren wie eine Haltungsanomalie, ein Beckenschiefstand, ein Rundrücken u. a. lassen sich unter dem Begriff der „prädiskotischen Deformität" zusammenfassen. Durch die individuelle Ausprägung der Belastung einer Wirbelsäule laufen die physiologischen Alterungsprozesse modifiziert und ggf. beschleunigt ab. Bei einer seitenbetonten Beanspruchung eines Bewegungssegmentes entsteht eine unphysiologische Belastung des Knochengewebes, der Bandscheiben, der Gelenke und des obengenannten dynamischen Muskelapparates. In der Folge kann sich eine Muskelhypertrophie mit einer Störung des funktionellen Muskelgleichgewichtes entwickeln, die mit subjektiven Beschwerden einhergeht.

> Alterungsbedingte Veränderungen an der Wirbelsäule haben nicht immer Krankheitscharakter. Sitzarbeitsplätze im allgemeinen bedeuten epidemiologisch noch kein erhöhtes Risiko für die BK Nr. 2108 oder 2109.

Die Pathophysiologie der Berufskrankheit Nr. 2110 wurde unter Hinweis auf die zugrundeliegende spezielle Problematik gesondert diskutiert. Für die Belastung der Wirbelsäule durch Schwingungen sind die Amplitude, die Frequenz, die Stoßhaltung, die Gesamtdauer der Exposition und die individuellen endogenen Voraussetzungen des Betroffenen mitentscheidend. Schwingungsbelastungen können sich durch akute oder chronische Beschwerden in Form von Schmerzen, durch biodynamische und vegetative Reaktionen äußern und nach Dupuis einen krankhaften Prozeß einleiten.

> Schwingungsbelastungen im Stehen begründen keine Berufskrankheit Nr. 2110, da diese durch die Beine funktionell abgefangen werden.

Vibrationsbelastungen lösen nach Dupuis „biodynamische Effekte mit horizontaler Verschiebung, vertikaler Resonanzbewegung, Rotation und Torsion" aus, die eine Ernährungsstörung und damit eine Strukturschädigung der Bandscheibe hervorrufen können.

Als Schlußfolgerung aus den berichteten Ergebnissen ergibt sich aus einer langjährigen intensiven Belastung durch Ganzkörperschwingungen die Ursache für degenerative Veränderungen.

> Die schädigende Auswirkung von Ganzkörperschwingungen (3–5 Hertz) kann durch die Ausrüstung von Baustellenfahrzeugen mit geeigneten Sitzen vermieden werden.

Für die ärztliche Beurteilung ist die Ermittlung der lebenslangen Schwingungsbelastungsdosis als Parameter einer einwirkenden Schädigung wichtig.

Anmerkungen zur Diagnostik

Eine ausführliche klinische Untersuchung mit Inspektion, Palpation und Funktionsmessung bildet die Grundlage der Diagnostik. Die Umsetzung der Ergebnisse wird dadurch erschwert, daß es für die Wirbelsäule keine klinische Untersuchungstechnik gibt, auf die der Patient nicht miteinwirken kann. Außerdem entfällt gegenüber den Extremitäten die Möglichkeit eines Seitenvergleiches. Für die klinische Beurteilung sind Arbeitsausfallzeiten nur bedingt zu verwerten, da sie u. U. auf dem subjektiven Empfinden des Betroffenen beruhen.

> Die klinische Untersuchung hat auf objektiven Kriterien zu beruhen, die klinischen Untersuchungsergebnisse sollten nachvollziehbar sein.

Für die Röntgenuntersuchung reichen im Regelfall Aufnahmen im Stehen in 4 Richtungen aus; sie sind nach den üblichen Kriterien zu analysieren. Aus dem Nachweis röntgenologischer Veränderungen ist noch nicht zwangsläufig ein Krankheitswert abzuleiten. Andererseits erschwert das Fehlen röntgenologischer Veränderungen eine objektive Deutung subjektiver Beschwerden.

Nur bei einer speziellen begründeten Fragestellung, wie z. B. beim klinischen Verdacht auf das Vorliegen eines Bandscheibenvorfalls oder einer Nervenwurzelirritation, ist ein Computertomogramm angezeigt. Das bildgebende Untersuchungsverfahren der Magnetresonanztomographie ist zur Beurteilung degenerativer Veränderungen in der Regel nicht erforderlich; es kann geeignet sein, Tumorprozesse oder Systemerkrankungen u. a. abzugrenzen. In der Zukunft ergibt sich möglicherweise aus der isokinetischen Funktionsanalyse eine die Diagnostik ergänzende Untersuchungsmethode. Es werden mit dieser Methode Bewegungsanalysen mit der Aufzeichung von auswertbaren Kurven durchgeführt, die sich aus der Messung von Kraftpotentialen ergeben. Die rechnergesteuerte Analyse der Kurvenverläufe entzieht sich einer willkürlichen Beeinflussung durch den Patienten.

> Die Bedeutung der einzelnen Untersuchungsergebnisse liegt in der Zuordnung der Befunde. Isolierte Befunde erlauben nicht, ein Krankheitsbild zu diagnostizieren.

Kriterien für die medizinische Begutachtung

Die sozialmedizinische Rechtfertigung der berufsbedingten Wirbelsäulenerkrankungen BK Nr. 2108–2110 wird vom Verordnungsgeber aus dem Risiko des körperlich schwer belastenden Arbeitsplatzes abgeleitet. Den „bandscheibenbedingten Wirbelsäulenerkrankungen" kann jedoch keine spezifische belastungsabhängige Strukturveränderung zugeordnet werden.

Hinsichtlich der Erstellung des Gutachtens ist auf die bekannten Grundlagen der Erhebung der Patientenanamnese, der klinischen und röntgenologischen Befunderhebung, ggf. unter Einbeziehung anderer bildgebender Verfahren, hinzuweisen. Aus den Befunden ist eine medizinische Diagnose zu stellen und insbesondere die Frage zu beantworten, ob eine Erkrankung der Hals- oder Lendenwirbelsäule vorliegt, die die medizinische Grundlage für die Anerkennung einer BK Nr. 2108–2110 erfüllt. In Verbindung damit sind Erkrankungen anderer Ursache mit vergleichbaren Symptomen und Befunden abzugrenzen. Stellt sich aus der Diagnose der Erkrankung die Frage des Zusammenhanges mit einer BK Nr. 2108–2110, so ist die mit dem Gutachtenauftrag vorgelegte Arbeitsplatzanamnese dahingehend zu prüfen, ob die arbeitsplatztechnischen Voraussetzungen für die Anerkennung einer der drei Berufskrankheiten gegeben sind.

Nach den in der Diskussion erarbeiteten Kriterien sollen morphologische Umschreibungen wie die „Diskopathie, die Osteochondrose, die Spondylarthrose etc." im Zusammenhang mit den berufsbedingten Wirbelsäulenerkrankungen durch den Begriff „bandscheibenbedingte Erkrankungen der HWS bzw. der LWS" ersetzt werden, um den Zusammenhang zwischen den morphologischen Veränderungen und der Krankheitsrelevanz zu verdeutlichen. Nachdem der Verordnungsgeber die Formulierung „bandscheibenbedingte Erkrankungen der Wirbelsäule" eingeführt hat, ist ärztlicherseits die Frage der Nomenklatur allenfalls in der Zukunft in Verbindung mit einer Novellierung der Verordnungen aufzuwerfen.

Bei der Begutachtung ist zu der Frage Stellung zu nehmen, ob es sich um eine vorübergehende und damit nach kürzerer Zeit therapeutisch beherrschbare bzw. um eine „drohende Berufskrankheit" handelt. Liegt dagegen ein chronisch-rezidivierendes Zustandsbild mit entsprechenden Beschwerden und Funktionsbeeinträchtigungen vor, so ist bei den gegebenen obengenannten Kriterien eine Berufskrankheit anzuerkennen. Der festgestellte Körperschaden muß den Anforderungen einer wesentlichen Bedingung im sozialrechtlichen Sinne zur Anerkennung einer Berufskrankheit genügen. Eine Anerkennung einer BK Nr. 2108, 2109 oder 2110 ohne objektivierbare morphologische Veränderungen wäre ausführlich zu begründen.

Die eingehende Diskussion führt überwiegend zu der folgenden Auffassung. Bei objektivierbaren Beschwerden und den obengenannten Schäden zur Anerkennung einer Berufskrankheit ist nachzuweisen, daß sich die Befunde an dem beruflich exponierten Wirbelsäulenabschnitt deutlich von denjenigen an den übrigen Wirbelsäulenabschnitten unterscheiden.

Bei den chronischen Beschwerden ist kritisch zu prüfen, ob hieraus ein medizinisch zu begründender Zwang zur Unterlassung der belastenden Tätigkeiten resultiert. Im Zusammenhangsgutachten sind die typischen Krankheitsmerkmale der berufsbedingten Auswirkungen darzulegen. Der Grad der durch eine Berufskrankheit bedingten Degeneration sollte unter Kenntnis außerberuflicher und anlagebedingter Faktoren so weit wie möglich abgegrenzt werden. Aus dieser Formulierung ergibt sich die Schwierigkeit der Beurteilungsaufgabe. Im Einzelfalle muß nachgewiesen werden, daß das alterstypische Ausmaß einer Degeneration an dem betroffenen Wirbelsäulenabschnitt überschritten ist. Die Frage der Anerkennung eines chronisch-rezidivierenden Zustandsbildes ohne nachweisbare morphologisch-degenerative Schäden bei Erfüllung der anspruchsbegründenden Voraussetzungen wurde eingehend diskutiert, ohne daß dazu bereits eine einheitliche Auffassung erarbeitet werden konnte.

> Zur Anerkennung einer BK Nr. 2108–2110 ist zu prüfen, ob das festgestellte Krankheitsbild über den altersentsprechenden Zustand der Wirbelsäule hinausgeht und ob das Kriterium der wesentlichen Bedingung im sozialrechtlichen Sinne erfüllt wird.

Im Gutachten müssen die Einflüsse der Ab- und Anerkennungskriterien der Berufskrankheit dargelegt werden. Weiterhin ist die Frage zu beantworten, ob es sich ggf. um einen Ursachenzusammenhang im Sinne der Entstehung oder der

Verschlimmerung handelt. Besteht nach der Auffassung des Gutachters eine Verschlimmerung, so wird er festzustellen haben, ob diese einen abgrenzbaren oder richtunggebenden Charakter hat.

Entscheidend für die Bemessung der MdE bei der BK Nr. 2108–2110 ist der objektivierbare Grad der Funktionseinschränkung. Er muß somit auch durch einen anderen Arzt reproduzierbar nachvollzogen werden können. Der alleinige Nachweis morphologischer Veränderungen durch bildgebende Verfahren begründet keine MdE. Für die Einschätzung der MdE ist die individuelle Erwerbsfähigkeit des Versicherten zum Zeitpunkt der Untersuchung ohne die vorausgegangenen berufsbedingten schädigenden Einwirkungen zugrundezulegen. Die Beurteilungspraxis zur Bemessung der MdE in der ehemaligen DDR ist inzwischen durch das geltende Recht in der Bundesrepublik überholt. Trotz der bestehenden Grundsätze zur Einschätzung der MdE bedarf es weiterer praktischer Arbeit, um ergänzende Hinweise für den Gutachter zusammenstellen zu können.

Anhang A–C

A. Merkblatt für die ärztliche Untersuchung zu Nr. 2108 Anlage 1 Berufskrankheiten-Verordnung (BeKV)

Bandscheibenbedingte Erkrankungen der Lendenwirbelsäule durch langjähriges Heben oder Tragen schwerer Lasten oder durch langjährige Tätigkeit in extremer Rumpfbeugehaltung, die zur Unterlassung aller Tätigkeiten gezwungen haben, die für die Entstehung, die Verschlimmerung oder das Wiederaufleben der Krankheit ursächlich waren oder sein können.

I. Gefahrenquellen

Bandscheibenbedingte Erkrankungen der Lendenwirbelsäule (LWS) haben eine multifaktorielle Ätiologie. Sie sind weit verbreitet und kommen in allen Altersgruppen, sozialen Schichten und Berufsgruppen vor. Unter den beruflichen Einwirkungen, die bandscheibenbedingte Erkrankungen der LWS wesentlich mitverursachen und verschlimmern können, sind fortgesetztes Heben, Tragen und Absetzen schwerer Lasten oder häufiges Arbeiten in extremer Beugehaltung des Rumpfes wichtige Gefahrenquellen. Derartige berufliche Belastungen der LWS können vor allem im untertägigen Bergbau, bei Maurern, Steinsetzern und Stahlbetonbauern, bei Schauerleuten, Möbel-, Kohlen-, Fleisch- und anderen Lastenträgern, bei Landwirten, Fischern und Waldarbeitern sowie bei Beschäftigten in der Kranken-, Alten- und Behindertenpflege auftreten. Tätigkeiten mit vergleichbarem Belastungsprofil sind als Gefahrenquelle ebenfalls in Betracht zu ziehen. Eine zusätzliche Gefährdung geht von Arbeiten mit Heben und Tragen schwerer Lasten und Arbeiten in extremer Rumpfbeugehaltung aus, wenn sie in verdrehter Körperhaltung durchgeführt werden. Ein anderer bandscheibengefährdender Faktor im Arbeitsprozeß ist die Einwirkung mechanischer Ganzkörperschwingungen (vgl. BK-Nr. 2110).

Als konkurrierende Faktoren sind Fehlbelastungen der Lendenwirbelsäule durch außerberufliche Tätigkeiten im Sinne von Abs. 1, z.B. beim Hausbau, bei schwerer Gartenarbeit sowie in der Land- und Forstwirtschaft zu beachten, sofern diese entsprechend den in Abschnitt IV gegebenen Hinweisen ebenso langjährig durchgeführt werden und mit dem Heben oder Tragen schwerer

Lasten oder Tätigkeiten in extremer Rumpfbeugehaltung verbunden sind. Weiterhin sind sportliche Aktivitäten mit Heben oder Tragen schwerer Lasten oder in extremer Rumpfbeugehaltung zu berücksichtigen.

II. Pathophysiologie

Die Zwischenwirbelabschnitte der unteren Lendenwirbelsäule sind beim Menschen schon während des gewöhnlichen Tagesablaufes erheblich belastet. Da die blutgefäßlosen Bandscheiben hinsichtlich ihrer Ernährung besonders von den Diffusionswegen abhängen, sind sie für mechanische Dauerbelastungen sehr anfällig. Anhaltende Kompressionsbelastung reduziert die druckabhängigen Flüssigkeitsverschiebungen und beeinträchtigt damit den Stoffwechsel im Bandscheibengewebe.

Durch Laktatakkumulation und pH-Verschiebung zu sauren Werten wird ein Milieu erzeugt, das zytolytisch wirkende Enzyme aktiviert. Damit werden degenerative Veränderungen eingeleitet oder beschleunigt. In diesem Milieu werden die restitutiven Prozesse gehemmt.

Unter Belastungen durch Heben und Tragen schwerer Lasten und Rumpfbeugehaltungen erhöht sich der intradiskale Druck um ein Mehrfaches. Nach intradiskalen Druckmessungen und biomechanischen Berechnungen können Kompressionskräfte erreicht werden, die im Experiment an menschlichen Wirbelsäulenpräparaten Deckplatteneinbrüche der Wirbelkörper sowie Einrisse am Anulus fibrosus der Bandscheibe verursachen.

Eingetretene Schäden am Bandscheibengewebe sind irreversibel. Sie setzen einen Prozeß in Gang, in dem Bandscheibendegeneration, degenerative Veränderungen der Wirbelkörperschlußplatten, Massenverschiebungen im Bandscheibeninneren, Instabilität im Bewegungssegment, Bandscheibenvorwölbung, Bandscheibenvorfall, knöcherne Ausziehungen an den Randleisten der Wirbelkörper, degenerative Veränderungen der Wirbelgelenke sowie durch derartige Befunde hervorgerufene Wirbelsäulenbeschwerden mit Funktionsstörungen in einem ätiopathogenetischen Zusammenhang zu betrachten sind.

Die pathophysiologischen Kenntnisse werden durch zahlreiche epidemiologische Studien gestützt, die belegen, daß mit ansteigender Wirbelsäulenbelastung die Häufigkeit bandscheibenbedingter Erkrankungen erheblich zunimmt. Solche Untersuchungen wurden insbesondere bei Lastenträgern im Hafenumschlag, in Schlachthöfen und im sonstigen innerbetrieblichen Transport durchgeführt [16, 17, 23, 27]. Ebenso gut belegt ist der Zusammenhang zwischen Heben oder Tragen schwerer Lasten und der Häufigkeit von bandscheibenbedingten Erkrankungen der Wirbelsäule bei Maurern, Steinsetzern, Stahlbetonbauern und anderen Beschäftigten im Hoch- und Tiefbau [6, 8, 19, 20, 28]. Ein erhöhtes Risiko für die Entwicklung von bandscheibenbedingten Erkrankungen der Lendenwirbelsäule konnte auch für Beschäftigte in der Krankenpflege, insbesondere bei Pflegehelferinnen gesichert werden [3, 14, 24, 25]. Für einen Überblick über die Literatur sei auf Andersson [1] verwiesen.

Weiterhin ergaben epidemiologische Studien bei Beschäftigten, die beruflich in extremer Rumpfbeugehaltung arbeiten müssen, ein erhöhtes Risiko für bandscheibenbedingte Erkrankungen der Lendenwirbelsäule. Solche Studien wurden bei Bergleuten durchgeführt, die unter Tage in Streben mit einer Höhe von <100 cm tätig waren und dort häufig auch im Knien, Hocken und verdrehter Körperhaltung arbeiteten [7]. Weitere Studien wurden bei Stahlbetonbauern im Hochbau durchgeführt, die häufig in extremer Rumpfbeugehaltung mit einer Beugung des Oberkörpers aus der aufrechten Haltung von 90° und mehr arbeiteten [26].

III. Krankheitsbild und Diagnose

Folgende bandscheibenbedingte Erkrankungen können unter bestimmten Bedingungen durch Heben und Tragen schwerer Lasten oder Arbeiten in extremer Rumpfbeugehaltung verursacht werden:

a) Lokales Lumbalsyndrom:
Akute Beschwerden (Lumbago) oder chronisch-rezidivierende Beschwerden in der Kreuz-Lenden-Gegend. Bei letzteren werden ein Belastungs-, ein Entlastungs- sowie ein Hyperlordose-Kreuzschmerz (Facettensyndrom) unterschieden. Möglich ist auch eine pseudoradikuläre Schmerzausstrahlung in die Oberschenkelmuskulatur.
Pathomechanismus: Mechanische Irritation des hinteren Längsbandes (z. B. durch intradiskale Massenverschiebung), der Wirbelgelenkkapsel und des Wirbelperiosts.

Drei Gesichtspunkte der Diagnosesicherung sind zu beachten:
– Die topische Diagnose umfaßt Ort, Art und Ausstrahlungscharakter der Beschwerden und liefert somit erste Voraussetzungen für die sinnvolle Planung des weiteren Untersuchungsganges.
– Die Strukturdiagnose beinhaltet verschiedene Untersuchungstechniken, um die geschilderten Beschwerden den pathogenetisch führenden Strukturen zuzuordnen (Gelenke, Ligamente, Muskeln, Bandscheiben etc.).
– Die Aktualitätsdiagnose berücksichtigt die im Vordergrund stehenden und den Patienten am meisten belastenden Beschwerden, wie Bewegungseinschränkungen, Kraftabschwächung, Sensibilitätsstörung, Schmerzsituation, vegetative Begleitsymptomatik oder psychische Einstellung.

Bei der Diagnostik eines lokalisierbaren Schmerzpunktes in einem Wirbelsäulensegment müssen auch die Bewegungsstörung, die Schmerzausstrahlung und die neurologische Irritation diesem Segment zugeordnet werden können, erst dann kann eine vertebragene Ursache angenommen werden. Die Differentialdiagnostik ist dringend erforderlich, um wirbelsäulenabhängige Beschwerden abzugrenzen von extravertebralen Ursachen.

b) Mono- und polyradikuläre lumbale Wurzelsyndrome („Ischias"):
Ein- oder beidseitig segmental ins Bein ausstrahlende, dem Verlauf des

Tabelle 1. Leitsymptome bei lumbalen Wurzelsyndromen. (Nach Krämer [15])

Segment	Peripheres Schmerz- und Hypästhesiefeld	Motorische Störung (Kennmuskel)	Reflexab- schwächung	Nerven- dehnungszeichen
L1/L2	Leistengegend			(Femoralisdehnungs- schmerz)
L3	Vorderaußenseite Oberschenkel	Quadrizeps	Patellar- sehnenreflex	Femoralisdehnungs- schmerz
L4	Vorderaußenseite Oberschenkel, Innen- seite Unterschenkel und Fuß	Quadrizeps	Patellar- sehnenreflex	Positives Lasègue- Zeichen
L5	Außenseite Unter- schenkel, medialer Fußrücken, Großzehe	Extensor hallucis longus		Positives Lasègue- Zeichen
S1	Hinterseite Unter- schenkel, Ferse, Fußaußenrand, 3.–5. Zehe	Triceps surae, Glutäen	Achilles- sehnenreflex	Positives Lasègue- Zeichen

Ischiasnerven folgende Schmerzen, meist in Verbindung mit Zeichen eines lokalen Lumbalsyndroms.

Weitere Leitsymptome sind: Positives Lasègue-Zeichen, ischialgiforme Fehlhaltung, segmentale Sensibilitätsstörungen, Reflexabweichungen, motorische Störungen (vgl. Tabelle 1).

Pathomechanismus: Mechanische Irritation der Nervenwurzeln L3-S1 durch degenerative Veränderungen der lumbalen Bandscheiben (Bandscheibenvor- wölbung und -vorfall, Lockerung und Volumenänderung der Bandscheiben, Instabilität im Bewegungssegment, Randzacken an den Hinterkanten der Wirbelkörper).

Es kommen auch hohe lumbale Wurzelsyndrome (L1 und L2) infolge einer Kompression der ventralen Spinalnervenäste vor, sie sind insgesamt jedoch selten.

c) Kaudasyndrom:

Sonderform der polyradikulären lumbalen Wurzelsyndrome mit Reithosen- anästhesie, Fehlen des Achillessehnenreflexes bei Schwäche der Wadenmus- keln, Schließmuskelinsuffizienzen von Blase und Mastdarm; auch Potenzstö- rungen kommen vor.

Bei höherliegender Läsion: Fuß- und Zehenheberparesen, Quadrizepsschwä- chen und Patellarsehnenreflexausfälle. In aller Regel handelt es sich beim bandscheibenbedingten Kaudakompressionssyndrom um ein akutes Ereignis.

Pathomechanismus: Medianer Massenprolaps bei L3/L4 oder L4/L5 mit Kompression aller Nervenwurzeln der Cauda equina.

Die Diagnose wird auf der Grundlage der Vorgeschichte, der klinischen (vorwiegend orthopädisch-neurologischen) und der radiologischen Untersuchungen gestellt. Veränderungen im Röntgenbild, wie eine Verschmälerung des Zwischenwirbelraumes und eine Verdichtung der Deck- und Grundplatten der Wirbelkörper (Osteochondrose) oder Veränderungen der kleinen Wirbelgelenke (Spondylarthrose) und Randwülste an den Wirbelkörpern (Spondylose), können auf bandscheibenbedingte Erkrankungen hinweisen. Ohne entsprechende chronisch-rezidivierende Beschwerden und Funktionseinschränkungen begründen sie für sich allein keinen Verdacht auf das Vorliegen einer Berufskrankheit, da solche Veränderungen auch bei Beschwerdefreien nachweisbar sein können.

Bei der klinischen Untersuchung stehen Inspektion, Palpation, Funktionsprüfung und ein orientierender neurologischer Status im Vordergrund. Gegebenenfalls sind weiterführende diagnostische Verfahren wie Elektromyographie, Myelographie, Computertomographie, Kernspintomographie oder Diskographie indiziert.

Auf eine sorgfältige Befunddokumentation ist zu achten (z. B. Meßblatt für die Wirbelsäule nach der Neutral-Null-Methode).

Differentialdiagnostisch sind u. a. abzugrenzen:

Vertebral	Extravertebral
– Angeborene oder erworbene Fehlbildungen der LWS	– Gynäkologische Krankheiten
– Spondylolisthesis	– Urologische Krankheiten
– Spondylitis	– Krankheiten des Verdauungssystems
– Tumor (Metastase)	– Hüftbedingte Schmerzen (Koxalgie)
– Osteoporose	– Erkrankungen des Iliosakralgelenkes
– Fraktur	– Tumoren (z. B. retroperitoneal)
– Kokzygodynie	– Spritzenschädigung
– Wirbelfehlbildungen	– Diabetische Neuropathie
– Idiopathische Wirbelkanalstenose	– Arterielle Durchblutungsstörungen in den Beinen
– Fluorose (BK-Nr. 1308)	– Aortenaneurysma
– Morbus Paget	– Statische Beinbeschwerden durch Fußdeformierungen, Achsenabweichungen oder Beinlängendifferenzen
– Morbus Bechterew	
	– Neuropathien
	– Psychosomatische Erkrankungen

IV. Weitere Hinweise

Die Beurteilung von bandscheibenbedingten Erkrankungen der Lendenwirbelsäule im Hinblick auf berufliche Entstehungsursachen stellt sich nicht selten als schwieriges Problem dar. Der wichtigste Grund dafür ist die Tatsache, daß degenerative Veränderungen der Wirbelsäule unabhängig vom Heben und Tragen schwerer Lasten häufig vorkommen.

Anhaltspunkte für den Begriff „schwere Lasten" sind die folgenden, aus präventivmedizinischen Gründen festgelegten Lastgewichte:

Tabelle 2. Lastgewichte, deren regelmäßiges Heben oder Tragen mit einem erhöhten Risiko für die Entwicklung bandscheibenbedingter Erkrankungen der Lendenwirbelsäule verbunden sind

Alter	Last in kg Frauen	Last in kg Männer
15–17 Jahre	10	15
18–39 Jahre	15	25
ab 40 Jahre	10	20

Diese Werte gelten für Lastgewichte, die eng am Körper getragen werden. Bei weit vom Körper entfernt getragenen Gewichten, z.B. beim einhändigen Mauern von Steinen, können auch geringere Lastgewichte mit einem Risiko für die Entwicklung von bandscheibenbedingten Erkrankungen der Wirbelsäule verbunden sein.

Langjährig bedeutet, daß 10 Berufsjahre als die untere Grenze der Dauer der belastenden Tätigkeit nach den vorgenannten Kriterien zu fordern sind. Hierfür sprechen epidemiologische Studien bei Bauarbeitern, bei denen in der Regel nach mehr als 10jähriger Expositionsdauer ein Anstieg in der Häufigkeit von degenerativen Wirbelsäulenerkrankungen zu beobachten war [6]. In begründeten Einzelfällen kann es jedoch möglich sein, daß bereits eine kürzere, aber sehr intensive Belastung eine bandscheibenbedingte Erkrankung der Lendenwirbelsäule verursachen kann. Expositionszeiten mit Heben und Tragen schwerer Lasten sowie Zeiten mit Arbeiten in extremer Rumpfbeugehaltung können für die Berechnung der Gesamtexpositionsdauer addiert werden. Dabei sind auch unterbrochene Tätigkeiten zu berücksichtigen.

Die o.g. Lastgewichte müssen jedoch mit einer gewissen Regelmäßigkeit und Häufigkeit in der überwiegenden Zahl der Arbeitsschichten gehoben oder getragen worden sein, um als Ursache von bandscheibenbedingten Erkrankungen der Lendenwirbelsäule in Frage kommen zu können. Dies begründet sich mit den o.g. epidemiologischen Studien, die in den Berufsgruppen mit erhöhtem Risiko für die Entwicklung von bandscheibenbedingten Erkrankungen der Wirbelsäule durch Heben oder Tragen schwerer Lasten beschrieben, daß die Lastgewichte mit einer gewissen Regelmäßigkeit pro Schicht getragen wurden. Beispielsweise hatten Schwesternhelferinnen zu ca. 12% der Schicht Arbeiten mit

Heben oder Tragen von schweren Lasten zu verrichten [25]. Stahlbetonarbeiter hatten ca. 40mal pro Schicht Gewichte von mehr als 20 kg zu heben oder zu tragen [26].

Unter Tätigkeit in extremer Rumpfbeugehaltung sind Arbeiten in Arbeitsräumen zu verstehen, die niedriger als 100 cm sind und damit eine ständig gebeugte Körperhaltung erzwingen. Solche Arbeitsplätze existierten teilweise im untertägigen Bergbau [7]. Weiterhin sind unter extremer Rumpfbeugehaltung Arbeiten gemeint, bei denen der Oberkörper aus der aufrechten Haltung um mehr als 90° gebeugt wird, beispielsweise bei Stahlbetonbauern im Hochbau [26]. Bislang liegen keine ausreichenden Studien darüber vor, daß für Arbeitsplätze in der Bodenbearbeitung im Bereich der Land- und Forstwirtschaft sowie in Gärtnereien oder im Reinigungsdienst, die ebenfalls zeitweilig mit einer Rumpfbeugehaltung einhergehen, aus diesem Grund ein erhöhtes Risiko für die Entwicklung bandscheibenbedingter Erkrankungen der Lendenwirbelsäule besteht.

Erkrankungen bei Beschäftigten mit sitzender Tätigkeit sind nicht Gegenstand dieser Berufskrankheit.

Das akute Lumbalsyndrom mit guter Behandlungsmöglichkeit erfüllt nicht die medizinischen Voraussetzungen zur Anerkennung als Berufskrankheit. Vielmehr müssen chronische oder chronisch-rezidivierende Beschwerden und Funktionseinschränkungen bestehen, die therapeutisch nicht mehr voll kompensiert werden können und die den geforderten Unterlassungstatbestand begründen.

Zusammenfassend ergeben sich folgende Kriterien für die Annahme eines begründeten Verdachtes auf das Vorliegen einer bandscheibenbedingten Erkrankung der Lendenwirbelsäule durch Heben oder Tragen schwerer Lasten oder Arbeit in extremer Rumpfbeugehaltung:

– Vorliegen einer unter Ziffer III genannten bandscheibenbedingten Erkrankung mit chronisch-rezidivierenden Beschwerden und Funktionseinschränkungen;
– mindestens 10jährige Tätigkeit mit Heben oder Tragen schwerer Lasten oder Arbeit in extremer Rumpfbeugehaltung;
– als Anhaltspunkte für den Begriff „schwere Last" sind die in Tabelle 2 aufgeführten Gewichte heranzuziehen;
– die Lasten müssen mit einer gewissen Regelmäßigkeit und Häufigkeit in der überwiegenden Zahl der Arbeitsschichten gehoben oder getragen worden sein;
– unter Arbeit in extremer Rumpfbeugehaltung sind Tätigkeiten in Arbeitsräumen zu verstehen, die niedriger als 100 cm sind, z.B. im untertägigen Bergbau sowie Arbeiten mit einer Beugung des Oberkörpers aus der aufrechten Haltung um 90° und mehr.

Die Aufgabe der gefährdenden Tätigkeiten ist nicht Voraussetzung für die Anzeige als Berufskrankheit.

Der alleinige Nachweis von degenerativen Veränderungen wie Osteochondrose, Spondylose und Spondylarthrose ohne chronisch-rezidivierende Beschwerden und Funktionsausfälle begründet keinen Berufskrankheitenverdacht.

Literatur

1. Andersson GBJ (1991) The epidemiology of spinal disorders. In: Frymoyer JW et al. (eds) The adult spine, principles and practice. Raven, New York, pp 107–146
2. Debrunner HU, Ramseiner EW (1990) Die Begutachtung von Rückenschäden. Huber, Bern
3. Estryn-Behar M, Kaminski M, Peigne E, Maillard MF, Pelletier A, Berthier C, Delaports MF, Paoli MC, Leroux JM (1990) Strenuous working conditions and musculoskeletal disorders among female hospital workers. Int Arch Occup Environ Health 62: 47–67
4. Farfan HF (1979) Biomechanik der Lendenwirbelsäule. Hippokrates, Stuttgart (Die Wirbelsäule in Forschung und Praxis, Bd 80)
5. Frymoyer JW et al. (eds) (1991) The adult spine. Raven, New York
6. Häublein H-G (1979) Berufsbelastung und Bewegungsapparat. VEB Volk und Gesundheit, Berlin
7. Havelka J (1980) Vergleich der Ergebnisse der Morbiditätsanalyse mit denen aus der arbeitsmedizinischen Tauglichkeits-Screening-Untersuchung bei ausgewählten Tätigkeiten. Z Ges Hyg 26: 181–187
8. Heliövaara M (1987) Occupation and risk of herniated lumbar intervertebral disc or sciatica leading to hospitalization. J Chron Dis 40: 259–264
9. Heuchert G (1988) Krankheiten durch fortgesetzte mechanische Überbelastung des Bewegungsapparates. In: Konetzke G et al. (Hrsg) Berufskrankheiten – gesetzliche Grundlagen zur Meldung, Begutachtung und Entschädigung. Volk und Gesundheit, Berlin, S 104–113
10. Jäger M, Luttmann A, Laurig W (1990) Die Belastung der Wirbelsäule beim Handhaben von Lasten. Orthopäde 19: 132–139
11. Junghanns H (1979) Die Wirbelsäule in der Arbeitsmedizin, Teil I: Biomechanische und biochemische Probleme der Wirbelsäulenbelastung. Hippokrates, Stuttgart (Die Wirbelsäule in Forschung und Praxis, Bd 78)
12. Junghanns H (1979) Die Wirbelsäule in der Arbeitsmedizin, Teil II: Einflüsse der Berufsarbeit auf die Wirbelsäule. Hippokrates, Stuttgart (Die Wirbelsäule in Forschung und Praxis, Bd 79)
13. Junghanns H (Hrsg) (1980) Wirbelsäule und Beruf. Hippokrates, Stuttgart (Die Wirbelsäule in Forschung und Praxis, Bd 92)
14. Kaplan RM, Deyo RA (1988) Back pain in health care workers, Occupational medicine. State Art Rev 3: 61–73
15. Krämer J (1986) Bandscheibenbedingte Erkrankungen; Ursachen, Diagnose, Behandlung, Vorbeugung und Begutachtung. Thieme, Stuttgart
16. Luttmann A, Jäger M, Laurig W, Schlegel KF (1988) Orthopaedic diseases among transport workers. Int Arch Occup Environ Health 61: 197–205
17. Mach J, Heitner H, Ziller R (1976) Die Bedeutung der beruflichen Belastung für die Entstehung degenerativer Wirbelsäulenveränderungen. Z Ges Hyg 22: 352–354
18. Pangert R, Hartmann H (1991) Epidemiologische Bestimmung der kritischen Belastung der Lendenwirbelsäule beim Heben von Lasten. Zentralbl Arbeitsmed 41: 193–197
19. Riihimäki H (1985) Back pain and heavy physical work: a comparative study of concrete reinforcement workers and maintenance house painters. Br J Industr Med 42: 226–232
20. Riihimäki H, Wickström G, Hänninen K, Mattsson T, Waris P, Zitting A (1989) Radiographically detectable lumbar degenerative changes as risk indicators of back pain, a cross-sectional epidemiologic study of concrete reinforcement workers and house painters. Scand J Work Environ Health 15: 208–285
21. Schröter F (1984) Begutachtung der Wirbelsäule mit Verwendung eines Meßblattes. Med Sachverst 80: 114
22. Schröter G (1961) Die Berufsschäden des Stütz- und Bewegungssystems. Barth, Leipzig
23. Schröter G, Rademacher W (1971) Die Bedeutung von Belastung und außergewöhnlicher Haltung für das Entstehen von Verschleißschäden der HWS, dargestellt an einem Kollektiv von Fleischabträgern. Z Ges Hyg 17: 831–843

24. Venning PJ, Walter SD, Stitt LW (1987) Personal and jobrelated factors as determinants of incidence of back injuries among nursing personnel. J Occup Med 29: 820–825
25. Videmann T, Nurminen T, Tola S, Kuorinka I, Vanharanta H, Troup JDG (1984) Low-back pain in nurses and some loading factors of work. Spine 9: 400–404
26. Wickström G, Niskanen T, Riihimäki H (1985) Strain on the back in concrete reinforcement work. Br J Industr Med 42: 233–239
27. Yoke CO, Ann TK (1979) Study of lumbar disc pathology among a group of dockworkers. Ann Acad Med 8: 81–85
28. Yoshida T, Goto M, Nagira T, Ono A, Fujita I, Goda S, Bando M (1971) Studies on low back pain among workers in small scale construction companies. Jpn J Industr Health 13: 37–43

B. Merkblatt für die ärztliche Untersuchung zu Nr. 2109 Anlage 1 Berufskrankheiten-Verordnung (BeKV)

Bandscheibenbedingte Erkrankungen der Halswirbelsäule durch langjähriges Tragen schwerer Lasten auf der Schulter, die zur Unterlassung aller Tätigkeiten gezwungen haben, die für die Entstehung, die Verschlimmerung oder das Wiederaufleben der Krankheit ursächlich waren oder sein können.

I. Gefahrenquellen

Unter den beruflichen Faktoren, die bandscheibenbedingte Erkrankungen der Halswirbelsäule (HWS) verursachen oder verschlimmern können, steht fortgesetztes Tragen schwerer Lasten auf der Schulter, einhergehend mit einer statischen Belastung der zervikalen Bewegungssegmente und außergewöhnlicher Zwangshaltung der HWS im Vordergrund. Eine derartige kombinierte Belastung der HWS wird z.B. bei Fleischträgern beobachtet, die Tierhälften oder -viertel auf dem Kopf bzw. dem Schultergürtel tragen. Die nach vorn und seitwärts erzwungene Kopfbeugehaltung und das gleichzeitige maximale Anspannen der Nackenmuskulatur führen zu einer Hyperlordosierung und auch zu einer Verdrehung der HWS.

Tätigkeiten mit vergleichbarem Belastungsprofil sind ebenfalls in Betracht zu ziehen.

II. Pathophysiologie

Wie im Bereich der Lendenwirbelsäule sind die blutgefäßlosen Bandscheiben der HWS hinsichtlich ihrer Ernährung besonders von den Diffusionswegen abhängig. Symmetrische und asymmetrische Kompressionsbelastung verbunden mit Haltungskonstanz reduziert die druckabhängigen Flüssigkeitsverschiebungen und beeinträchtigt damit den Stoffwechsel im Bandscheibengewebe.

Durch Laktatakkumulation und pH-Verschiebung zu sauren Werten wird ein Milieu mit Aktivierung der enzymatischen Zytolyse erzeugt. Damit werden die degenerativen Veränderungen eingeleitet oder beschleunigt. In diesem Milieu werden die restitutiven Prozesse gehemmt.

Die Bewegungssegmente der HWS weisen gegenüber den anderen Wirbelsäulenabschnitten anatomische und biomechanische Besonderheiten auf, die sie für belastungsbedingten vorzeitigen Verschleiß besonders anfällig machen. Von degenerativen Bandscheibenveränderungen ausgehende knöcherne Ausziehungen im Bereich der Processus uncinati liegen in unmittelbarer Nachbarschaft zum Spinalnerven und zur Arteria vertebralis. Die als physiologisch zu bezeichnenden gelenkähnlichen Horizontalspalten verbessern einerseits die zervikale Beweglichkeit, andererseits stellen sie mit ihrer Tendenz, sich nach medial und lateral zu erweitern, unter biomechanischen Aspekten ein Gefährdungspotential dar. Damit kann eine Lockerung und Instabilität im Bewegungssegment eintreten. Laterale Erweiterungen der Horizontalspalten zerstören die Integrität des osmotischen Systems der Bandscheibe; es kommt zu einem Absinken des intradiskalen onkotischen Druckes, zum Flüssigkeitsverlust und damit zur Höhenabnahme der Bandscheibe.

Hervorzuheben ist ferner die enge topographische Beziehung der Bandscheibe und der anderen Anteile des Bewegungssegmentes zur Arteria vertebralis und zum Halsstrang des Sympathikus.

Mit der Bandscheibendegeneration vergrößert sich der knöcherne Kontakt an den Processus uncinati sowie an den Wirbelgelenken. Es kommt zu osteophytären Reaktionen im Bereich der Processus uncinati, die zusammen mit dem verminderten Zwischenwirbelabschnitt die Foramina intervertebralia einengen. Osteophytäre Reaktionen an den Wirbelgelenkfacetten, die vorzugsweise im Bereich der oberen und mittleren Halswirbel auftreten, verengen insbesondere den oberen Teil des Foramen intervertebrale.

Experimentelle Untersuchungen belegen, daß bei Haltungskonstanz und asymmetrischer Kompression der Bandscheiben mit intradiskalen Massenverschiebungen zu rechnen ist. Letztere spielen in der Entstehung von Zervikalsyndromen eine wesentliche Rolle.

Bei langjährig wiederkehrender Belastung der HWS durch das Tragen von schweren Lasten unter außergewöhnlicher Haltung des Kopfes sind nicht nur die unteren Bewegungssegmente gefährdet. Zug- und Kompressionskräfte im Bereich der Wirbelgelenkfacetten in Verbindung mit Seitverbiegung und Verdrehung tragen dazu bei, daß insbesondere oberhalb von C5/C6 bis zu C2/C3 degenerative Veränderungen beobachtet wurden, die in der Allgemeinbevölkerung weniger häufig anzutreffen sind.

III. Krankheitsbild und Diagnose

Folgende bandscheibenbedingte Erkrankungen der HWS können unter bestimmten Bedingungen durch langjähriges Tragen schwerer Lasten auf dem Kopf oder auf der Schulter verursacht werden:

Direkt oder indirekt von degenerativen Veränderungen der Halsbandscheiben ausgehende Krankheitszustände können zu einem chronischen Zervikalsyndrom führen. Dazu zählen vielfältige Beschwerdebilder wie schmerzhafte Bewegungseinschränkung der Halswirbelsäule, segmentale Nervenwurzelsymptome im Arm, Kopfschmerzen, Schwindelanfälle und Rückenmarksymptome. Eine systematische Einteilung der Zervikalsyndrome hat orientierenden Charakter. Es ist zu berücksichtigen, daß häufig viele Symptome gleichzeitig vorkommen.

Folgende bandscheibenbedingte Erkrankungen können unter den Regelungsbereich dieser Berufskrankheit fallen:

a) Lokales Zervikalsyndrom:
Auf die Halsregion beschränkte chronisch-rezidivierende Beschwerden, die durch positionsabhängige Nacken- und Schulterschmerzen, Muskelverspannungen und Bewegungseinschränkungen der HWS charakterisiert sind.
Pathomechanismus: Mechanische Irritation des hinteren Längsbandes, der Wirbelgelenkkapseln und des Wirbelperiosts durch degenerative Veränderungen im Bewegungssegment. Vorwiegend betroffen sind die sensiblen Fasern der Rami meningei und dorsales.

Differentialdiagnostisch sind u. a. abzugrenzen:

- Myalgien anderer Genese
- Tumoren (z. B. Neurinom, Karzinommetastasen)
- akute und chronische Entzündungen (z. B. Spondylitiden)
- Morbus Bechterew
- Tendopathien an den Dorn- und Querfortsätzen

b) Zervikobrachiales Syndrom:
Von den Bewegungssegmenten C5–C6 ausgehende bandscheibenbedingte Brachialgien (Schmerzen, Sensibilitätsstörungen oder motorische Ausfälle), meistens in Verbindung mit Symptomen eines lokalen Zervikalsyndroms. Im Vordergrund stehen Schmerzausstrahlungen entlang der Dermatomstreifen.
Pathomechanismus: Irritation des Ramus ventralis des Spinalnerven durch einen dorsolateralen Diskusprolaps oder durch unkovertebrale Osteophyten in Verbindung mit Segmentlockerung.
Die Differenzierung der verschiedenen monoradikulären zervikobrachialen Syndrome erfolgt in ersten Linie anhand klinischer Kriterien (Tabelle 1). Am häufigsten sind die Spinalnervenwurzeln C6 bis C8 betroffen.

Differentialdiagnostisch sind u. a. abzugrenzen:

- Wurzelentzündungen
- Tumoren, z. B. Pancoast-Tumor, neurogener Tumor
- Skalenussyndrom
- Kostoklavikularsyndrom
- Karpaltunnelsyndrom
- andere Läsionen peripherer Nerven
  (z. B. Ulnariskompressionssyndrom)

Tabelle 1. Zervikale Wurzelreizsyndrome. (Nach Krämer [8])

Nerven-wurzel	Band-scheibe	Peripheres Dermatom	Kennmuskel	Reflexabschwächung
C5	(C4/C5)		Deltoideus	Bizeps
C6	(C5/C6)	Daumen, Teil des Zeigefingers	Bizeps, Brachioradialis	Bizeps, Radiusperiost
C7	(C6/C7)	Zeige- und Mittelfinger, Teil des Ringfingers	Daumenballen, Trizeps, Pronator teres	Trizeps
C8	(C7/Th1)	Kleinfinger, Teil des Ringfingers	Kleinfingerballen, Fingerbeuger, Interossei	(Trizeps)

- Insertionstendopathien der Schulterregion (Periarthropathia humeroscapularis, sofern sie sich nicht im Rahmen eines Zervikalsyndroms entwickelt hat)
- Insertionstendopathien des Armes
- extravertebrale Entzündungsprozesse
- Thrombose der Vena axillaris
- koronare Herzkrankheit
- Wirbelfraktur
- Spondylitis
- Morbus Paget

c) Zervikozephales Syndrom:
Mit Kopfschmerzen oder Schwindelattacken einhergehende Beschwerden durch degenerative Veränderungen in den zervikalen Bewegungssegmenten, häufig in Kombination mit einem lokalen Zervikalsyndrom.
Pathomechanismus: Kompression der Arteria vertebralis und Irritation des Halssympathikus.

Differentialdiagnostisch sind u. a. abzugrenzen:

- posttraumatische Zustände
- arterielle Durchblutungsstörungen anderer Genese
- Tumoren (Metastasen)

Die klinische Untersuchung beginnt nach einer ausführlichen Erhebung der Krankheitsvorgeschichte mit der Inspektion und Palpation. Die anschließende Funktionsprüfung der HWS erfaßt Einschränkungen der Beweglichkeit in Winkelgraden (Neutral-Null-Methode) und sollte den Extensionstest einbeziehen. Immer ist ein neurologischer Status zu erheben. Auf eine röntgenologische Untersuchung kann nicht verzichtet werden. Im Hinblick auf therapeutische Konsequenzen sind ggf. Funktionsaufnahmen, Computertomographie oder Kernspintomographie indiziert. Die Elektromyographie und die Prüfung der

Nervenleitgeschwindigkeit sind ein wichtiges Hilfsmittel für die Objektivierung zervikaler Wurzelreizerscheinungen. Beim zervikozephalen Syndrom können HNO-ärztliche, internistische oder augenärztliche Spezialuntersuchungen erforderlich sein.

IV. Weitere Hinweise

Für den begründeten Verdacht auf das Vorliegen einer bandscheibenbedingten Berufskrankheit der HWS ist neben dem Ausschluß anderer Krankheitsursachen der Nachweis einer langjährigen, außergewöhnlich intensiven mechanischen Belastung der HWS erforderlich. Ein typisches Beispiel für eine derartige, die HWS gefährdende Tätigkeit ist das Tragen auf der Schulter, wie es für Fleischträger beschrieben wurde [4, 11].

Ein erhöhtes Risiko für die Entwicklung bandscheibenbedingter Erkrankungen der HWS ist anzunehmen, wenn Lastgewichte von 50 kg und mehr regelmäßig auf der Schulter getragen werden. Dies gründet sich auf epidemiologische Studien über das vermehrte Auftreten von bandscheibenbedingten Erkrankungen der HWS, welche bei Transportarbeitern in Schlachthöfen gewonnen wurden, die Lastgewichte von 50 kg und mehr trugen. Das im Vergleich zum Merkblatt für die Berufskrankheit nach Nr. 2108 Berufskrankheiten-Verordnung höhere Lastgewicht begründet sich mit dem Umstand, daß auf der Schulter die Last achsennah einwirkt und der Hebelarm, der bei der Belastung der Lendenwirbelsäule durch Heben oder Tragen schwerer Lasten zu berücksichtigen ist, entfällt.

Langjährig bedeutet, daß 10 Berufsjahre als die im Durchschnitt untere Grenze der belastenden Tätigkeit nach den vorgenannten Kriterien zu fordern sind. In begründeten Einzelfällen kann es jedoch möglich sein, daß bereits eine kürzere, aber sehr intensive Belastung eine bandscheibenbedingte Erkrankung der HWS verursacht.

Das genannte Lastgewicht muß mit einer gewissen Regelmäßigkeit und Häufigkeit in der überwiegenden Zahl der Arbeitsschichten getragen worden sein.

Vorübergehende und nach kürzerer Zeit therapeutisch beherrschbare akute Zervikalsyndrome erfüllen nicht die medizinischen Voraussetzungen für eine Anerkennung als Berufskrankheit. Vielmehr müssen chronische oder chronisch-rezidivierende Beschwerden und Funktionseinschränkungen bestehen, die therapeutisch nicht mehr voll kompensiert werden können und die den geforderten Unterlassungstatbestand begründen.

Zusammenfassend ergeben sich folgende Kriterien für die Annahme eines begründeten Verdachtes auf das Vorliegen einer bandscheibenbedingten Erkrankung der Halswirbelsäule durch Heben oder Tragen schwerer Lasten auf dem Kopf und auf den Schultern:

- Vorliegen einer unter Ziffer III genannten bandscheibenbedingten Erkrankung mit chronisch-rezidivierenden Beschwerden und Funktionsausfällen;
- mindestens 10jährige Tätigkeit mit Tragen schwerer Lasten auf der Schulter;

- Tragen von Lastgewichten mit 50 kg oder mehr auf der Schulter;
- die Lasten müssen mit einer gewissen Regelmäßigkeit und Häufigkeit in der überwiegenden Zahl der Arbeitsschichten getragen worden sein.

Der Nachweis von degenerativen Veränderungen wie Osteochondrose und Spondylose ohne chronisch-rezidivierende Beschwerden und Funktionsausfälle begründet für sich allein keinen Berufskrankheitenverdacht. Die Aufgabe der gefährdenden Tätigkeit ist nicht Voraussetzung für die Anzeige als Berufskrankheit.

Literatur

1. Ecklin U (1960) Die Altersveränderungen der Halswirbelsäule. Springer, Berlin Göttingen Heidelberg
2. Frymoyer JW et al. (eds) (1991) The adult spine. Raven, New York
3. Heuchert G (1988) Krankheiten durch fortgesetzte mechanische Überbelastung des Bewegungsapparates. In: Konetzke G et al. (Hrsg) Berufskrankheiten – gesetzliche Grundlagen zur Meldung, Begutachtung und Entschädigung. Volk und Gesundheit, Berlin, S 104–113
4. Hult L (1954) Cervical, dorsal and lumbar spinal syndromes, a field investigation of a non-selected material of 1200 workers in different occupations with special reference to disc degeneration and so-called muscular rheumatism. Acta Orthop Scand Suppl 17
5. Junghanns H (1979) Die Wirbelsäule in der Arbeitsmedizin, Teil I: Biomechanische und biochemische Probleme der Wirbelsäulenbelastung. Hippokrates, Stuttgart (Die Wirbelsäule in Forschung und Praxis, Bd 78)
6. Junghanns H (1979) Die Wirbelsäule in der Arbeitsmedizin, Teil II: Einflüsse der Berufsarbeit auf die Wirbelsäule. Hippokrates, Stuttgart (Die Wirbelsäule in Forschung und Praxis, Bd 79)
7. Junghanns H (Hrsg) (1980) Wirbelsäule und Beruf. Hippokrates, Stuttgart (Die Wirbelsäule in Forschung und Praxis, Bd 92)
8. Krämer J (1986) Bandscheibenbedingte Erkrankungen; Ursachen, Diagnose, Behandlung, Vorbeugung und Begutachtung. Thieme, Stuttgart
9. Schröter F (1984) Begutachtung der Wirbelsäule mit Verwendung eines Meßblattes. Med Sachverst 80: 114
10. Schröter G (1961) Die Berufsschäden des Stütz- und Bewegungssystems. Barth, Leipzig
11. Schröter G, Rademacher W (1971) Die Bedeutung von Belastung und außergewöhnlicher Haltung für das Entstehen von Verschleißschäden der HWS, dargestellt an einem Kollektiv von Fleischabträgern. Z Ges Hyg 17: 841–843

C. Merkblatt für die ärztliche Untersuchung zu Nr. 2110
Anlage I Berufskrankheiten-Verordnung (BeKV)

Bandscheibenbedingte Erkrankungen der Lendenwirbelsäule durch langjährige, vorwiegend vertikale Einwirkung von Ganzkörperschwingungen im Sitzen, die zur Unterlassung aller Tätigkeiten gezwungen haben, die für die Entstehung, die Verschlimmerung oder das Wiederaufleben der Krankheit ursächlich waren oder sein können.

I. Gefahrenquellen

Bandscheibenbedingte Erkrankungen der Lendenwirbelsäule (LWS) haben eine multifaktorielle Ätiologie. Sie sind weit verbreitet und kommen in allen Altersgruppen, sozialen Schichten und Berufsgruppen vor. Unter den beruflichen Faktoren, die bandscheibenbedingte Erkrankungen der LWS verursachen und verschlimmern können, stellt die langjährige (vorwiegend vertikale) Einwirkung von Ganzkörperschwingungen im Sitzen eine besondere Gefahrenquelle dar. Derartigen beruflichen Belastungen der LWS können vor allem Fahrer von folgenden Fahrzeugen und fahrbaren Arbeitsmaschinen ausgesetzt sein:

– Baustellen-LKW
– land- und forstwirtschaftliche Schlepper
– Forstmaschinen im Gelände
– Bagger
– Grader (Straßenhobel, Bodenhobel, Erdhobel)
– Scraper (Schürfwagen)
– Muldenkipper
– Rad- und Kettenlader
– Raddozer
– Gabelstapler auf unebenen Fahrbahnen (Hofflächen, Pflaster usw.)
– Militärfahrzeuge im Gelände

Dagegen sind z. B. bei Fahrern von Taxis, Gabelstaplern auf ebenen Fahrbahnen sowie bei Fahrern von LKW mit schwingungsgedämpften Fahrersitzen keine hinreichend gesicherten gesundheitsschädigenden Auswirkungen durch Schwingungen beobachtet worden.

Andere bandscheibengefährdende Faktoren im Arbeitsprozeß sind insbesondere langjähriges Heben und Tragen schwerer Lasten (vgl. BK-Nr. 2108).

Als konkurrierende Faktoren sind Fehlbelastungen der LWS durch außerberufliche Tätigkeiten, wie Eigenleistungen beim Hausbau, schwere Gartenarbeit, bestimmte Sportarten (z. B. Motorrad-Geländesport) und einseitig die Wirbelsäule belastende Trainingsmethoden in der Freizeit zu beachten.

II. Pathophysiologie

Die Zwischenwirbelabschnitte der unteren LWS sind beim Menschen schon während des gewöhnlichen Tagesablaufes erheblich belastet. Da die blutgefäßlosen Bandscheiben hinsichtlich ihrer Ernährung besonders von den Diffusionswegen abhängen, sind sie für mechanische Dauerbelastungen anfällig. Anhaltende Kompressionsbelastung und starke Schwingungsbelastung reduzieren die druckabhängigen Flüssigkeitsverschiebungen und beeinträchtigen damit den Stoffwechsel im Bandscheibengewebe. Durch Laktatakkumulation und pH-Verschiebung zu sauren Werten wird ein Milieu erzeugt, das Enzyme der Zytolyse aktiviert. Damit werden degenerative Veränderungen eingeleitet oder beschleunigt. In diesem Milieu werden die restitutiven Prozesse gehemmt.

Unter Belastung durch mechanische Ganzkörperschwingungen erhöht sich der variierende intradiskale Druck um ein Mehrfaches. So führen insbesondere Resonanzschwingungen des Rumpfes und der Wirbelsäule, die vorwiegend bei erregenden Schwingungsfrequenzen zwischen 3 und 5 Hz auftreten, nicht nur zu vertikalen Relativbewegungen zwischen den Wirbelkörpern mit Stauchungen und Streckungen der Zwischenwirbelscheiben, sondern darüber hinaus auch zu Rotationsbewegungen der Segmente und zu horizontalen Segmentverschiebungen. Stoßhaltige Schwingungsbelastungen, also Schwingungsverläufe mit einzelnen oder wiederholten, stark herausragenden Beschleunigungsspitzen, stellen eine besonders hohe Gefährdung dar. Nach biomechanischen Berechnungen können dabei Kompressionskräfte erreicht werden, die im Experiment an menschlichen Wirbelsäulenpräparaten Mikrofrakturen der Deckplatten der Wirbelkörper sowie Einrisse am Anulus fibrosus der Bandscheibe verursachen.

Eingetretene Schäden am Bandscheibengewebe sind irreversibel. Es kommt zu einem Prozeß, in dem Bandscheibendegeneration, degenerative Veränderungen der Wirbelkörperdeckplatten, Massenverschiebungen im Bandscheibeninneren, Instabilität im Bewegungssegment, Bandscheibenprotrusion, Bandscheibenvorfall, knöcherne Ausziehung an den vorderen und seitlichen Randleisten der Wirbelkörper, degenerative Veränderungen der Wirbelgelenke sowie durch derartige Befunde hervorgerufene Beschwerden und Funktionsstörungen in einem ätiopathogenetischen Zusammenhang zu betrachten sind.

Die durch berufliche Einwirkungen bedingten degenerativen Prozesse können zu objektivierbaren Veränderungen wie Chondrose, Osteochondrose, Spondylose, Spondylarthrose, Bandscheibenprotrusion und Bandscheibenprolaps führen.

Die pathophysiologischen Erkenntnisse werden durch zahlreiche epidemiologische Studien gestützt, die belegen, daß Berufsgruppen mit langjähriger Einwirkung intensiver Ganzkörperschwingungen im Sitzen eine signifikant höhere Prävalenz bandscheibenbedingter Erkrankungen gegenüber den nichtbelasteten Kontrollgruppen zeigen.

Langjährige Belastungen durch intensive Ganzkörperschwingungen führen nämlich zu einer Linksverschiebung der Beziehung zwischen Erkrankungshäufigkeit und Alter gegenüber den nichtbelasteten Vergleichspopulationen; d.h. zu einer erheblichen Vorverlagerung in die jüngeren Altersgruppen auf einem deutlich höheren Niveau.

III. Krankheitsbild und Diagnose

Folgende bandscheibenbedingte Erkrankungen können unter bestimmten Bedingungen durch die Einwirkung von Ganzkörperschwingungen im Sitzen verursacht werden:

a) Lokales Lumbalsyndrom:
Akute Beschwerden (Lumbago) oder chronisch-rezidivierende Beschwerden in der Kreuz-Lenden-Gegend. Bei letzteren werden ein Belastungs-, ein Entlastungs- sowie ein Hyperlordose-Kreuzschmerz (Facettensyndrom) unterschieden. Möglich ist auch eine pseudoradikuläre Schmerzausstrahlung in die Oberschenkelmuskulatur.
Pathomechanismus: Mechanische Irritation des hinteren Längsbandes (z. B. durch intradiskale Massenverschiebung), der Wirbelgelenkkapsel und des Wirbelperiosts.

Drei Gesichtspunkte der Diagnosesicherung sind zu beachten:

- Die topische Diagnose umfaßt Ort, Art und Ausstrahlungscharakter der Beschwerden und liefert somit erste Voraussetzungen für die sinnvolle Planung des weiteren Untersuchungsganges.
- Die Strukturdiagnose beinhaltet verschiedene Untersuchungstechniken, um die geschilderten Beschwerden den pathogenetisch führenden Strukturen zuzuordnen (Gelenke, Ligamente, Muskeln, Bandscheiben etc.).
- Die Aktualitätsdiagnose berücksichtigt die im Vordergrund stehenden und den Patienten am meisten belastenden Beschwerden, wie Bewegungseinschränkungen, Kraftabschwächung, Sensibilitätsstörung, Schmerzsituation, vegetative Begleitsymptomatik oder psychische Einstellung.

Bei der Diagnostik eines lokalisierbaren Schmerzpunktes in einem Wirbelsäulensegment müssen auch die Bewegungsstörung, die Schmerzausstrahlung und die neurologische Irritation diesem Segment zugeordnet werden können, erst dann kann eine vertebragene Ursache angenommen werden. Die Differentialdiagnostik ist dringend erforderlich, um wirbelsäulenabhängige Beschwerden abzugrenzen von extravertebralen Ursachen.

b) Mono- und polyradikuläre lumbale Wurzelsyndrome („Ischias"):
Ein- oder beidseitig segmental ins Bein ausstrahlende, dem Verlauf des Ischiasnerven folgende Schmerzen, meist in Verbindung mit Zeichen eines lokalen Lumbalsyndroms.
Weitere Leitsymptome sind: Positives Lasègue-Zeichen, ischialgiforme Fehlhaltung, segmentale Sensibilitätsstörungen, Reflexabweichungen, motorische Störungen (vgl. Tabelle 1).

Pathomechanismus: Mechanische Irritation der Nervenwurzeln L3-S1 durch degenerative Veränderungen der lumbalen Bandscheiben (Bandscheibenvorwölbung und -vorfall, Lockerung und Volumenänderung der Bandscheiben, Instabilität im Bewegungssegment, Randzacken an den Hinterkanten der Wirbelkörper).
Es kommen auch hohe lumbale Wurzelsyndrome (L1 und L2) infolge einer Kompression der ventralen Spinalnervenäste vor, sie sind insgesamt jedoch selten.

Tabelle 1. Leitsymptome bei lumbalen Wurzelsyndromen. (Nach Krämer [10])

Segment	Peripheres Schmerz- und Hypästhesiefeld	Motorische Störung (Kennmuskel)	Reflex- abschwächung	Nerven- dehnungszeichen
L1/L2	Leistengegend			(Femoralis- dehnungsschmerz)
L3	Vorderaußenseite Oberschenkel	Quadrizeps	Patellar- sehnenreflex	Femoralis- dehnungsschmerz
L4	Vorderaußenseite Oberschenkel, Innen- seite Unterschenkel und Fuß	Quadrizeps	Patellar- sehnenreflex	Positives Lasègue- Zeichen
L5	Außenseite Unter- schenkel, medialer Fußrücken, Großzehe	Extensor hallucis longus		Positives Lasègue- Zeichen
S1	Hinterseite Unter- schenkel, Ferse, Fußaußenrand, 3.–5. Zehe	Triceps surae, Glutäen	Achilles- sehnenreflex	Positives Lasègue- Zeichen

c) *Kaudasyndrom:*
   Sonderform der polyradikulären lumbalen Wurzelsyndrome mit Reithosen- anästhesie, Fehlen des Achillessehnenreflexes bei Schwäche der Wadenmus- keln, Schließmuskelinsuffizienzen von Blase und Mastdarm; auch Potenz- störungen kommen vor. Bei höherliegender Läsion: Fuß- und Zehenheberpa- resen, Quadrizepsschwächen und Patellarsehnenreflexausfälle. In aller Regel handelt es sich beim bandscheibenbedingten Kaudakompressionssyndrom um ein akutes Ereignis.
   Pathomechanismus: Medianer Massenprolaps bei L3/L4 oder L4/L5 mit Kompression aller Nervenwurzeln der Cauda equina.

Die Diagnose wird auf der Grundlage der Vorgeschichte, der klinischen (vor- wiegend orthopädisch-neurologischen) und der radiologischen Untersuchungen gestellt. Veränderungen im Röntgenbild, wie eine Verschmälerung des Zwi- schenwirbelraumes und eine Verdichtung der Deck- und Grundplatten der Wir- belkörper (Osteochondrose) oder Veränderungen der kleinen Wirbelgelenke (Spondylarthrose) und Randwülste an den Wirbelkörpern (Spondylose), können auf bandscheibenbedingte Erkrankungen hinweisen. Ohne entsprechende chro- nisch-rezidivierende Beschwerden und Funktionseinschränkungen begründen sie für sich allein keinen Verdacht auf das Vorliegen einer Berufskrankheit, da solche Veränderungen auch bei Beschwerdefreien nachweisbar sein können.
   Bei der klinischen Untersuchung stehen Inspektion, Palpation, Funktions- prüfung und ein orientierender neurologischer Status im Vordergrund. Gegebe-

nenfalls sind weiterführende diagnostische Verfahren wie Elektromyographie, Myelographie, Computertomographie, Kernspintomographie oder Diskographie indiziert.

Auf eine sorgfältige Befunddokumentation ist zu achten (z. B. Meßblatt für die Wirbelsäule nach der Neutral-Null-Methode).

Differentialdiagnostisch sind u. a. abzugrenzen:

Vertebral	Extravertebral
– Angeborene oder erworbene Fehlbildungen der LWS – Spondylolisthesis – Spondylitis – Tumor (Metastase) – Osteoporose – Fraktur – Kokzygodynie – Wirbelfehlbildungen – Idiopathische Wirbelkanalstenose – Fluorose (BK-Nr. 1308) – Morbus Paget – Morbus Bechterew	– Gynäkologische Krankheiten – Urologische Krankheiten – Krankheiten des Verdauungssystems – Hüftbedingte Schmerzen (Koxalgie) – Erkrankungen des Iliosakralgelenkes – Tumoren (z. B. retroperitoneal) – Spritzenschädigung – Diabetische Neuropathie – Arterielle Durchblutungsstörungen in den Beinen – Aortenaneurysma – Statische Beinbeschwerden durch Fußdeformierungen, Achsenabweichungen oder Beinlängendifferenzen – Neuropathien – Psychosomatische Erkrankungen

IV. Weitere Hinweise

Die Beurteilung von bandscheibenbedingten Erkrankungen der Lendenwirbelsäule im Hinblick auf berufliche Entstehungsursachen stellt sich sowohl für den Arzt als auch aus der Sicht des Versicherten nicht selten als schwieriges Problem dar. Der wichtigste Grund dafür ist die Tatsache, daß degenerative Veränderungen der Wirbelsäule auch unabhängig von Schwingungsbelastung und körperlich schwerer Arbeit vorkommen und mit zunehmendem Lebensalter häufiger werden.

Voraussetzung für die Annahme eines beruflichen Kausalzusammenhanges ist eine langjährige, in der Regel mindestens zehnjährige, wiederholte Einwirkung von (vorwiegend vertikalen) Ganzkörperschwingungen in Sitzhaltung. Dabei muß nach dem derzeitigen wissenschaftlichen Kenntnisstand davon ausgegangen werden, daß die gesundheitliche Gefährdung von der gesamten beruflichen Schwingungsbelastung abhängt. Diese setzt sich aus der Gesamtzahl der

Expositionstage mit Beurteilungsschwingstärken $K_r \geq 16{,}2$ nach VDI 2057 (Tagesdosis) zusammen. Zur Orientierung kann die Abb. 2, S. 65, dienen. Sofern Belastungen durch stoßhaltige Schwingungen oder solche mit ungünstiger Körperhaltung (verdrehte, stark gebeugte oder seitgeneigte Rumpfhaltung) vorliegen, die zu erhöhter Gefährdung führen, sind Expositionstage mit $K_r \geq 12{,}5$ zu berücksichtigen. Unter stoßhaltigen Schwingungen versteht man Schwingungsabläufe, die regelmäßig oder unregelmäßig wiederholt vorkommende, hohe Beschleunigungsspitzen beinhalten, die aus der Grundschwingung in erheblichem Maße herausragen (Analogie: impulshaltiger Lärm).

Als medizinische Voraussetzungen sind chronisch oder chronisch-rezidivierende Beschwerden und Funktionseinschränkungen zu fordern, die therapeutisch nicht mehr voll kompensiert werden können und die den geforderten Unterlassungstatbestand begründen. Die Aufgabe der gefährdenden Tätigkeiten ist nicht Voraussetzung für eine Anzeige als Berufskrankheit.

Literatur

1. Andersson GBJ (1991) The epidemiology of spinal disorders. In: Frymoyer JW et al. (eds) The adult spine, principles and practice. Raven, New York, pp 107–146
2. Christ E (1988) Schwingungsbelastung an Arbeitsplätzen – Kennwerte der Hand-, Arm- und Ganzkörper-Schwingungsbelastung. BIA-Report 2/88, Berufsgenossenschaftliches Institut für Arbeitssicherheit, Sankt Augustin
3. Dupuis H (1989) Erkrankungen durch Ganz-Körper-Schwingungen. In: Konietzko J, Dupuis H (Hrsg) Handbuch der Arbeitsmedizin. ecomed IV-3.5
4. Dupuis H, Zerlett G (1984) Beanspruchung des Menschen durch mechanische Schwingungen – Kenntnisstand zur Wirkung von Ganz-Körper-Schwingungen. Schriftenreihe des Hauptverbandes der gewerblichen Berufsgenossenschaften e. V., Bonn
5. Dupuis H, Hartung E, Christ E, Konietzko H (1988) Mechanische Schwingungen – Kenntnisstand über Beanspruchung, Belastung, Minderung und Richtwerte. Schriftenreihe der Bundesanstalt für Arbeitsschutz, Fb 552
6. Griffin MJ (1990) Handbook of human vibration. Academic Press, San Diego
7. Heuchert G (1988) Krankheiten durch fortgesetzte mechanische Überbelastung des Bewegungsapparates. In: Konetzke G et al. (Hrsg) Berufskrankheiten – gesetzliche Grundlagen zur Meldung, Begutachtung und Entschädigung. Volk und Gesundheit, Berlin, S 104–113
8. Junghanns H (1979) Die Wirbelsäule in der Arbeitsmedizin, Teil I: Biomechanische und biochemische Probleme der Wirbelsäulenbelastung. Hippokrates, Stuttgart (Die Wirbelsäule in Forschung und Praxis, Bd 78)
9. Junghanns H (1979) Die Wirbelsäule in der Arbeitsmedizin, Teil II: Einflüsse der Berufsarbeit auf die Wirbelsäule. Hippokrates, Stuttgart (Die Wirbelsäule in Forschung und Praxis, Bd 79)
10. Krämer J (1986) Bandscheibenbedingte Erkrankungen; Ursachen, Diagnose, Behandlung, Vorbeugung und Begutachtung. Thieme, Stuttgart
11. Müsch FH (1987) Lumbale Bandscheibendegeneration bei Erdbaumaschinenfahrern mit langjähriger Ganzkörper-Vibrationsbelastung. Med Dissertation, Mainz
12. Schröter F (1984) Begutachtung der Wirbelsäule mit Verwendung eines Meßblattes. Med Sachverst 80: 114

13. Seidel H, Heide R (1986) Long-term effects of whole-body vibration: A critical survey of the literature. Int Arch Occup Environ Health 58: 1–29
14. Steeger D (1989) Arbeitsbedingte Erkrankungen der Wirbelsäule. In: Konietzko J, Dupuis H (Hrsg) Handbuch der Arbeitsmedizin. ecomed, 1. Erg.Lfg. 10/89, S 1–48

Teil II
Unfallbegriff und Kausalität in der Gesetzlichen Unfallversicherung

Unfallbegriff und Kausalität in der Gesetzlichen Unfallversicherung

J. SCHÜRMANN

Allgemeines

Eine gesetzliche Definition des Unfalls gibt es für die Unfallversicherung nicht. In der Gesetzlichen Unfallversicherung wurde die Auslegung des Begriffs der Rechtsprechung überlassen, aus der sich die nachfolgende Formulierung ableiten läßt: zeitlich begrenztes (= plötzliches), äußeres, körperlich schädigendes Ereignis. Oder kurz gefaßt: das äußere Ereignis, das einen Körperschaden verursacht.

Auffällig ist aber, daß die Private Unfallversicherung einen ausführlicheren Unfallbegriff in ihren AUB 1988 § 1 Abs. 3 und 4 festgeschrieben hat. Nach § 1 Abs. 3 liegt ein Unfall vor, wenn der Versicherte *durch* ein plötzlich von außen auf seinen Körper wirkendes Ereignis (Unfallereignis) unfreiwillig eine Gesundheitsschädigung erleidet. Nach § 1 Abs. 4 gilt als Unfall auch, wenn durch eine erhöhte Kraftanstrengung an Gliedmaßen oder Wirbelsäule
(1) ein Gelenk verrenkt wird oder
(2) Muskeln, Sehnen, Bänder oder Kapseln gezerrt oder zerrissen werden.

Auch das Beamtenrecht kennt in § 31 Beamtenversorgungsgesetz (BeamtVG) eine umfassende Definition: Dienst*unfall* ist ein *auf* äußerer Einwirkung beruhendes, plötzliches, örtlich und zeitlich bestimmbares, einen Körperschaden verursachendes Ereignis, das....

Merkmale des Unfalls

Körperschaden

Zur Abgrenzung von der Krankheit wird der Körperschaden im Sinne des Unfallbegriffs meist auch als Verletzung bezeichnet. Zu unterscheiden ist zudem zwischen echten Körperschäden, das sind der Tod und regelwidrige Körper- und Geisteszustände, und unechten Körperschäden (§ 548 Abs. 2 RVO), das sind Beschädigungen eines Körperersatzstückes oder größeren orthopädischen Hilfsmittels.

Es soll hier nur auf die echten Körperschäden eingegangen werden, die Probleme aufwerfen können. Dazu gehören seelische Einwirkungen, insbesondere wegen stark belastender Streit-, Schock- oder sonstiger Ausnahmezustände. Auch diese Erstreaktionen, die sich dann später bis zum Selbstmord entwickeln können, sind Körperschäden im Sinne des Unfallbegriffs [1]. Bei der Entstehung und/oder bei den Folgen dieser psychischen Traumen spielen aber häufig die Veranlagung des Verletzten oder vorbestehende Erkrankungen eine Rolle. Insofern ist bei jedem Körperschaden auch noch zu unterscheiden, ob es sich um einen Körperschaden im Sinne der Entstehung (Sturz mit Ellenbruch) oder Körperschaden im Sinne der Verschlimmerung (Prellung eines arthrosebefallenen Gelenkes) handelt [2]. Liegt insoweit ein neu entstandener Körperschaden vor, ist die weitere Prüfung, welche Folgen durch diesen Erstkörperschaden verursacht und damit zu entschädigen sind, eine Frage der haftungsausfüllenden Kausalität [3].

Plötzlichkeit

Ein plötzliches Ereignis liegt vor, wenn der Körperschaden zeitlich eng begrenzt längstens innerhalb einer Arbeitsschicht eingetreten ist. Die Plötzlichkeit fehlt jedoch grundsätzlich dann, wenn mehrere Ereignisse erst durch Addition ihrer körperlichen Wirkung zu einem Körperschaden führen. Hier liegt kein Unfallereignis vor. Es sind die Voraussetzungen einer Berufskrankheit zu prüfen [4].

Äußeres Ereignis

Macht sich *ohne jeden Anlaß* eine auf den gesundheitlichen Verhältnissen des Betroffenen beruhender Vor-Körperschaden nach außen hin bemerkbar, fehlt es an einem äußeren Ereignis. Bei einem Kreislaufkollaps, Schwindel, Lähmung oder Ohnmacht aufgrund internistischer Krankheitsursache, handelt es sich um „von innen" verursachte Körperschäden, die kein *Unfall* sind. Als Beispiele können angeführt werden der Zungenbiß des Epileptikers, der Gehirnschlag oder der Herzinfarkt [5]. Ein „Unfall aus innerer Ursache" tritt jedoch ein, wenn die Ohnmacht zu einem Sturz auf den Betonboden und dadurch zu einer Schädelverletzung führt. Ein „äußeres" Ereignis stellt also zunächst nur die Abgrenzung zur zuvor geschilderten inneren Ursache dar.

In der Praxis besteht häufig Unklarheit, ob auch körpereigene Bewegungen äußere Ereignisse sind. Dies ist aber rechtlich unstreitig: Unkontrollierte, unkoordinierte Fangbewegungen, Nachgreifen, Hockstellungen, Ausfallschritte als Schutzhalte usw. sind ebenso *äußere Ereignisse* [6], wie kontrollierte Kraftaufwendungen bei schwerem Heben, Tragen oder Drücken, auch wenn es sich um gewohnte betriebsübliche Arbeit handelt [7]. Gerade aus Anlaß derartiger Tätigkeiten eintretende Körperschäden sind aber häufig auch – aus innerer Ursache – durch körperliche Vorschäden bzw. anlagebedingte Verschleißerscheinungen (mit-)*verursacht*. Die Abwägung ist eine Frage des wesentlichen Ursachenzusammenhangs zur Klärung des Unfallbegriffs, also, *ob* eine innere Gelegenheitsursache vorliegt oder wesentlich eine äußere Ursache den Körperschaden herbeigeführt hat.

Unabsichtlichkeit

Ein plötzliches, äußeres körperschädigendes Ereignis liegt auch dann *nicht* vor, wenn man sich den Körperschaden *absichtlich* zufügt. Hier liegt die Ursache im eigenen Willen – innere Ursache – und gerade nicht in einem äußeren, zufälligen, plötzlichen Ereignis [8].

Kausalität im Unfallbegriff

Während die Teilelemente des Unfallbegriffs, 1. Körperschaden, 2. Plötzlichkeit und 3. äußeres Ereignis, durchgehend also keine besonderen Fragen aufwerfen, ist aber bis heute nicht geklärt, was es heißt, „das Ereignis muß von *außen* auf den Menschen einwirken und dadurch den Körper schädigen" (Abb. 1).

Fraglich ist dabei die notwendige Qualität und Quantität des Kausalzusammenhangs zwischen dem äußeren Ereignis und der Körperschädigung im Rahmen eines Unfalls (Tabelle 1).

Auch dieser Ursachenzusammenhang beurteilt sich *rechtlich* nach der im Recht der Gesetzlichen Unfallversicherung geltenden Kausalitätsnorm der wesentlichen Bedingung [9].

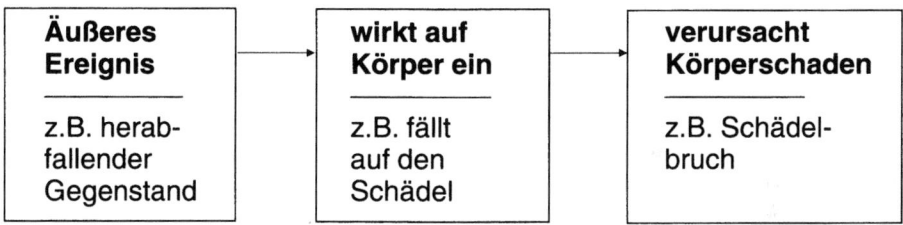

Abb. 1. Äußeres Ereignis – Körperschaden

Tabelle 1. Ursachenwertung

---

1. Notwendige Ursachenbewertungen

1.1 Bewertung: Was Ursachen des Erstschadens im naturwissenschaftlich-philosophischen Sinne sind (Äquivalenztheorie, Conditio sine qua non)

1.2 Bewertung: Was *rechtlich* wesentliche Ursache im Sinne der Kausallehre der Gesetzlichen UV für den Erstkörperschaden ist, das äußere Ereignis oder der Vorschaden/die Schadensanlage?
(Ursachenanteilsprüfung Qualitativ und nicht nur Quantitativ)

1.3 War das äußere Ereignis *rechtlich* teilwesentlich, reicht dies für die Annahme eines Unfalls aus?

1.4 Beweisstufe: Wahrscheinlichkeit

Tabelle 2. Prüfungsschema in der Gesetzlichen Unfallversicherung

(1) Versicherte Person (vP)?
(2) Unfall (U)?
(3) Verrichtung einer versicherten Tätigkeit (vT)?
(4) Haftungsbegründender Kausalzusammenhang (2) mit (3)
    (*Ob* Arbeitsunfall vorliegt?)
(5) Haftungsausfüllender Kausalzusammenhang für bestimmten
    Gesundheitsschaden als Folgeschaden des Arbeitsunfalls
    (*Wie* dieser Folgeschaden zu entschädigen ist?)

Der rechtlich wesentliche Kausalzusammenhang ist aber nicht nur gegeben, wenn das äußere Ereignis die alleinige Ursache (Bedingung) des eintretenden Körperschadens ist (z. B. Schädelbruch infolge Absturz vom Gerüst). Entsprechend der in der Gesetzlichen Unfallversicherung geltenden Kausallehre kann das äußere Ereignis auch dann *eine wesentliche Ursache* für den Eintritt des Körperschadens sein (eisbedingtes Ausrutschen und treppenbedingtes Umknicken bei vorgeschädigtem Fußgelenk durch Sportunfall), wenn es nur eine von mehreren Bedingungen im naturwissenschaftlich-philosophischen Sinne gewesen ist [10]. War allerdings das äußere Ereignis nur eine Bedingung im naturwissenschaftlich-philosophischen Sinn, hat es aber den Körperschaden nicht *wesentlich* mitbedingt, so ist es nach der Lehre von der wesentlichen Bedingung keine ausreichende Ursache des Schadens.

Ist das äußere Ereignis nicht wesentliche Ursache, ist es also nur „zufällige Gelegenheit" für den neuen Körperschaden, wird es als *unwesentliche „Gelegenheitsursache"* bezeichnet [11]. Auch der allgemeine Grundsatz: „Jeder ist dem Zustand versichert, in dem er sich befindet", hilft dann nicht weiter. Dieser innere, persönliche Risikobereich darf gerade nicht wesentlich für den eingetretenen Schaden sein.

Prüfvorgang

Zählt man die Körperschädigung zum Unfallbegriff, so liegt überhaupt *kein Unfall* im Sinne der Gesetzlichen Unfallversicherung vor, wenn die Körperschädigungen nur gelegentlich des äußeren Ereignisses auftreten und nicht durch dieses rechtlich wesentlich verursacht worden sind. Eine Prüfung der haftungsbegründenden Kausalität und der haftungsausfüllenden Kausalität entsprechend dem herrschenden Prüfschema (Tabelle 2) würde sich damit erübrigen [12].

Die frühe Kausalbewertung im Rahmen des Unfallbegriffs entsprechend dem für die Sachbearbeitung gängigen Prüfungsschema ermöglicht zumindest in dem Teil der Fälle, in denen z. B. nur *ein* Hebe-/Trage-/Drückvorgang zur Auslösung eines krankhaften Verschleißschadens geführt hat, eine abgestufte Vorgehensweise, insbesondere auch für den ärztlichen Gutachter. Fundament dieser Bewertung ist aber unverzichtbar die exakte Abklärung des Unfallhergangs und des Erstschadens mit allen geeigneten Mitteln. Die in den Tabel-

Tabelle 3. BG-Verwaltungsverfahren. Beweiserhebung = Feststellung von 4 Körperzuständen durch ärztlichen Gutachter

1. Körperzustand vor dem als „Unfall" angesehenen Ereignis: Vorschaden
2. Körperzustand unmittelbar nach einem Ereignis: Erstschaden
3. Körperzustand nach Abschluß der Heilbehandlung aus Anlaß des Erstschadens – ggf. in Verbindung mit Vorschaden –: Folgeschaden
4. Körperzustand durch Hinzutritt eines völlig neuen Schadensereignisses: Nachschaden

Tabelle 4. BG-Verwaltungsverfahren. Beweiserhebung, Erstschaden

Durch
- Unfallanzeige des Unternehmers
- D-/H-Arzt-Bericht/Andere ärztliche Berichte
- Heranziehung aller ärztlichen Befunde
- Unfalluntersuchung
    Örtliche Ermittlungen (BG)
    Technischer Aufsichtsdienst
    Ortspolizeibehörde
    Staatsanwaltschaft etc.
- Skizzen/Photos

Wichtig: In Zweifelsfällen ersparen frühe Ermittlungen viele Gutachten und Gerichtsinstanzen

Tabelle 5. BG-Verwaltungsverfahren. Beweiswürdigung durch BG mit ärztlichem Gutachter

Schadenshergang
- Arbeitstätigkeit
- Arbeitsgerät
- Arbeitsstelle
- Körperhaltung
- Kraftaufwendung
- Fallhöhe
- Lage nach dem Ereignis
- Verhalten nach dem Ereignis
- Erstangaben

Ergebnis: Schadenshergang = Ereignis und Körperschaden

len 3–5 dargestellten Prüfstufen bieten sich für die Ermittlung durch die Verwaltung und als Entscheidungshilfe für den ärztlichen Gutachter an.

Liegt *keine unfallmäßige Entstehung* für den Erstkörperschaden vor, erübrigen sich alle weiteren Prüfungsschritte, ob ein Arbeitsunfall vorliegt [13]. Auf die Fälle des „Unfalls aus innerer Ursache" und der *„Verschlimmerung eines bestehenden Leidens"* wird insoweit bewußt nicht eingegangen. Ausgehend von diesen Grundvorgaben – wenn sie Allgemeingut sind! –, ist die versicherungsrechtliche und medizinisch gutachterliche Diskussion zu führen.

Literatur und Anmerkungen

1. Bereiter-Hahn/Schieke/Mehrtens (Stand 2/91), § 548, Anm 2.4
2. Schürmann J (1991) Vorschaden/Nachschaden. In: Hierholzer G, Ludolph E, Hamacher E (Hrsg) Gutachtenkolloquium 6. Springer, Berlin Heidelberg New York Tokyo, S 27
3. Brackmann, Handbuch der Sozialversicherung, Bd III, S. 488rI
4. Bereiter-Hahn/Schieke/Mehrtens (Stand 2/91), § 548, Anm 2.2
5. Brackmann aaO, S 479 b
6. Erlenkämpfer, Sozialrecht, 2. Aufl, S 86
7. Kaiser (1990) Arbeitsunfall beim normalen Gehen. Akt Traumatol 272
8. Brackmann aaO, S 479 c
9. Brackmann aaO, S 488rI
10. Ricke, Gelegenheitsursache und Unfall..., BG 1982, S 356, 357
11. Brackmann aaO, S 488u
12. Ricke aaO, S 356, *362*; Brackmann aaO, S 479eI
13. Ricke aaO, S 362; Kommentar, Ricke, § 548, Anm 9

Gelegenheitsursache – versicherungsrechtliche Definition als Hilfe für den Gutachter?

W. RICKE

Nach Ausführungen zur rechtlich-wesentlichen Ursache und zum Unfallbegriff kann folgende Feststellung getroffen werden: Das Vorliegen eines Unfalls – zur Diskussion steht nicht die Frage, ob der Unfall auch ein Arbeitsunfall ist – verlangt u. a., daß ein äußeres Ereignis einen Körperschaden, den sog. Erstschaden, rechtlich-wesentlich verursacht. Das ist in vielen Fällen, in denen nur ein äußeres Ereignis überhaupt in Betracht kommt, eindeutig, z. B. beim schweren Sturz mit einem Beinbruch. Fraglich ist aber der Eintritt eines Unfalls, wenn neben dem äußeren Ereignis einer Ursache bestehende Schäden oder Dispositionen des Betroffenen – sog. Vorschäden – ebenfalls zu dem Körperschaden beitragen [1].

Als Beispiele angeführt werden können die körperliche Anstrengung als ursächlich mitwirkendes äußeres Ereignis und die Herzerkrankung als ursächlich mitwirkender Vorschaden für den Eintritt eines Herzinfarktes. Nur dann, wenn das äußere Ereignis auch rechtlich-wesentlich mitgewirkt hat, kann der Herzinfarkt als ein unfallmäßig entstandener Erstschaden bejaht werden. Liegt dagegen die rechtlich-wesentliche Ursächlichkeit nur auf dem Vorschaden, ist das äußere Ereignis nur eine rechtlich unwesentliche Ursache, eine Gelegenheitsursache, die nicht rechtlich-wesentlich zum Herzinfarkt beigetragen hat, so daß ein Unfall nicht anzunehmen ist.

Die Problematik der Gelegenheitsursache ergibt sich auch dann, wenn eine Unfallfolge zusammen mit einem unfallunabhängigen Schaden einen zusätzlichen neuen Schaden verursacht. Hier ist darauf hinzuweisen, daß die inhaltlichen Kriterien zur Gelegenheitsursache hinsichtlich des Unfallbegriffs mutatis mutandis auf diesen weiteren Bereich anzuwenden sind. Es geht insbesondere bei der beschriebenen Konkurrenzsituation darum, welches Gewicht für den eingetretenen Schaden das äußere Ereignis und welches der Vorschaden hat. Beide sind gegeneinander abzuwägen. Theoretisch erscheint die notwendige Abwägung einfach, im konkreten Einzelfall ergeben sich in der Praxis jedoch erhebliche Schwierigkeiten.

Das Bundessozialgericht hat die Problematik der Abwägung zwischen äußerem Ereignis und Vorschaden in ständiger und nun schon langer Rechtsprechung mit einem Satz beschrieben, der geeignet ist, Klarheit zu schaffen. Die ständige Rechtsprechung des BSG führt aus, daß für die Abwägung darauf abzustellen ist, ob der Vorschaden „so stark oder so leicht ansprechbar ist, daß die Auslösung akuter Erscheinungen aus ihm nicht besonderer, in ihrer Art unersetzlicher äußerer Einwirkung bedarf, sondern daß jedes andere alltäglich vorkommende Ereignis zu derselben Zeit die Erscheinung ausgelöst hätte" [2].

Zur Verdeutlichung der praktischen Schwierigkeiten in der Bewertung des äußeren Ereignisses und des Vorschadens für den eingetretenen Schaden dient die im folgenden formulierte Frage: Wäre der fragliche Schaden ohne das angeschuldigte äußere Ereignis zu etwa derselben Zeit wahrscheinlich auch aufgetreten

– spontan, d.h. aus sich heraus ohne jedes äußere Zutun (so kann u.U. ein Herzinfarkt auch im Ruhezustand auftreten)

oder

– zwar nicht spontan, sondern durch äußeres Zutun, das aber den Umfang einer alltäglichen Belastung nicht überschreitet?

Wird eine dieser Fragen bejaht, ist das äußere Ereignis nur eine Gelegenheitsursache, der Schaden also nicht unfallmäßig entstanden. Die Beantwortung dieser Fragen erfordert jedoch gleichermaßen medizinischen und juristischen Sachverstand.

Der medizinische Gutachter muß die Frage nach dem Grad der Belastbarkeit des Betroffenen beantworten und die Frage der spontanen Ausbruchswahrscheinlichkeit des eingetretenen Schadens. Die Beantwortung dieses Teils der oben formulierten Frage fällt einzig und allein in die Fachkompetenz des Arztes. Der Begriff der alltäglichen Belastung stellt dagegen keine medizinische Kategorie dar. Er unterliegt vielmehr der juristischen Interpretation. Die alltägliche Belastung ist eine Frage allgemeiner Lebenserfahrung und Lebensanschauung, allerdings eingebunden in einen juristischen Wertungs- und Entscheidungsvorgang. Daher ist sie, vereinfacht ausgedrückt, nach dem von Juristen für gesund gehaltenen Menschenverstand zu beantworten, letztlich nach der höchstrichterlichen Rechtsprechung.

Die Spannweite alltäglicher individueller Belastungen ist sehr groß und reicht z.B. vom wöchentlichen Spaziergang bis zur mehrstündigen täglichen sportlichen Aktivität. Worauf ist die Norm der alltäglichen Belastung abzustellen? Auf den individuellen Einzelmenschen? Auf Spitzenbelastungen? Auf einen fiktiven Durchschnittsbürger? Wäre dieser fiktive Durchschnittsbürger vielleicht von teilweisen erheblichen Anstrengungen als Hobbyheimhandwerker zu kennzeichnen? Wie sind altersbedingte Verhaltensweisen einzuordnen?

Es gibt sicherlich eine Vielzahl zweifelsfreier Beurteilungen: Bücken, leichtes bis mittelschweres Heben (Frage der Quantität!), Treppensteigen, kurzes Laufen, eventuelle Ärgernisse und Aufregungen, z.B. über das Verhalten anderer Verkehrsteilnehmer usw. dürften in der Beurteilung als alltägliche Belastung keine Probleme ergeben [3]. Vieles andere ist streitig oder offen und kann an dieser Stelle nicht dargelegt werden.

In diesem Zusammenhang ist eindrücklich darauf hinzuweisen, daß der Begriff der alltäglichen Belastung sich nur auf normale alltägliche Vorgänge bezieht. Er bezieht nicht normwidrige Belastungen ein wie Unfallereignisse täglich geläufiger Art, z. B. Ausrutschen oder Stolpern. Jemand, der z. B. stolpert, unternimmt zur Vermeidung des drohenden Sturzes eine Ausgleichsbewegung, die im Zusammenwirken mit einem Vorschaden an der Wirbelsäule eine Lumbalgie verursacht. Die Annahme eines Unfalls kann hier nicht von vornherein mit der Begründung abgelehnt werden, solch ein Stolpern sei ein Vorgang des täglichen Lebens. Die Frage der Gelegenheitsursache aufgrund des mitwirkenden Vorschadens ist vielmehr bezüglich der Belastung des täglichen Lebens zu beurteilen, wie sich nämlich die Einwirkung auf die Wirbelsäule durch die Ausgleichsbewegung zu Belastungen des täglichen Lebens verhält und wie belastungsfähig die Wirbelsäule gegenüber alltäglichen Einwirkungen gewesen ist.

Die wechselseitige Inpflichtnahme des Juristen und des medizinischen Gutachters sollte im konkreten Einzelfall der Begutachtung praktiziert werden. Dies kann und sollte geschehen durch beispielhafte Benennung von alltäglichen Ereignissen im Gutachtenauftrag, die unmittelbar auf den zu beurteilenden Fall abgestellt werden können. Es kann aber auch dadurch geschehen, daß im Gutachten beispielhaft dargelegt wird, welchen Belastungsvorkommnissen das vorgeschädigte Organ nicht mehr gewachsen war. Dann muß der Jurist entscheiden, ob diese Belastungsvorgänge alltäglicher Natur sind. In der Praxis wird sich vielfach eine Kombination beider Wege anbieten.

Enthält das äußere Ereignis selbst nur eine Belastung des täglichen Lebens, so hat das vorgeschädigte Organ in concreto gezeigt, daß es dieser Belastung des täglichen Lebens nicht gewachsen ist. Dann ist das äußere Ereignis eine Gelegenheitsursache, es liegt kein Unfall vor. Als Beispiel sei das Bücken und Anheben eines mittelschweren Gegenstandes mit der Folge einer Lumbalgie angeführt. Ein Gutachten zur Zusammenhangsfrage wird in der Regel bei derartig zweifelsfreier Sachlage nicht erforderlich. Daraus läßt sich aber nicht der Umkehrschluß wie folgt ziehen: Der äußere Vorgang liegt jenseits einer alltäglichen Belastung, daher keine Gelegenheitsursache (vgl. den Fall des Stolperns)! Die das alltägliche Maß überschreitende Belastung ist vielmehr gerade der entscheidende Vorgang, der die Frage einer Gelegenheitsursache überhaupt erst aufwirft und daher ihre Prüfung erforderlich macht.

Der nachfolgend dargestellte Tatbestand schließt aber eine Gelegenheitsursache auf jeden Fall aus. War das äußere Ereignis nach seiner Art und Schwere geeignet, auch einen nicht vorgeschädigten Körperteil mit im wesentlichen gleichen Folgen zu verletzen, ist nur ein Unfall anzunehmen, ohne Rücksicht auf den Grad des Vorschadens. Beispiel: Eine schwere Eisenstange fällt auf einen stark osteoporotisch vorgeschädigten Knochen, einen sog. Glasknochen, und verursacht einen Bruch, der aber aufgrund der Schwere der Stange auch bei einem gesunden Knochen die Folge gewesen wäre [4]. Hier muß schon die naturwissenschaftliche Mitursächlichkeit des Vorschadens ausgeschlossen werden.

Literatur und Anmerkungen

1. Brackmann, Handbuch d. Sozialversicherung s. 488 s ff, Erlenkämper, MedSach 1991, 39, Ludolph ebd S 44, Rauschelbach ebd S 47
2. z. B. BSG SozR 2200 § 548 Nr. 51
3. Zahlreiche Beispiele nach der Rechtsprechung bei Brackmann aaO, S 489 q ff. und Lauterbach/Watermann, Gesetzliche Unfallversicherung, Kommentar, 3. Aufl. § 548 RVO Anm. 15
4. Fischer (1977) Die Berufsgenossenschaft, S 602

Zum Beweis der Schadensanlage aus juristischer Sicht

A. ERLENKÄMPER

Einleitung

In der Beurteilung von Kausalzusammenhängen – das trifft für ärztliche Gutachten ebenso wie für die Verwaltungs- und Gerichtsentscheidungen zu – erhebt sich die Frage nach den Beweisanforderungen hinsichtlich der Tatsachen, die für diese Beurteilungen von Bedeutung sind. Das gilt in besonderer Weise, wenn – wie bei anlagebedingten Körperschäden – mehrere Kausalreihen nebeneinander stehen, die den streitigen Schaden nur durch ihr Zusammenwirken verursacht haben, und wenn erwogen werden soll, ob die unfallfremde Schadensanlage gegenüber den Unfalleinwirkungen von eindeutig überwiegender ursächlicher Bedeutung ist.

Beweisanforderungen im Kausalrecht

Vollbeweis und Wahrscheinlichkeit des Kausalzusammenhangs

Nach allgemeinen Rechtsgrundsätzen, die für alle Bereiche unserer Rechtsordnung gelten, sind die Voraussetzungen für einen Anspruch – hier auf eine Entschädigung aus der Unfallversicherung – im Sinne des sog. *Vollbeweises* nachzuweisen, also mit einem so hohen Grad an Gewißheit, daß begründbare Zweifel nicht mehr bestehen. Ein solcher Vollbeweis ist aber u. a. dort, wo es um den ursächlichen Zusammenhang zwischen einem Unfallereignis und dem daraus abgeleiteten Körperschaden geht, nicht immer möglich. Hier begnügt sich das Recht daher mit einer hinreichenden Wahrscheinlichkeit [1].

Die Beweiserleichterung der Wahrscheinlichkeit gilt jedoch nur für die Prüfung der Zusammenhangsfrage selbst, in unserem Bereich also nur für die Frage, ob das Unfallereignis eine Bedingung, eine Conditio sine qua non, für den Körperschaden gebildet hat. Sie erfaßt dagegen nicht auch die Tatsachen, aus denen diese Wahrscheinlichkeit abgeleitet wird oder nach denen die rechtliche Wesentlichkeit dieses Ursachenzusammenhangs bewertet werden soll; diese müssen vielmehr stets voll nachgewiesen sein [2].

Diese Beweisregeln gelten – bezogen hier nur auf die haftungsausfüllende Kausalität – nicht nur für den ursächlichen Zusammenhang zwischen Unfallereignis und Körperschaden, sondern in gleicher Weise auch dann, wenn die ursächliche Beteiligung anderer, unfallfremder Ursachen – hier insbesondere einer Schadensanlage – an der Entstehung des Körperschadens erwogen werden soll. Denn dann ist später im Rahmen der Abwägung von Bedeutung und Tragweite dieser verschiedenen konkurrierenden Ursachengruppen – das Bundessozialgericht bezeichnet sie vielfach als Kausalreihen – zu prüfen, ob das Unfallereignis zumindest eine wesentliche Teilursache im Sinne der sozialrechtlichen Kausalitätslehre gebildet hat, oder ob es nur als Gelegenheitsursache zu bewerten ist, weil die unfallfremden Ursachen an Bedeutung eindeutig überwiegen [3]. Diese Prüfung, diese Abwägung darf sich nach der eindeutigen Rechtsprechung des Bundessozialgerichts nur auf Umstände stützen, die in ihren tatsächlichen Grundlagen voll nachgewiesen sind.

Feststellung der kausal wirksamen Tatsachen

Daher bedürfen alle Tatsachen, die bei der Prüfung der Wahrscheinlichkeit eines Ursachenzusammenhangs wie auch bei der anschließend gebotenen Abwägung von Bedeutung und Tragweite der verschiedenen mitwirkenden Kausalreihen in Fällen der konkurrierenden Kausalität herangezogen werden, des sog. Vollbeweises, also der Feststellung mit einem so hohen Grad an Gewißheit, daß bei vernünftiger, lebensnaher Würdigung kein begründbarer Zweifel an ihrem Vorliegen besteht. Denn die Kausalitätsbeurteilung darf aus Gründen der Rechtsstaatlichkeit, der Rechtssicherheit und der Durchsichtigkeit der Rechtsanwendung grundsätzlich nur auf Tatsachen gestützt werden, die voll nachgewiesen und dadurch nachprüfbar sind. Annahmen, Vermutungen, Unterstellungen oder sonstige Hypothesen und auch die allgemeine ärztliche Erfahrung aus einer Vielzahl gleichgelagerter Fälle erfüllen nach der Rechtsprechung des Bundessozialgerichts diese Beweisanforderungen nicht; eine nur „gute Möglichkeit" und selbst eine „hinreichende Wahrscheinlichkeit" reichen hier nicht aus [4].

Das gilt einmal für die sog. *anspruchsbegründenden* Tatsachen. Aber auch alle Tatsachen und sonstigen Umstände, aus denen die Mitwirkung *unfallunabhängiger* Ursachen an der Entstehung des streitigen Körperschadens abgeleitet werden soll und die die Grundlage für die Abwägung von Bedeutung und Gewicht der verschiedenen mitwirkenden Kausalreihen bilden sollen, bedürfen in ihren tatsächlichen Grundlagen stets eines solchen Vollbeweises [5].

Zur Anwendung dieser Grundsätze hat das Bundessozialgericht in jüngerer Zeit mehrfach entschieden [6]: Die Beurteilung der Kausalität hat in mehreren Schritten zu erfolgen. Zunächst sind die tatsächlichen Grundlagen festzustellen, die für die Wertentscheidung herangezogen werden. Sie müssen nachgewiesen sein; denn nur für deren *Ursächlichkeit* reicht die Wahrscheinlichkeit aus. Kann ein grundsätzlich in Betracht zu ziehender Kausalfaktor in seinen tatsächlichen Grundlagen nicht nachgewiesen werden, darf sich – so das BSG wiederholt wörtlich – „*nicht einmal die Frage erheben*", ob er im konkreten Einzelfall Ursache im Rechtssinn sein könnte; eine nur „ungewisse Vermutung" und selbst eine „gute Möglichkeit" der wesentlichen Mitwirkung unfallfremder Kausalfaktoren reicht nicht aus, den bestehenden ursächlichen Zusammenhang mit dem Arbeitsunfall auszuschließen.

Daher bedarf auch das Bestehen einer Schadensanlage, z.B. aufgrund einer konstitutionellen Schwäche oder degenerativen Vorschädigung, hinsichtlich Art, Ausmaß und Bedeutung für den Eintritt des streitigen Körperschadens grundsätzlich des Nachweises im Sinne dieses Vollbeweises. Kann eine solche Schadensanlage in ihren tatsächlichen Grundlagen nicht ausreichend sicher nachgewiesen werden, darf sie in die Beurteilung der Frage, ob das Unfallereignis eine wesentliche Bedingung für den Eintritt des Körperschadens bildet, überhaupt nicht eingehen [7].

Beweis der Schadensanlage

Beweisanforderungen

Übertragen wir diese eindeutigen Rechtsgrundsätze auf den insoweit besonders umstrittenen Bereich der Schadensanlage im Bereich der haftungsausfüllenden Kausalität, so ist festzuhalten: Ist ein als Arbeitsunfall zu qualifizierendes Unfallereignis bewiesen, ist dieses Conditio sine qua non und – für sich betrachtet – auch wesentliche Bedingung für den Eintritt des streitigen Körperschadens, drängt sich nach der allgemeinen ärztlichen Erfahrung aber die Mitwirkung einer Schadensanlage an der Entstehung des Körperschadens auf (als Beispiele seien hier nur genannt: Bandscheibenvorfall, Rotatorenmanschettenruptur, Meniskusläsion, Patellaluxation, Sehnen- und Muskelrisse), so darf in die Diskussion, ob das Unfallereignis zumindest eine wesentliche Teilursache oder wegen der eindeutig überwiegenden Bedeutung der Schadensanlage nur eine Gelegenheitsursache bildet, gar nicht erst eingetreten werden, wenn diese Schadensanlage nach Art, Ausmaß und ursächlicher Bedeutung nicht im Sinne des Vollbeweises nachgewiesen ist.

Die Beurteilung des ursächlichen Zusammenhangs hat nach der Rechtsprechung des Bundessozialgerichts in folgenden Schritten zu erfolgen [8]:

1. **Körperschaden:** Ist der Körperschaden, der als Unfallfolge geltend gemacht wird, nach Art und Ausmaß im Sinne des Vollbeweises nachgewiesen?

2. **Unfallereignis:** Ist das Unfallereignis, auf das dieser Körperschaden zurückgeführt wird, in seinem Hergang mit allen für die weitere Beurteilung erheblichen Umständen im Sinne des Vollbeweises nachgewiesen?

3. **Kausalität des Unfallereignisses:**
   a) Bildet das Unfallereignis mit hinreichender Wahrscheinlichkeit eine Conditio sine qua non für den Eintritt des streitigen Körperschadens, d.h. wäre der streitige Körperschaden ohne das angeschuldigte Unfallereignis nicht eingetreten?

b) Ist das Unfallereignis – für sich gesehen – für den Eintritt des Körperschadens wesentlich im Sinne der sozialrechtlichen Kausalitätslehre?

Diese Frage wird, wenn es sich bei dem Unfallereignis um einen Arbeitsunfall handelt, in aller Regel ohne weiteres zu bejahen sein.

4. Kausalität mitwirkender unfallfremder Ursachen:
a) Sind auch andere, unfallunabhängige Ursachen (z. B. Anlage, Konstitution, degenerative Vorschädigung usw.) mit hinreichender Wahrscheinlichkeit im Sinne einer Conditio sine qua non an dem Eintritt des streitigen Körperschadens ursächlich mitbeteiligt?
b) Sind diese unfallfremden Ursachen nach Art und Ausmaß in ihren tatsächlichen Grundlagen im Sinne des Vollbeweises nachgewiesen?
c) Sind auch diese unfallunabhängigen Ursachen – für sich gesehen – für den Eintritt des streitigen Körperschadens wesentlich im Sinne der sozialrechtlichen Kausalitätslehre?

5. Konkurrierende Kausalität: In welchem Verhältnis steht das Unfallereignis hinsichtlich seiner Bedeutung für den Eintritt des streitigen Körperschadens zu den unfallfremden Ursachen?

Insbesondere ist die Frage zu entscheiden:

a) Bildet das schädigende Ereignis auch unter Berücksichtigung der mitwirkenden unfallfremden Ursachen zumindest eine *wesentliche Teilursache* im Sinne der sozialrechtlichen Kausalitätslehre für den Eintritt des Körperschadens, oder
b) überwiegen die unfallfremden Ursachen das Unfallereignis in ihrer Bedeutung für den Eintritt des Körperschadens so eindeutig, daß sie auch unter Berücksichtigung des Schutzzweckes des Gesetzes als die allein wesentliche Ursache im Sinne der sozialrechtlichen Kausalitätslehre gewertet werden müssen und das Unfallereignis daher als eine rechtlich nicht wesentliche Gelegenheitsursache qualifiziert werden muß?

Diese Beweisanforderungen sollen am sicherlich besonders kritischen Beispiel des *Bandscheibenvorfalls* erläutert werden [9]:

Zunächst muß natürlich hinreichend wahrscheinlich sein, daß das Unfallereignis den Bandscheibenprolaps im Sinne einer Conditio sine qua non verursacht hat. Ohne jede rechtliche Bedeutung ist hier die in der Sozialmedizin so vielfach diskutierte Frage, ob aus ärztlicher Sicht eine sog. *„geeignete Ursache"* [10] vorgelegen hat, insbesondere also, ob die Unfalleinwirkungen nach Art und Schwere geeignet waren, auch eine gesunde Bandscheibe in gleicher Weise zu schädigen. Maßgebend ist insoweit allein, ob das Unfallereignis diesen Bandscheibenvorfall mit hinreichender Wahrscheinlichkeit *tatsächlich* verursacht hat. Ist das hinreichend wahrscheinlich, kommt es insoweit weder darauf an, ob Einwirkungen der vorliegenden Art generell geeignet sind, einen Bandscheibenvorfall hervorzurufen oder nicht, noch ob es sich um eine physiologische oder unphysiologische Belastung gehandelt hat, noch darauf, ob die Unfalleinwirkungen das Organsystem vorbereitet oder unvorbereitet getroffen haben. Fragen dieser Art können nur von Bedeutung sein, wenn zweifelhaft sein muß, ob das angeschuldigte Unfallereignis an dem Eintritt des bestehenden Bandscheibenvorfalls überhaupt im Sinne einer Conditio sine qua non ursächlich beteiligt war, etwa weil die Struktur durch das Unfallereignis in keiner Weise betroffen worden ist. Dann muß natürlich diskutiert werden, ob der Prolaps nicht völlig unabhängig von dem angeschuldigten Unfallereignis eingetreten ist.

Aber auch hier ist Vorsicht bei der Beurteilung geboten. Vielfach lassen sich die genauen biomechanischen Einwirkungen, denen der Betroffene im Rahmen des gesamten Unfallgeschehens ausgesetzt war, im Nachhinein kaum zuverlässig feststellen. Ist der Bandscheibenvorfall tatsächlich in unmittelbarem zeitlichem Zusammenhang mit dem Unfallereignis eingetreten und besteht kein beweisbarer Anhalt dafür, daß er schon vorher vorhanden war oder erst nachträglich infolge unfallunabhängiger Einwirkungen entstanden ist, wird sich die Wahrscheinlichkeit eines Zusammenhangs mit dem Unfallereignis durchweg kaum ausschließen lassen, auch wenn der genaue Schädigungsmechanismus nicht zuverlässig rekonstruiert werden kann.

Es entspricht aber der – zumindest dem sozialmedizinisch engagierten Juristen bekannten – gesicherten ärztlichen Erfahrung, daß die Bandscheiben einem schon relativ früh einsetzenden Degenerationsprozeß unterworfen sind und v. a. an den besonders belasteten Bandscheiben der sie umschließende Faserring durch rezidivierende Minitraumen immer wieder vorgeschädigt wird. Insbesondere dann, wenn einerseits die Unfalleinwirkungen in ihrer biomechanischen Wirkung relativ geringfügig waren, der Betroffene andererseits schon in einem vorgerückten Lebensalter stand, drängt sich die Erwägung auf, ob der Bandscheibenvorfall nicht primär auf die Unfalleinwirkungen, sondern auf eine solche Schadensanlage bzw. Vorschädigung zurückzuführen ist. Hierzu verlangt die Rechtsordnung aber den Nachweis im Sinne des Vollbeweises, daß und in welchem Ausmaß eine derartige Schadensanlage, eine solche degenerative Vorschädigung tatsächlich vorgelegen hat.

Im sog. Bizepssehnenfall [11] hat das Bundessozialgericht hierzu inhaltlich folgendes entschieden:

Hat das als Arbeitsunfall zu qualifizierende Unfallereignis in kausaler Konkurrenz mit einer Krankheitsanlage (hier: degenerativer Vorschaden) den Körperschaden herbeigeführt, richtet sich die Beurteilung danach, ob das Unfallereignis wesentliche Bedingung für das Entstehen des Körperschadens war oder ob die Krankheitsanlage von überragender Bedeutung und damit alleinige Ursache war. Hierbei ist darauf abzustellen, ob die Krankheitsanlage so stark ausgeprägt und so leicht ansprechbar war, daß es zur Auslösung akuter Erscheinungen keiner besonderen, in ihrer Art unersetzlicher äußerer Einwirkungen bedurfte, sondern jedes andere alltäglich vorkommende ähnlich gelagerte Ereignis zu derselben Zeit die Erscheinungen ausgelöst hätte. Um diese wertende Gegenüberstellung vornehmen zu können, müssen die konkurrierenden Ursachen – Unfallereignis und degenerativer Vorschaden – sicher feststehen; kann eine Ursache nicht sicher festgestellt werden, ergibt sich nicht einmal die Frage, ob sie auch nur als Conditio sine qua non in Betracht zu ziehen ist.

Bei diesen Beweisanforderungen setzen aber die Probleme ein. Insbesondere die vielfach gutachtlich tätigen Sozialmediziner weisen – aus ihrer Sicht zu Recht – darauf hin, daß ein solcher Beweis mit den bisherigen Methoden der medizinischen Diagnostik in einer Vielzahl von Fällen – so auch beim Bandscheibenschaden – praktisch nicht zu führen ist, und daß daher – entgegen jeglicher ärztlicher Erfahrung – in all diesen Fällen ein rechtlich wesentlicher Ursachenzusammenhang zwischen Unfallereignis und Körperschaden anerkannt werden müßte, nur weil das Ausmaß der Schadensanlage nicht im Sinne des Vollbeweises nachgewiesen werden könne. Dem steht aus juristischer Sicht die Erwägung entgegen, daß bei der Rechtsanwendung aus Gründen der Rechtsstaatlichkeit und Rechtssicherheit grundsätzlich nur voll bewiesene Tatsachen verwertet werden dürfen und die Beweiserleichterung der Wahrscheinlichkeit nur für die eigentliche Zusammenhangsbeurteilung zulässig ist.

Hinzu kommt folgende Erwägung: Kann Art und Ausmaß der Schadensanlage nicht überzeugend nachgewiesen werden, wie soll dann mit hinreichender Überzeugungskraft der für jede Einzelperson unterschiedliche Zeitpunkt festgelegt werden, in dem die unfallunabhängige degenerative Vorschädigung der Bandscheibe bzw. des Faserrings ein Ausmaß erreicht hat, von dem ab es nur noch einer geringfügigen, alltäglich vorkommenden Belastung bedurft hat, um den Bandscheibenvorfall auszulösen? Wie soll dementsprechend der davor liegende Zeitraum abgegrenzt werden, in dem schwerwiegendere Unfalleinwirkungen notwendig sind, um den Prolaps auszulösen?

Die volle Breite der Problematik zeigt sich schließlich, wenn es um die Beurteilung der konkurrierenden Kausalität [12] geht. Im Rahmen dieser Beurteilung ist bekanntlich zu prüfen und abzuwägen, welche Bedeutung und welches ursächliche Gewicht die verschiedenen an der Entstehung des streitigen Körperschadens beteiligten Kausalreihen besitzen. Würde in diese die Zusammenhangsbeurteilung abschließende Abwägung eine nicht beweisbare und nicht bewiesene Schadensanlage eingehen, könnte die Abwägung dazu führen, daß der Schadensanlage die eindeutig überwiegende Bedeutung für den Eintritt des Körperschadens zugesprochen, das Unfallereignis hingegen nur als Gelegenheitsursache qualifiziert wird. Das würde dann zu dem Ergebnis führen, daß der Versicherte trotz des *bewiesenen* ursächlichen Zusammenhangs mit dem Unfallereignis und der versicherten Tätigkeit aufgrund *unbewiesen* gebliebener Tatsachen – der Schadensanlage – von der Entschädigung des „bei" der versicherten Tätigkeit eingetretenen Körperschadens ausgeschlossen würde. Daß v.a. die Gerichte der Sozialgerichtsbarkeit ein solches Ergebnis nicht hinnehmen können, müßte auf der Hand liegen. Es liegt hier also ein Circulus vitiosus vor, der kaum durchbrechbar erscheint.

Kompromißlösung

Gleichwohl können und dürfen Juristen sich der ärztlichen Erfahrung aufgrund solcher Erwägungen nicht verschließen. Es gilt also, einen Kompromiß zu finden zwischen den Beweisanforderungen der Rechtsordnung – hier: des Unfallversicherungsrechts – und den Beweismöglichkeiten der Medizin.

Die hierzu in der Sozialmedizin u. a. von Ludolph [13] gelegentlich vertretene Argumentation, daß die hier diskutierten Körperschäden – also z.B. Bandscheibenvorfall, Rotatorenmanschettenruptur, Meniskusläsion, Patellaluxation, Sehnen- und Muskelrisse usw. – als Manifestation anlagebedingter degenerativer Veränderungen zu werten seien und ein rechtlich wesentlicher Zusammenhang mit einem als Arbeitsunfall zu bewertenden Unfallereignis daher nur zu bejahen sei, wenn eine besonders schwerwiegende Unfalleinwirkung mit unphysiologischer Belastung vorgelegen habe, mag medizinischem Denken entsprechen, widerspricht aber schlechterdings den Grundsätzen und Beweisanforderungen des Bundessozialgerichts und ist daher wenig hilfreich. Sie setzt u. a. voraus, was gerade zu beweisen ist, nämlich Art und Ausmaß der Schadensanlage bzw. degenerativen Vorschädigung. Sie negiert auch, daß der Versicherte rechtlich in dem Gesundheitszustand geschützt ist, in dem er sich bei Eintritt des Unfallereignisses befunden hat, also *mit* all seinen Schadensanlagen, konstitutionellen Schwächen und degenerativen Vorschädigungen. Ein solcher Kompromiß muß sich daher, soll er den rechtlichen Anforderungen standhalten, schon im Rahmen der vom Bundessozialgericht entwickelten Grundsätze bewegen. Er muß daher bei den Beweisanforderungen des Bundessozialgerichts ansetzen und hier die Lösung suchen.

Beweis im Sinne der Rechtsordnung bedeutet die volle Überzeugung von dem Vorliegen einer Tatsache. Diese Überzeugung muß sich aber nicht immer ausschließlich auf Beweisergebnisse stützen, die unmittelbar und direkt das Vorliegen der beweisbedürftigen Tatsache ergeben; sie kann auch aus anderen – ihrerseits bewiesenen – Tatsachen und sonstigen feststehenden Umständen gewonnen werden, die zwar die beweisbedürftige Tatsache nicht unmittelbar ergeben, in Verbindung mit der allgemeinen Lebenserfahrung aber doch einen sicheren Schluß auf das Vorliegen der beweisbedürftigen Tatsache zulassen (sog. Indizienbeweis).

Übertragen auf unseren Problemkreis kann die Überzeugung von dem Bestehen und der ursächlichen Mitwirkung einer Schadensanlage daher auch auf derartige Indizien gestützt werden. Diese müssen dann aber ihrerseits als sicher bewiesene Tatsachen feststehen, und sie müssen nach Art und Bedeutung die sichere Überzeugung begründen, in welchem Ausmaß und mit welchem ursächlichen Gewicht die Schadensanlage an dem Eintritt des Körperschadens beteiligt war. Die allgemeine, durch pathologische Erkenntnisse abgesicherte ärztliche Erfahrung z. B. über degenerative Prozesse an bestimmten Organen oder Organsystemen kann *ein* solches Indiz sein. Für sich allein wird es aber in aller Regel nicht ausreichen. Es müssen schon konkrete Befundtatsachen bei dem einzelnen Versicherten hinzukommen, die einen sicheren Schluß über Art und Ausmaß der degenerativen Vorschädigung auch bei *diesem* Versicherten und damit die Abwägung ermöglichen, welche Bedeutung die bestehende Schadensanlage einerseits und die Unfalleinwirkungen andererseits für die Entstehung gerade *dieses* konkreten Körperschadens besitzen.

Allgemein verbindliche Kriterien für die Anforderungen an einen derartigen mittelbaren Beweis sind nur schwer zu entwickeln. Generell wird man nur sagen können: Je ausgeprägter und schwerwiegender die – ihrerseits bewiesenen – Indizien für das Bestehen einer entsprechenden Schadensanlage bei dem einzelnen Betroffenen einerseits, und je weniger gravierend die Einwirkungen aus dem Unfallgeschehen andererseits sind, um so eher wird sich die Überzeugung von dem Vorliegen, der kausalen Mitwirkung und v. a. der ursächlichen Bedeutung der Schadensanlage für die Entstehung des Körperschadens überzeugend begründen lassen. Umgekehrt wird die Überzeugung von dem tatsächlichen Vorliegen, dem Ausmaß und der ursächlichen Bedeutung einer solchen Schadensanlage bei dem einzelnen Betroffenen um so schwerer zu gewinnen sein, je weniger direkt bewiesene Indizien vorliegen, je geringer ihre Überzeugungskraft ist und je ungewisser somit der Schluß auf das tatsächliche Vorliegen und die ursächliche Bedeutung der Schadensanlage im konkreten Einzelfall bleiben muß und je gravierender andererseits die Einwirkungen aus dem Unfallgeschehen sind.

Schlußfolgerung

Es liegt auf der Hand, daß eine solche Beweisführung an die Begründung der entsprechenden ärztlichen Gutachten sehr hohe Anforderungen stellt. Vor allem müssen die Indizien aus allgemeiner ärztlicher Erfahrung, konkreten Befundtatsachen und der biomechanischen Einwirkungen des Unfallgeschehens im Zusammenhangsgutachten sorgfältig zusammengestellt und konkret belegt werden; das Bestehen wie auch die ursächliche Bedeutung der Schadensanlage muß sich aus ihnen wirklich überzeugend ergeben. Apodiktische Behauptungen können die notwendige Überzeugung ebensowenig begründen wie unbewiesene Thesen. Denn insoweit gilt nach wie vor der Grundsatz, daß Annahmen, Unterstellungen oder Hypothesen die Beweisanforderungen nicht erfüllen, daß eine nur „gute Möglichkeit" und selbst eine „hinreichende Wahrscheinlichkeit" hier nicht ausreichen [14]. Kann das Vorliegen einer Schadensanlage und ihre ursächliche Bedeutung für die Entstehung des streitigen Körperschadens in dieser Weise nicht mit ausreichender Überzeugungskraft begründet werden, steht andererseits die Kausalität der Unfalleinwirkungen fest, wird es – wie im sog. Bizepsfall des BSG [15] – dabei bleiben müssen, daß wegen der Nichterweislichkeit einer überwiegenden ursächlichen Bedeutung der Schadensanlage der rechtlich wesentlich ursächliche Zusammenhang zwischen Unfallereignis und Körperschaden nicht ausgeschlossen werden kann.

Literatur und Anmerkungen

1. Ständige Rechtsprechung: Vgl u. a. BSG SozR 2200 § 548 Nr. 38 und § 550 Nr. 29; vgl auch Erlenkämper, Sozialrecht, 2. Aufl. 1988, Köln, S 96; Rompe/Erlenkämper, Begutachtung der Haltungs- und Bewegungsorgane, 2. Aufl. 1992, Thieme, Stuttgart, S 43 ff.; Erlenkämper MedSach 1991 S 39, jeweils mit weiteren Nachweisen
2. BSG SozR 2200 § 548 Nr 84; BSG 06.12.1989 – 2 RU 7/89 –, HV-Info 1990 S 638; Erlenkämper, Sozialrecht aaO. S 98 ff.; Rompe/Erlenkämper aaO. S 45 ff., jeweils mit weiteren Nachweisen
3. Erlenkämper, Sozialrecht aaO. S 80 ff.; Rompe/Erlenkämper aaO. S 31 ff.; Erlenkämper MedSach 1991 S 39, jeweils mit weiteren Nachweisen
4. BSG SozR 2200 § 548 Nr. 84; BSG 24.02.1988 – 2 RU 30/87 –, Meso B 290/141; BSG 06.12.1989 – 2 RU 7/89 –, HV-Info 1990 S 638; Rompe/Erlenkämper aaO. S 45 mit weiteren Nachweisen
5. BSG SozR 2200 § 548 Nr. 27; BSG Breithaupt 1988 S 194; Erlenkämper aaO. S 98 ff; Rompe/Erlenkämper aaO S 45 ff. mit weiteren Nachweisen
6. BSG SozR 2200 § 548 Nr. 84; BSG 24.02.1988 – 2 RU 30/87 –, Meso B 290/141
7. BSG Breithaupt 1988 S 194; BSG 06.12.1989 – 2 RU 7/89 –, HV-Info 1990 S 638
8. vgl. hierzu eingehender Rompe/Erlenkämper aaO. S 48 ff.
9. vgl. hierzu Erlenkämper, Sozialrecht aaO S 133 ff.; Rompe/Erlenkämper aaO. S 310 ff.
10. vgl. hierzu Rompe/Erlenkämper aaO. S 28, 33
11. BSG 06.12.1989 – 2 RU 7/89 –, HV-Info 1990 S 638
12. vgl. hierzu Erlenkämper, Sozialrecht aaO. S 78; Rompe/Erlenkämper aaO. S 29, 32; Erlenkämper MedSach 1991 S 39, jeweils mit weiteren Nachweisen
13. u. a. in MedSach 1991 S 44 und BG 1991 S 391
14. BSG SozR 2200 § 548 Nr. 84; BSG 24.02.1988 – 2 RU 30/87 –, Meso B 290/141; BSG 06.12.1989 – 2 RU 7/89 –, HV-Info 1990 S 638
15. BSG 06.12.1989 – 2 RU 7/89 –, HV-Info 1990 S 638

Zum Beweis der Schadensanlage aus gutachtlicher Sicht

E. LUDOLPH

Die folgenden Ausführungen beziehen sich nur auf *isolierte* Veränderungen typisch degenerativer Genese. Liegen Begleitverletzungen an Strukturen vor, die nicht bevorzugt vorzeitigem Verschleiß unterliegen, ist die Schadensanlage kein Thema. Der Zusammenhang zwischen Ereignis und Schaden ist gegeben.

Mit Datum vom 23.01.1992 hat das Landessozialgericht für das Saarland zwei Urteile verkündet, die den Kern der hier zu erörternden Problematik betreffen [3, 4]. Streitpunkt war einmal ein Innenmeniskusschaden beim Anheben eines Sprudelkastens, zum anderen ein Bizepssehnenschaden. Der „Sprudelkastenfall" ist der Leitfaden der folgenden Ausführungen:

Sachverhalt

Eine Servierin stellt einen Sprudelkasten um. Sie verspürt Schmerzen im linken Kniegelenk. Sie sucht 1 1/2 Stunden später den Werksarzt auf und am Abend des gleichen Tages den D-Arzt. Dieser punktiert einen serösen Gelenkerguß. Die Kniegelenkspiegelung 9 Tage später ergibt einen zweitgradigen retropatellaren Knorpelschaden und eine Zusammenhangstrennung im Bereich des Innenmeniskushinterhornes. Der Innenmeniskus wird teilweise entfernt.

Das Landessozialgericht bejaht den Kausalzusammenhang zwischen dem Anheben des Sprudelkastens, der sich anschließenden Körperdrehung und dem ab diesem Zeitpunkt manifesten Beschwerdebild.

Sprachdisziplin

Die Verständigung zwischen Juristen und Medizinern kann nur gelingen, wenn die elementaren Begriffe festgeschrieben sind. Denn die Wortwahl suggeriert Inhalte [5]. Dies gilt zum einen für die Definition der morphologischen Veränderungen – dies der Appell an den Mediziner. Der Begriff „Knieverletzung" ist kein Synonym für „Kniebeschwerden". Eine „Ruptur" oder ein „Riß" ist nicht gleichbedeutend mit den Begriffen „Meniskusschaden" und „Meniskuszusammenhangstrennung". Die als Leitfaden (s. Anhang A) gewählte Gerichtsentscheidung spricht bereits im Tatbestand von einer Meniskus*verletzung*, einer Unfallfolge per definitionem. Intraoperativ gesichert wurde ein Meniskus*scha-*

den. Dieser ist zunächst nur ein regelwidriger Befund, dessen Genese der Abklärung bedarf.

Sprachdisziplin gilt zum anderen für die Subsumtion des Sachverhalts unter die Norm – dies der Appell an die Juristen. Gerade die juristische Kernmannschaft dieser Veranstaltungsreihe hat sich in den vergangenen Jahren engagiert bemüht, den ärztlichen Gutachtern Begriffsinhalte wie Ereignis/Unfall, Schadensanlage/Vorschaden, Verursachung/Verschlimmerung, Gelegenheitsursache/wesentliche Teilursache zu vermitteln. Eine Verständigung ist von vornherein ausgeschlossen, wenn die anlagebedingte Veränderung, die Schadensanlage, in Publikationen und Entscheidungen als Vorschädigung oder Vorschaden bezeichnet wird. Die Diskussion des Vorschadens im Zusammenhang mit Schadensbildern typisch degenerativer Genese, zu denen der Meniskusschaden zählt, führt auf die falsche Fährte. Denn ein Vorschaden ist ein manifestes Schadensbild, das dementsprechend – im Gegensatz zur Schadensanlage – der Objektivierung zugänglich ist.

Die als Leitfaden zitierte Gerichtsentscheidung verlangt – ausgehend von der Prämisse eines Vorschadens – dann auch die Objektivierung der vorbestehenden Veränderungen. Sie verlangt den Vollbeweis – korrekt – nicht des Vorschadens, sondern der Schadensanlage und deren Umfang. Diese Beweisanforderung ist unerfüllbar.

Die Anforderungen an den Beweis der vorbestehenden Veränderungen ist der Dreh- und Angelpunkt der Begutachtung von Schadensbildern typisch degenerativer Genese.

Beweis der Schadensanlage

Im „Sprudelkastenfall" hält das Landessozialgericht der beklagten Berufsgenossenschaft und den ärztlichen Gutachtern vor, „unter dem Mantel juristischer Argumentation" unterbleibe eine genauere medizinische Abklärung. Nach dem römisch-rechtlichen Grundsatz „impossibilium nulla est obligatio" – übersetzt: Unmögliches kann nicht verlangt werden – ist zu fragen, ob der von der Rechtsprechung geforderte Beweis überhaupt erfüllbar ist. Kann die Schadensanlage bewiesen werden?

Dem ärztlichen Gutachter stehen grundsätzlich zwei Beweismittel zur Verfügung: die *objektiven Befunde* und die *gesicherte ärztliche Erfahrung*.

Objektivierung der Schadensanlage

Mit Vehemenz wird stets der feingewebliche Befund diskutiert. Dieser ist nur ein Mosaikstein, zumal wenn kleine Teilstücke zur Untersuchung kommen, wie es bei den heute üblichen arthroskopischen Operationen die Regel ist.

Es fragt sich, welche anderen Befunde erlauben die Objektivierung der Schadensanlage? Es gibt keine Meßlatte zum Beweis klinisch stummer degenerativer Veränderungen. Am lebenden Menschen kann nicht experimentiert werden. Aussagekräftige Reihenuntersuchungen, z. B. Kniegelenkspiegelungen an sog. Gesunden, verbieten sich.

Zum Meniskusschaden ist in der Diskussion der Beweis degenerativer Veränderungen durch Sonographie und Kernspintomographie. Ex post, also *nach* Auftreten der Kniegelenkbeschwerden, sind diese Untersuchungen ohne wesentliche Aussagekraft. Kernspinreihenuntersuchungen der Kniegelenke an einem kleinen Kollektiv von sog. Kniegelenkgesunden haben degenerative Veränderungen in einem unerwartet hohen Prozentsatz ergeben, der in keiner Relation zur Manifestation der Erkrankung steht [2]. Auf dem Boden der dort erzielten Erkenntnisse kann ein *isolierter* Meniskusschaden nicht als traumatisch verursacht diskutiert werden. Der Aussagewert dieser Untersuchungen für die Begutachtung steht jedoch in Frage. Dennoch ist auf der Grundlage der aktuellen wissenschaftlichen Erkenntnismöglichkeiten festzuhalten: Eine Objektivierung der Schadensanlage ist – bezogen auf den Einzelfall – in aller Regel unmöglich.

Ärztliche Erfahrung

Spötter werden diesem Beweismittel entgegenhalten, daß es von altgedienten Chefärzten erfunden wurde zur Disziplinierung der jungen Assistenten. Ärztliche Erfahrung als Beweismittel meint die Erfahrung des Berufsstandes aus der Beobachtung einer Vielzahl von Fällen auf der Grundlage der Biomechanik der betroffenen Struktur.

Es entspricht gesicherter ärztlicher Erfahrung, daß folgende *isolierte* Schadensbilder mit Ausnahme weniger eng umschriebener Sonderfälle allein degenerativer Genese sind: Meniskusschäden, Bandscheibenschäden, Rotatorenmanschettenschäden, Bizepssehnenschäden. Im „Sprudelkastenfall" wird diese Erkenntnis geradezu auf den Kopf gestellt, wenn es in den Entscheidungsgründen heißt: „Das Vorliegen einer inneren Ursache" stelle sich „rechtsdogmatisch nur als Ausnahme von der Regel" dar. Dabei wird verkannt, daß das Verhältnis von Regel und Ausnahme für jede Struktur einzeln zu bestimmen ist. Bezugspunkt einer solchen Aussage zu medizinisch-naturwissenschaftlichen Regelverläufen kann nicht das Gros aller Arbeitsunfälle sein. Für Knochen und Bänder gelten andere Regelverläufe als für die Menisken. Bei den typisch degenerativen Schadensbildern ist die allein degenerative Verursachung die Regel, die Teilursächlichkeit einer unphysiologischen Belastung der Exot, der Papagei unter den Spatzen.

Es ist Teil medizinischer Grundkenntnisse, daß bestimmte Körperstrukturen bevorzugt dem vorzeitigen, anlagebedingten Verschleiß unterliegen. Dieser hat zur Folge, daß das Zusammenspiel der einzelnen Körperstrukturen gestört ist. Die Muskulatur ist leistungsfähiger, als die den Muskeln nachgeordnete Struktur, z. B. die lange Bizepssehne, belastbar ist. Diese Erkenntnis reicht aber nicht aus, um ausnahmslos z. B. jeden Bizepssehnenschaden als allein anlagebedingt zu beurteilen. Denn der Mensch ist so versichert, wie er zur Arbeit antritt oder anders ausgedrückt: Degeneration schützt nicht vor einem Unfall. Die gesicherten Erkenntnisse zu typisch degenerativ veränderten Strukturen reichen also nach den von der Rechtsordnung vorgegebenen Wertungen nicht aus, um ein Beschwerdebild in jedem Fall als allein anlagebedingt zu beurteilen. Das Landessozialgericht formuliert dies wie folgt: „Aus rechtlicher Sicht darf nämlich regelmäßig nicht allein mit der Begründung gearbeitet werden, es *müsse* eine wesentliche Vorschädigung vorgelegen haben, weil ein gesundes Körperteil keine Schädigung erleide."

Es ist also festzuhalten: Im Einzelfall ist der Vollbeweis der Schadensanlage selbst nicht zu führen. Mit dem Vollbeweis wird also Unmögliches gefordert. Die Schadensanlage als sog. innere Ursache im Kniegelenk der Serviererin ist nicht zu beweisen. Das kann aber nicht bedeuten, daß alle Meniskusschäden, Bandscheibenschäden, Rotatorenmanschettenschäden, Bizepssehnenschäden, die während der Arbeit auftreten, als rechtlich wesentlich durch diese verursacht zu werten sind.

Kausalität

Im „Sprudelkastenfall" heißt es dazu: „Ist eine Schädigung beim Anheben des Sprudelkastens entstanden, so wäre eine Nichtanerkennung als Arbeitsunfall nur dann gerechtfertigt, wenn es sich um eine sog. Gelegenheitsursache handelt." Der konkret zur Entscheidung stehende Sachverhalt gibt Veranlassung, nicht nur die ursächliche Verknüpfung zwischen Meniskusschaden und Anheben des Sprudelkastens in Frage zu stellen, sondern auch die zeitliche Verknüpfung.

Zeitlicher Zusammenhang

Ein Sachverhaltelement bedarf hier der Ergänzung. Das Beschwerdebild bestand postoperativ fort, unstreitig nunmehr infolge des Knorpelschadens. Es fragt sich, ob der Meniskusschaden überhaupt das Beschwerdebild bestimmte oder ein Nebenbefund war, der nur infolge eines Kausalitätsbedürfnisses von Therapeut und Versicherter zum Mittelpunkt der Diskussion wurde. Zum zeitlichen Zusammenhang sind die Fragen an den ärztlichen Gutachter wie folgt (Anhang B):

1. Wurden die Beschwerden und Funktionseinbußen bei dem angegebenen Ereignis manifest?
2. Auf welchen Strukturschaden gehen sie zurück?
3. Ist dieser ganz oder teilweise bei dem Ereignis entstanden?

Conditio sine qua non

Die Formulierung „Meniskusschaden beim Anheben eines Sprudelkastens" in der besprochenen Entscheidung umfaßt die Kausalität im naturwissenschaftlichen Sinn. Dies ist der erste große Raster zur Abgrenzung zwischen Krankheit und Unfallschaden. Die diesem Prüfungsschritt zuzuordnende Fragestellung lautet wie folgt (Anhang B):

War die Struktur, die die Beschwerden verursacht, an der Bewegung/Belastung beteiligt?

Diese Frage ist bei der großen Zahl direkter Gewalteinwirkungen zu verneinen. Der Sturz auf das Knie, auf die Schulter, mit dem Rücken gegen die Wand, erklärt in aller Regel den Meniskus-, den Rotatorenmanschetten-, den Bandscheibenschaden nicht. Die bei der direkten Einwirkung beteiligten Strukturen sind zu sehen und zu fühlen. Ihre Veränderungen sind auch einem medizinischen Laien zu vermitteln.

Im Einzelfall problematisch ist die Zusammenhangsbegutachtung bei indirekten Einwirkungen. Beim Sprudelkastenfall war die versicherte Tätigkeit nicht Conditio sine qua non für den Meniskusschaden. Der Innenmeniskus war an der angegebenen Bewegung nicht beteiligt. Die Drehbewegung der Serviererin erfolgte aus der Wirbelsäule und der Hüfte. Um analog das Bild von der durchgescheuerten Hose zu bemühen: Beim Bücken platzt statt der Hose das Hemd.

Anders ist dies z.B. beim Bizepssehnenschaden nach einer Kraftanstrengung. Die Sehne ist an der Anstrengung beteiligt. Die Kausalität im philosophisch-naturwissenschaftlichen Sinn ist zu bejahen.

Wesentliche Teilursächlichkeit

Die Frage an den ärztlichen Gutachter lautet (Anhang B):

War die Einwirkung der versicherten Tätigkeit auf die beteiligte Struktur physiologisch oder unphysiologisch?

Oder anders formuliert: Entsprach die Bewegung/Belastung dem Bauplan dieser Struktur oder war die Einwirkung bauplanwidrig – z. B. ungeplant, unkoordiniert? Eine unphysiologische Belastung ist stets wesentlich teilursächlich für den Schaden. Ein Schaden nach einer physiologischen Belastung läßt den sicheren Rückschluß auf eine „höherwertige Alternativursache" zu. Bei typisch degenerativ veränderten Strukturen ist auf der Grundlage medizinisch-naturwissenschaftlicher Erkenntnisse dieser indirekte Beweis der Vollbeweis der Schadensanlage.

Beweis der Kausalität

Umgekehrt proportional zur Bedeutung des Ereignisablaufs für die Zusammenhangsbegutachtung ist in aller Regel dessen Ermittlung. Neben Ermittlungsdefiziten ist ursächlich dafür die nur begrenzte Reproduzierbarkeit von Ereignisabläufen. Das Ereignis kann nicht vorgeführt werden. Der Beweis der unphysiologischen Belastung ist dann über Indiztatsachen zu führen, die in aller Regel bei sorgfältiger Aktenaufbereitung und Aktenstudium aussagekräftig sind. Zum Meniskusschaden sind dies das Schadensbild, belegt durch das ereignisnahe Verhalten des Versicherten und den Erstschaden, der intraoperative Befund, der histologische Befund und das Vorerkrankungsverzeichnis. Diese Indizien müssen zu dem angegebenen Ereignisablauf passen.

Sprachdisziplin

Ich habe mit diesem Thema begonnen und möchte damit enden. Das Landessozialgericht schließt mit dem Verweis an den ärztlichen Gutachter „Schuster bleib bei deinem Leisten". Voraussetzung dieser unerläßlichen Selbstbeschränkung ist aber die medizinisch-naturwissenschaftlich orientierte Fragestellung und Interpretation der Antworten.

Der Begriff „Gelegenheitsursache" ist in sich widersprüchlich und inhaltlich juristisch wertend. Fragen nach der Austauschbarkeit des Ereignisses, nach der Arbeitsüblichkeit der Belastung, nach vergleichbaren Belastungen in der Privatsphäre zielen auf die juristische Wertung und nicht auf die medizinisch-naturwissenschaftliche Begründung. Gerade unerfahrene Gutachter geraten bei diesen Fragestellungen in Antwortzwang. Im Gegenzug ist aber die Selbstbeschränkung auf medizinisch-naturwissenschaftliche Inhalte bei der Interpretation von ärztlichen Gutachten zu berücksichtigen.

Wenn der Gutachter von einem adäquaten oder geeigneten Ereignis spricht, verbietet sich die Interpretation im Sinne der Adäquanztheorie. Diese leidigen Mißverständnisse sollten den Gutachter veranlassen, diese Begriffe zu meiden zugunsten allein biomechanischer Ausdrücke, wie z. B. „gefährden" oder „wirken".

Ein gewisser Neubeginn ist nötig. Der erste Schritt ist die Rückbesinnung auf den medizinisch-naturwissenschaftlichen Kern ärztlicher Begutachtung in Auftrag und Inhalt.

Literatur und Anmerkungen

1. Erlenkämper A (1991) „Wesentliche Bedingung" und „Gelegenheitsursache" – Abgrenzungsprobleme aus rechtlicher Sicht. Med Sach 87 2: 39–44
2. Hermann J, Hofmann G, Kladny B, Willauschus W, Arnold H (1990) Klinische Aspekte zur Erfassung der frühen Arthrose. Degenerative Veränderungen der Menisken des Kniegelenkes. Orthopäde 19: 36–42
3. LSG für das Saarland. Urteil vom 23.01.1992 – L 2 U 53/91
4. LSG für das Saarland. Urteil vom 23.01.1992 – L 2 U 38/91
5. Ricke W (1982) Gelegenheitsursache und Unfall, Tatbestand und Kausalität in der Gesetzlichen Unfallversicherung. Die BG, Juni 1982, 356–363

Anhang A.
Urteil des LSG für das Saarland vom 23.1.1992 – L 2 U 53/91

Tatbestand

Die Beteiligten streiten nur noch um die „Anerkennung" eines Arbeitsunfalles, nachdem erstinstanzlich Verletztenrente wegen insgesamt zweier Arbeitsunfälle begehrt worden war.

Am 17.11.1988 gegen 9.00 h zog sich die Klägerin bei der Tätigkeit als Serviererin (Arbeitgeber: die „N. N." in N. N.) eine Knieverletzung zu, als sie einen Kasten Sprudel anhob und dabei eine Drehbewegung durchführte. Da das linke Knie stark anschwoll, mußte die Klägerin sich um 10.30 h von der Werksärztin, Frau N. N., behandeln lassen. Am gleichen Tage, um 18.30 h, stellte sie sich noch bei Prof. Dr. N. N. in der N. N. Klinik in N. N. vor; dort wurde ihr Knie geröntgt und punktiert. Retropatellar zeigte sich ein diffuser erst- bis zweitgradiger Knorpelschaden; die Schleimhaut war entzündlich verändert. Der Innenmeniskus des linken Knies war im Hinterhornanteil eingerissen. Im Rahmen einer stationären Behandlung in der Zeit vom 25.11.1988 bis 13.12.1988 wurde der Innenmeniskus teilreseziert; dabei fand man eine ähnliche Beschwerdesymptomatik am rechten Kniegelenk der Klägerin, die diese auf einen weiteren Unfall vom 04.05.1988 zurückführte, der jedoch nicht mehr Gegenstand des Berufungsverfahrens ist.

Mit Bescheid vom 12.05.1989 hat die Beklagte die Anerkennung des Geschehens vom 17.11.1988 als Arbeitsunfall abgelehnt, weil der linke Innenmeniskus der Klägerin bereits erheblich vorgeschädigt gewesen sei. Im Rahmen des Widerspruchsverfahrens wurde Dr. N. N. von der Berufsgenossenschaftlichen Unfallklinik N. N. mit der Erstellung eines fachchirurgischen Gutachtens beauftragt. In diesem Gutachten (vom 29.09.1989) wird ausgeführt, aufgrund der Lokalisation der Meniskusrisse (links und rechts), der vorbestehenden Meniskusveränderung und des beschriebenen Geschehens müsse man davon ausgehen, daß das Ereignis vom 17.11.1988 als Gelegenheitsursache für den festgestellten Meniskusriß links zu werten sei. Mit Widerspruchsbescheid vom 16.01.1990 hat daraufhin die Beklagte den Widerspruch zurückgewiesen, weil dem Vorfall vom 17.11.1988 das eigentliche Merkmal des Unfalls fehle. Im linken Kniegelenk sei zufällig bei einem arbeitsüblichen Bewegungsablauf ein Schmerz aufgetreten; gleiches wäre aber bei jedem anderen, nicht zu vermeidenden Anlaß geschehen, so daß eine rechtsunerhebliche Gelegenheitsursache vorliege.

Gegen diesen Bescheid hat die Klägerin beim Sozialgericht für das Saarland (SG) Klage erhoben. Im Rahmen des Klageverfahrens wurde zunächst ein chirurgisches Gutachten bei Dr. N. N. (vom 21.06.1990) eingeholt. Darin heißt es zusammenfassend, dem vorhandenen feingeweblichen Untersuchungsbefund, der dem linken Knie zuzurechnen sei, müsse entnommen werden, daß am medialen Meniskus der damals 51jährigen Klägerin mäßiggradige Degenerationen vorgelegen hätten, die das Ausmaß altersüblicher Veränderungen nur wenig überschritten hätten. Es sei wahrscheinlich, daß der festgestellte Einriß am Hinterhorn des Meniskus auf den geschilderten Vorgang zurückzuführen sei. Unwahrscheinlich sei, daß ohne dieses Ereignis etwa zur gleichen Zeit und in gleichem Umfang unter den Bedingungen des normalen täglichen Lebens ein ähnlicher Schaden am linken Kniegelenk eingetreten wäre. Allerdings seien die zur Zeit noch bestehenden Beschwerden seitens des linken Kniegelenkes und der klinische Befund im Gleitlager der linken Kniescheibe auf die unfallunabhängigen diffusen Knorpelschäden zurückzuführen.

Das SG hat darüber hinaus bei Prof. Dr. N. N. ein weiteres chirurgisches Gutachten (vom 23.11.1990) eingeholt, in dem die Ansicht geäußert wird, eine traumatische Meniskusruptur scheide aus. Das angeschuldigte Unfallereignis müsse als Gelegenheitsursache angesehen werden, da es nicht geeignet sei, eine Meniskusverletzung hervorzurufen; Dr. N. N. verblieb indessen in einer ergänzenden Stellungnahme (vom 02.01.1991) zu seinem Gutachten bei der früheren Beurteilung und verwies erneut darauf, daß zum Zeitpunkt des Ereignisses die Schadensanlage am linken Kniegelenk nicht besonders ausgeprägt gewesen sei. Wenn kein blutiger Gelenkerguß vorgefunden worden sei, lasse dies entgegen Prof. Dr. N. N. nicht darauf schließen, daß keine traumatische Meniskusschädigung stattgefunden habe. Die Beklagte legte zusätzlich eine Stellungnahme des Chirurgen Dr. N. N. (vom 25.01.1991) vor, nach der das von der Klägerin geschilderte Ereignis nicht geeignet sei, eine wie auch immer geartete Meniskusläsion herbeizuführen. Da das rechte Kniegelenk einen ähnlichen Zustand aufgewiesen habe wie das linke, müsse ohnedies angenommen werden, daß die von Prof. Dr. N. N. in N. N. festgestellten Veränderungen des linken Kniegelenkes bereits zum Zeitpunkt des Ereignisses vom 17.11.1988 vorgelegen hätten.

Durch Urteil des SG vom 29.05.1991 wurde die Klage abgewiesen, weil es sich beim von der Klägerin geschilderten Vorgang um eine Gelegenheitsursache gehandelt habe; ein ursächlicher Zusammenhang zwischen dem angeschuldigten Vorgang und dem Gesundheitsschaden sei deshalb abzulehnen.

Gegen das am 18.06.1991 zugestellte Urteil hat die Klägerin am 18.07.1991 Berufung eingelegt.

Sie ist der Ansicht, bei dem Geschehen vom 17.11.1988 handele es sich um einen Arbeitsunfall. Die Klägerin beantragt,

unter Abänderung des Urteils des Sozialgerichts für das Saarland vom 29.05.1991 und Aufhebung des Bescheides vom 12.05.1989 in der Fassung des Widerspruchsbescheides vom 16.01.1990 festzustellen, daß sie am 17.11.1988 einen Arbeitsunfall erlitten hat.

Die Beklagte beantragt, die Berufung zurückzuweisen.

Hinsichtlich des Sach- und Streitstandes im übrigen wird Bezug genommen auf die Gerichtsakte und die zum Gegenstand der mündlichen Verhandlung gemachte Verwaltungsakte der Beklagten.

Entscheidungsgründe

Die form- und fristgerecht eingelegte Berufung ist zulässig und im Sinne des modifizierten Klageantrags auch begründet. Die Klägerin war gem. §§ 153 Abs. 1, 99 Abs. 3 Nr. 2 Sozialgerichtsgesetz (SGG) befugt, den früheren Leistungsantrag in einen Feststellungsantrag umzuändern, so daß sich ihr Begehren nunmehr als zulässige Anfechtungsklage (§ 54 Abs. 1 S. 1 SGG), verbunden (§ 56 SGG) mit einer zulässigen Feststellungsklage i.S. des § 55 Abs. 1 Nr. 1 SGG, darstellt. Bei dem Feststellungsantrag handelt es sich nicht um eine unzulässige Elementenfeststellungsklage (vgl. hierzu etwa Meyer-Ladewig, SGG, 4. Aufl., Rdnr. 9 zu § 55 m.w.N.), da zum einen zwischen den Beteiligten nur noch die „Anerkennung" als Arbeitsunfall – mangels Vorliegens einer rentenberechtigenden Minderung der Erwerbsfähigkeit – streitig ist und zum anderen wegen des im Unfallversicherungsrecht geltenden Kausalitätsprinzips das abstrakte Versicherungsverhältnis der Beteiligten (§§ 539 Abs. 1 Nr. 1, 646 Reichsversicherungsordnung – RVO) erst durch den Arbeitsunfall als Versicherungsfall konkretisiert wird und damit zu einem engeren Rechtsverhältnis mit potentiellen Leistungsbeziehungen erstarkt (vgl. zu einer ähnlichen Problematik für den Fall der Berufskrankheit BSG, SozR 2200 § 551 Nr. 35).

Bei dem von der Klägerin geschilderten Geschehen (Anheben eines Sprudelkastens) vom 17.11.1988 mit der Folge eines Einrisses des linken Innenmeniskus am Hinterhornanteil handelt es sich um einen Arbeitsunfall gemäß § 548 RVO. Die Klägerin versah an diesem Tag gegen 9.00 h eine versicherte Tätigkeit i.S. des § 539 Abs. 1 Nr. 1 RVO, so daß der sog. innere (Zurechnungs-)Zusammenhang wegen der ausschließlich betrieblichen Bezogenheit des Geschehens zu bejahen ist. Auch die weiteren Voraussetzungen für die Annahme eines Arbeitsunfalles liegen vor. Bei der Klägerin ist der oben bezeichnete unmittelbare Körperschaden (Einriß des Innenmeniskus im Hinterhornanteil) mit Wahrscheinlichkeit eingetreten; es spricht also deutlich mehr dafür als dagegen (vgl. zu diesem Erfordernis BSGE 45, 285, 286). Dabei ist der Schaden ursächlich zurückzuführen (sog. haftungsausfüllende Kausalität) auf eine Hebe-Dreh-Bewegung der Klägerin, die ihrerseits ursächlich verknüpft ist (sog. haftungsbegründende Kausalität) mit der von der Klägerin konkret verrichteten versicherten Tätigkeit.

Dies ergibt sich aus dem Gutachten von Dr. N. N. und der glaubhaften Schilderung der Klägerin zum Unfallhergang. Dem im Rahmen des Verwaltungsverfahrens erstellten Gutachten von Dr. N. N. ist demgegenüber in diesem Punkt wenig Beweiswert zuzumessen, da dieses Gutachten für die Kausalitätsfragen keine medizinischen Befunde – nur deren Feststellung ist Aufgabe des Sachverständigen – aufführt, sondern ausschließlich eine rechtliche Wertung enthält, wenn es darin heißt, es handele sich bei dem Ereignis vom 17.11.1988 um eine Gelegenheitsursache. Auch das Gutachten von Prof. Dr. N. N. kann die Ausführungen von Dr. N. N. nicht entkräften, da lediglich wegen des Fehlens eines typischen serösen Ergusses und des Bestehens degenerativer Veränderungen eine traumatische Meniskusruptur ausgeschlossen und gleichzeitig eine Gelegenheitsursache angenommen wurde – wiederum unter Vermischung medizinischer und rechtlicher Elemente. Dem hat Dr. N. N. mit *medizinischen* Argumenten in seiner ergänzenden Stellungnahme vom 02.01.1991 überzeugend entgegengehalten, dem Befund des Pathologischen Instituts des Caritasverbandes N. N. lasse sich keine *ausgeprägte* Schadensanlage am linken Kniegelenk zum Zeitpunkt des angeschuldigten Ereignisses entnehmen und die Tatsache, daß kein blutiger Gelenkerguß vorgefunden worden sei, spreche nicht gegen eine traumatische Meniskusschädigung. Auch den Ausführungen von Dr. N. N. vom 25.01.1991 kann nicht gefolgt werden. Daß nämlich das rechte Kniegelenk der Klägerin ähnliche Schädigungen aufgewiesen hat wie das linke, ist kein Indiz dafür, daß alle festgestellten Veränderungen des linken Kniegelenkes zum Zeitpunkt des Ereignisses vom 17.11.1988 bereits vorgelegen haben. Insoweit handelt es sich lediglich um eine Hypothese, bei der ohnedies verkannt wird, daß im Rahmen des erstinstanzlichen Verfahrens noch ein weiterer Unfall betr. das rechte Knie streitig war.

Dr. N. N. beschreibt in seinem Gutachten vom 21.06.1990, daß eine traumatische Meniskusschädigung einen bestimmten Bewegungsmechanismus in Form von Bewegungsabläufen voraussetze, die mit der physiologischen Gelenkmechanik nicht vereinbar seien. Eine unphysiologische Belastung sei in einer Einwärts- oder Auswärtsdrehung des Unterschenkels während eines Streckvorgangs bei fixiertem Fuß zu sehen. Ein solcher Vorgang müsse aufgrund der Schilderung der Klägerin über den Hergang des Geschehens am 17.11.1988 angenommen werden, so daß es beim Heben des am Boden stehenden Getränkekastens mit einer Drehbewegung des linken Beines zur erstmaligen Meniskuseinklemmung und dem Anriß des Innenmeniskus-Hinterhornanteils gekommen sei. In seiner ergänzenden Stellungnahme vom 02.01.1991 widerspricht Dr. N. N. auch Prof. Dr. N. N., wenn dargelegt wird, daß zwar ein nachgewiesener blutiger Gelenkerguß eine traumatische Kniegelenkbinnenschädigung beweise, ein akut auftretender seröser Reizerguß – wie bei der Klägerin – andererseits eine traumatische Schädigung von Kniegelenkbinnenstrukturen nicht ausschließe.

Die Bekundungen von Dr. N. N. überzeugen insbesondere deshalb, weil der Sachverständige im Gegensatz zu den sonstigen eingeschalteten Gutachtern streng und korrekt gutachterliche Kompetenzen und über diese hinausgehende rechtliche Wertungen getrennt hat, indem er *mit medizinischen Argumenten* das Vorliegen eines Einrisses des Innenmeniskus-Hinterhornanteils und einer kausalen Verknüpfung des geschilderten Geschehens mit dieser Schädigungsfolge bejaht hat.

Ist aber die Schädigung beim Anheben des Sprudelkastens entstanden, so wäre eine Nichtanerkennung als Arbeitsunfall nur dann gerechtfertigt, wenn der Argumentation der Beklagten zu folgen wäre, daß es sich vorliegend um eine sog. Gelegenheitsursache handele (vgl. zur Gelegenheitsursache umfassend Erlenkämper, MedSach 1991, 39 ff. m. w.N.; siehe auch BSG vom 27.06.1991 – 2 RU 31/90 –, oder BSG, SozR 2200 § 548 Nr. 75, S. 212). Dies würde jedoch voraussetzen, daß *neben den geschilderten Vorgängen* aus der beruflichen Risikosphäre eine innere Ursache, also eine erhebliche *Vorschädigung* am Meniskus der Klägerin, wesentlich für das Geschehen und/oder den Schaden geworden wäre. Zu Unrecht wird bei der Prüfung dieses Gesichtspunkts vielfach formuliert, die Existenz einer inneren Ursache schließe bereits die Annahme eines Unfalls mangels schädigender Einwirkung *von außen* aus (vgl. hierzu etwa Ricke, BG 1982, 356 ff. m. w. N.). Letztlich ist diese Problematik nur dann im Ergebnis bedeutsam, wenn auf weitere medizinische Ermittlungen über Art und Ausmaß der Vorschädigungen verzichtet wird und gewissermaßen unter dem Mantel juristischer Argumentation eine genauere medizinische Abklärung für überflüssig gehalten wird und unterbleibt, obwohl das Vorliegen einer inneren Mitursache sich rechtsdogmatisch nur als Ausnahme von der Regel darstellt.

Für die Annahme einer Gelegenheitsursache ist somit zunächst der *sichere* Nachweis der Vorschädigung – auch hinsichtlich ihres Ausmaßes – erforderlich (BSG vom 06.12.1989 – 2 RU 7/89 – S. 7, BSG vom 27.06.1991 – 2 RU 31/90 –, BSG, SozR § 548 Nr. 84, Erlenkämper, a. a. O., S. 42 m. w. N.); zur Feststellung dieses Vorschadens bedarf es regelmäßig medizinischen Sachverstandes. Für die Bejahung der Ursächlichkeit einer *nachgewiesenen* Vorschädigung genügt dann Wahrscheinlichkeit. Die Möglichkeit des Vorhandenseins einer körpereigenen Ursache schließt somit alleine nicht bereits die Annahme eines Arbeitsunfalls aus. Erst wenn feststeht, daß außer der versicherungsrechtlich geschützten Tätigkeit auch eine innere Ursache im naturwissenschaftlich-philosophischen Sinne in Betracht kommt, ist unter Berücksichtigung aller Umstände des Einzelfalles die wertende Entscheidung zu treffen, ob beide Ursachen wesentlich für den Unfall oder den Verlauf waren und folglich beide als Ursachen im Rechtssinne anzusehen sind oder ob vielmehr die körpereigene Ursache von so überragender Bedeutung für Art und Schwere des Unfalls war, daß sie allein die wesentliche Ursache im Rechtssinn ist (BSG, SozR 2200 § 548 Nr. 75 und 81, BSG vom 06.12.1989 – 2 RU 7/89 –, Erlenkämper a. a. O. S. 42 f.); nur in letzterem Falle wäre ein Arbeitsunfall zu verneinen. Bei den erforderlichen Wertungen sind indes – in die Kompetenz des Gutachters fallende – medizinische und – nicht seiner Beurteilung unterliegende – rechtliche Elemente zu beachten (vgl. zu diesen Erlenkämper a. a. O. S. 39 f. m. w. N. zur Rechtsprechung), die einander bedingen. Gerade dies ist der Grund für die Notwendigkeit zur Ermittlung des genauen Ausmaßes der Vorschädigung bzw. inneren Ursache.

Bei der Klägerin sind, wie bereits ausgeführt, nachgewiesen als Vorschaden mäßiggradige Meniskusdegenerationen am medialen Meniskus links, die das Ausmaß altersüblicher Veränderungen nur wenig überschritten. Dies hat Dr. N. N. in seinem Gutachten überzeugend unter Rückgriff auf einen Befund des Pathologischen Instituts des Caritasverbandes N. N. dargelegt, der einem fachorthopädischen Zwischenbericht der N. N. Klinik N. N. von Prof. Dr. N. N. vom 19.12.1988 beigefügt war. Entgegen der Ansicht von Dr. N. N. bestehen mangels anderweitiger Anhaltspunkte keine Bedenken, diesen pathologischen Befund dem linken Knie der Klägerin zuzuordnen, und zwar selbst unter Berücksichtigung des Umstandes, daß der Gelenkbefund am rechten Kniegelenk möglicherweise fast identisch war. Wollte man den Befund dem rechten Knie der Klägerin zuordnen, würde sich hieraus ohnedies rechtlich kein anderes Ergebnis ableiten lassen, da dann Art und Ausmaß der Vorschädigung am linken Kniegelenk überhaupt nicht bewiesen wären.

Kein besonderer Beweiswert kommt der Erklärung von Prof. Dr. N. N., daß das von der Klägerin geschilderte Geschehen bei einem gesunden Meniskus eine entsprechende Verletzung nicht herbeiführen könne, zu. Aus rechtlicher Sicht darf nämlich regelmäßig nicht alleine mit der Begründung gearbeitet werden, es *müsse* eine wesentliche Vorschädigung vorgelegen haben, weil ein gesundes Körperteil keine Schädigung erleide, wenn der Körperschaden bei der beruflichen Tätigkeit eingetreten ist (vgl. hierzu Erlenkämper a. a. O., S. 42, und im Ergebnis BSG vom 06.12.1989 – 2 RU 7/89), also die konkrete, versicherte Tätigkeit nicht hinweggedacht werden kann, ohne daß der „Erfolg" entfiele. Wertende Dezisionen zur Abwägung zwischen mehreren und verschiedenartigen Ursachensträngen sind nur dann tragfähig, wenn die die kausale Wertigkeit bestimmenden Umstände auch eruiert sind. Anders ausgedrückt: Ist die kausale Wertigkeit der konkreten, versicherten Tätigkeit nachgewiesen, bedarf die Bejahung einer höherwertigen Alternativursache als Ausnahme von der Regel einer genauen Prüfung und des sicheren Nachweises der sie betreffenden Tatsachen.

Daß bei der Klägerin lediglich mäßiggradige Meniskusdegenerationen vorgelegen haben, beweisen nicht zuletzt auch die Diagnosen von Prof. Dr. N. N. und Dr. N. N. in deren Gutachten – trotz im Ergebnis fehlerhafter rechtlicher Einstufung als Gelegenheitsursache; insoweit kann jedenfalls auf die medizinischen Ausführungen in diesen Gutachten zurückgegriffen werden. Diese Veränderungen können jedoch nicht als *wesentliche* Bedingung für den eingetretenen Schaden angesehen werden. Immerhin gilt im Unfallversicherungsrecht der Grundsatz, daß Versicherte prinzipiell mit den bei ihnen vorhandenen Gesundheitsbeeinträchtigungen Versicherungsschutz genießen (Erlenkämper, a. a. O., S. 39 m. w. N. in Anm. 4) und sogar sog. Unfälle des täglichen Lebens dem Versicherungsschutz unterfallen, also solche, bei denen sich nicht das *typische* berufliche Tätigkeitsrisiko realisiert, sondern Geschehensabläufe zu Schäden führen, wie sie auch im Alltagsleben auftreten (vgl. nur BSGE 9, 222 ff.). Vorliegend ist unwahrscheinlich – es spricht also mehr dagegen als dafür –, daß sich der bei der Klägerin aufgetretene Riß des Innenmeniskus-Hinterhornanteils aufgrund der mäßiggradigen degenerativen Vorschädigungen auch bei jedem anderen alltäglich vorkommenden Ereignis zu etwa derselben Zeit eingestellt hätte (zu diesen Voraussetzungen Erlenkämper, a. a. O., S. 42, und BSG vom 06.12.1989 – 2 RU 7/89), wie der Gutachter Dr. N. N. aus medizinischer Sicht überzeugend ausführt. Die geringe Vorschädigung tritt damit in ihrer kausalen Bedeutung hinter die betriebsbezogene konkrete, nicht unerhebliche Belastung zurück.

Wollte man dies anders sehen, würde dies in letzter Konsequenz bedeuten, daß der Unfallversicherungsschutz älterer Arbeitnehmer wegen der zwangsläufig mit dem Älterwerden verbundenen degenerativen Veränderungen automatisch immer geringer würde, was dem Solidarprinzip und dem Ziel des sozialen Schutzes zuwiderlaufen würde (ähnlich auch Erlenkämper, a. a. O., S. 39 f.). Diese Überlegung zeigt, daß wertende Entscheidungen zur Wesentlichkeit kausaler Umstände über die Frage der „Conditio sine qua non" hinaus auch außermedizinische rechtliche Elemente berücksichtigen müssen, die jenseits der Beurteilungskompetenz des Sachverständigen liegen. Dies ist einerseits bei der Formulierung des Beweisthemas durch das Gericht zu beachten, andererseits aber vom Gutachter zu akzeptieren.

Die Kostenentscheidung beruht auf § 193 SGG und trägt dem Umstand Rechnung, daß erstinstanzlich ein weiterer Arbeitsunfall im Streit war.

Die Voraussetzungen für die Zulassung der Revision liegen nicht vor (§ 160 Abs. 2 SGG).

Anhang B.
Unfallbegriff und Kausalität
in der Gesetzlichen Unfallversicherung

Fragen an den ärztlichen Gutachter:

I. Zum Schadensbild
   1. Unterliegen die veränderten Strukturen bevorzugt degenerativen Veränderungen?
   2. Welche Begleit- bzw. Kombinationsveränderungen sind zu objektivieren?

II. Zum zeitlichen Zusammenhang
   1. Wurden die Beschwerden und Funktionseinbußen während der versicherten Tätigkeit manifest?
   2. Auf welchen Strukturschaden gehen sie zurück?
   3. Ist dieser ganz oder teilweise bei der versicherten Tätigkeit entstanden?

III. Zur Conditio sine qua non
   War die Struktur, die die Beschwerden verursacht, an der angegebenen Bewegung/Belastung beteiligt?

IV. Zur wesentlichen Teilursächlichkeit
   War die Einwirkung der versicherten Tätigkeit auf die beteiligte Struktur physiologisch oder unphysiologisch?
   Entsprach die Bewegung/Belastung dem Bauplan dieser Struktur oder war die Einwirkung bauplanwidrig, ungeplant, unkoordiniert?

Bitte beantworten Sie die Fragen in der gestellten Reihenfolge auf der Basis medizinisch-naturwissenschaftlicher Argumentation ohne rechtliche Wertung.

Wesentliche Teilursächlichkeit
– dargestellt anhand konkreter Beispiele aus der Praxis des Verwaltungsjuristen

U. SCHWERDTFEGER

Lehre von der wesentlichen Bedingung

Für die vom Gesetz verlangte kausale Verknüpfung zwischen dem Unfallereignis und dem Gesundheitsschaden gilt die Lehre von der wesentlichen Bedingung [1]. Rechtserheblich sind demnach nur solche Ursachen, die wegen ihrer besonderen Beziehung zum Erfolg wesentlich mitgewirkt haben – mit anderen Worten: Nur diejenigen Ursachen sind Ursachen im Rechtssinn, denen nach der Anschauung des praktischen Lebens die wesentliche Bedeutung für den Eintritt des schädigenden Erfolges zukommt [2, 3].

Ein einfaches Beispiel soll dies verdeutlichen.

Fall 1: Bandscheibenprolaps. Ein Versicherter leidet an einer degenerativ stark vorgeschädigten Bandscheibe, deren Kern jederzeit und bei jeder Gelegenheit prolabieren könnte. Ein schweres Ölfaß fällt auf die Schulter des Versicherten, führt zu einer Stauchung und zum Vorfall des Bandscheibenkerns. Die einwirkende Gewalt war so stark, daß auch eine gesunde bzw. altersentsprechende Bandscheibe die gleiche Schädigung erlitten hätte.

Die Wertung der möglichen Ursachen (degenerative Schädigung und einwirkende Kraft) ergibt, daß hier nur der einwirkenden Kraft, dem Unfall die Qualität der wesentlichen Bedingung zukommt. Die degenerative Vorschädigung hingegen ist als Ursache verzichtbar, sie ist demnach nicht wesentliche Bedingung [4]. Deutlich wird an diesem Beispiel: Zur Wertung der Ursachenqualität bedarf es der Hilfe der medizinischen Wissenschaft. Es kommt darauf an, welche Wertigkeit diese einem Vorgang in seiner Beziehung zum Schadenseintritt zumißt [5]. Es verbietet sich allerdings eine *generalisierende Wertung* – etwa dahingehend, daß geprüft wird, ob eine Bedingung „erfahrungsgemäß" (auch unter Auswertung statistischer Erhebungen) „im allgemeinen" „unter ähnlichen Umständen" bei anderen Personen den gleichen Erfolg herbeigeführt hätte [6]. Denn der Versicherte wird in der Gesetzlichen Unfallversicherung in dem Gesundheitszustand geschützt, in dem er sich bei Tätigkeitsaufnahme befindet – dies auch und gerade dann, wenn der Gesundheitszustand eine größere Gefährdung des Versicherten bedingt [7].

An Fallgruppen sind denkbar:

1. Der Unfall ist allein wesentlich ursächlich für die eingetretene Schädigung.
2. Unfallunabhängige Faktoren sind allein wesentlich ursächlich.
3. Mehrere Ursachen kommen als wesentlich ursächlich in Betracht.

Die 1. Fallgruppe wurde bereits oben (Fall 1) angesprochen. Die 2. Fallgruppe umfaßt die Fälle, in denen das angeschuldigte Ereignis lediglich die Qualität einer Gelegenheitsursache hat. Hierzu wird auf den Beitrag von Ludolph (s. S. 129) verwiesen. Von Interesse ist hier hingegen die 3. Fallgruppe. Sie soll nachstehend näher behandelt und an Beispielen verdeutlicht werden.

Fall 2: Hilflosigkeit. Gemäß § 558 RVO ist von der Berufsgenossenschaft Pflege zu gewähren, solange der Verletzte infolge des Arbeitsunfalls so hilflos ist, daß er nicht ohne Wartung und Pflege sein kann. – Bei einem Arbeitsunfall erlitt ein Versicherter den Verlust seines rechten Beines (Hilflosigkeit im Sinne des Gesetzes wurde hierdurch noch nicht bedingt). Später folgte die unfallunabhängige Amputation des linken Beines im Oberschenkel. Hierdurch trat Hilflosigkeit ein.

Ursachen der Hilflosigkeit im naturwissenschaftlichen Sinn sind sowohl der Arbeitsunfall als auch der spätere unfallunabhängige Verlust des anderen Beines. Für die durch den Verlust beider Beine eingetretene Hilflosigkeit bildet jedoch der Verlust jedes Beines für sich auch eine wesentliche Mitursache und damit eine rechtlich wesentliche Bedingung im Sinne der Kausallehre. Rechtlich unerheblich ist es hierbei, daß nicht die Arbeitsunfallfolge die zeitlich letzte, die Hilflosigkeit erst bedingende Ursache gebildet hat. Das Ergebnis darf nicht irritieren, da in der Gesetzlichen Unfallversicherung eine Wertung der Ursachen vorgenommen wird und die hier getroffene Wertung nach allgemeiner Lebensanschauung auch sinnfällig ist [8]. Eine teilbare Kausalität gibt es in der Unfallversicherung nicht. Sie hat einzustehen, da ihr eine wesentliche Teilursache zuzurechnen ist [9].

Ursachenkonkurrenz zwischen anlagebedingtem Leiden und äußerem Ereignis

Unproblematisch ist zunächst in aller Regel das Unfallgeschehen, bei dem eine sog. innere Ursache mitwirkt. Es sind darunter die Unfälle zu verstehen, zu deren Zustandekommen außer dem äußeren Ereignis (ohne ein solches läge bereits begrifflich kein Unfall vor!) vorhandene gesundheitliche Einschränkungen des Versicherten beigetragen haben:

Fall 3: Tödlicher Absturz eines Bauarbeiters vom Hochhausdach infolge einer anlagebedingt auftretenden Ohnmacht. Zwei Ursachenbereiche (Ursachen im natürlichen Sinn) konkurrieren: Die innere Ursache (Ohnmacht), die dem persönlichen („unversicherten") Gefahrenbereich zuzurechnen ist, und die äußere Ursache (Art der Tätigkeit, Beschaffenheit der Unfallstelle – Sturz aus großer Höhe), welche dem versicherten Tätigkeitsbereich zugehörig ist. Die Wertung der Ursachen ergibt, daß zunächst die innere Ursache (Ohnmacht) auch rechtlich wesentliche Ursache ist. Indessen darf nicht außer Betracht bleiben, daß die Art und Schwere der tödlichen Verletzung wie auch bereits ihre Entstehung selbst durch besondere Gefahrenmomente bedingt sind, die mit der Art der Tätigkeit sowie mit der Beschaffenheit der Unfallstelle im Zusammenhang stehen. Eine Wertung muß daher auch diesem Ursachenbereich das Merkmal der Wesentlichkeit zuerkennen. Beide Ursachen sind demnach wesentliche Ursachen im Rechtssinn. Da es (s. Fall 2) eine teilbare Kausalität nicht gibt, hat die Unfallversicherung Entschädigungsleistungen aus Anlaß des tödlichen Unfalls zu erbringen [10].

Ein andere Beurteilung ergäbe sich, falls die aufgetretene Ohnmacht lediglich zu einem Zusammensinken aus innerer Ursache mit Fall auf einen Untergrund üblicher Härte (Beton, Stein, Holzpflaster) geführt hätte. Eine wertende Beurteilung der ursächlich mitwirkenden Bereiche müßte dem betrieblichen („versicherten") Gefahrenbereich die Qualität einer wesentlichen Ursache absprechen. Eine besondere Gefährdung durch die betrieblich veranlaßte Tätigkeit ist nicht gegeben, zumal derartige Böden den Versicherten im privaten Umfeld gleichermaßen umgeben [11].

Denkbare, jedoch nicht beweisbare Ursachenkonkurrenz

Eine relativ einfache Beurteilung lassen ferner die Fälle zu, in denen eine Ursachenkonkurrenz lediglich denkbar, nicht jedoch beweisbar ist. Damit liegt nur eine einzige Ursache vor.

Fall 4: Riß der langen Bizepssehne. Ein Versicherter zog sich eine Ruptur der langen Bizepssehne am rechten Oberarm zu, als er bei seiner Tätigkeit als Hausmeister ein 60–80 kg schweres Schachtgitter mit beiden Händen anheben wollte, ihm dieses entglitt und er es – allein mit der rechten Hand nachfassend – wieder abzufangen versuchte.

Ein als Gutachter beauftragter Chirurg kam zu dem Ergebnis, eine solche Ruptur sei nur in seltenen Fällen traumatischen Ursprungs und daher auch im vorliegenden Fall auf degenerative Verschleißerscheinungen der Sehne zurückzuführen.
  In diesem Fall stellt sich indessen die Frage einer kausalen Konkurrenz nicht. Um eine wertende Gegenüberstellung zwischen konkurrierenden Ursachen vornehmen zu können, müssen diese selbst zunächst sicher feststehen. Ebenso wie die betriebsbedingten Ursachen müssen auch die körpereigenen Ursachen *erwiesen* sein, nur im Hinblick auf ihre jeweilige Beziehung zum Erfolg reicht das Vorliegen der *Wahrscheinlichkeit* aus [12]. Kann eine Ursache dagegen nicht sicher festgestellt werden, stellt sich nicht einmal die Frage, ob sie im konkreten Einzelfall auch nur als Ursache in Betracht zu ziehen ist [13].
  Im vorliegenden Fall war die betriebliche Ursache (eine erhebliche, auf die Bizepssehne wirkende Kraft als geeigneter Unfallmechanismus für den Riß der Bizepssehne) erwiesen, während die Vorschädigung als („private, unversicherte") Ursache lediglich in Umrissen, aber nicht dem genauen Ausmaß und dem genauen Gewicht ihrer ursächlichen Bedeutung nach festgestellt werden konnte. Daher konnte der nachgewiesenen äußeren Einwirkung allenfalls lediglich eine

leichtere Vorschädigung gegenübergestellt werden, eine gravierende, den Riß überwiegend herbeiführende Vorschädigung (als bloße Möglichkeit) hingegen nicht in die Kausalitätsprüfung einbezogen werden [14]. Die bei der unfallbringenden Tätigkeit aufgetretene Krafteinwirkung war in diesem Fall mit jener vergleichbar, die bei dem Abfangen eines Sturzes, einer schweren Last oder bei ähnlichen Vorgängen auftreten würde und die in der Literatur [15] als ausreichend beschrieben wird, um eine (nicht erheblich vorgeschädigte) Bizepssehne zu zerreißen.

Nur scheinbare Ursachenkonkurrenz

Auch bei der nachfolgenden Fallgestaltung liegt in Wirklichkeit keine Ursachenkonkurrenz vor, die (allein) wesentliche Ursache läßt sich vielmehr im Wege der Tatsachenfeststellung und Beweiswürdigung namhaft machen.

Fall 5: Herzstillstand bei einem Pkw-Fahrer, Tod auf einer Betriebsfahrt. Der Pkw eines Versicherten kam auf einer Betriebsfahrt ohne erkennbaren Grund von der Fahrbahn ab und prallte ungebremst gegen einen Hochspannungsmast. Der Notarzt stellte den Tod fest. Die Obduktion ergab keine Klarheit, ob der Tod infolge des Aufpralls oder schon zuvor infolge Herzstillstandes eingetreten war.

Das BSG hat in seinem (an das LSG zurückverweisenden) Urteil entschieden, daß die Ursachenbewertung von der *Schwere der Gesundheitsstörung* abhängt, die den Unfall *mitbedingt* hat. War der Versicherte vor dem Unfall lediglich einer vorübergehenden Herzschwäche (Ohnmacht) erlegen, so sind die besonderen Wegegefahren eine der Ohnmacht zumindest gleichwertige Bedingung – demnach eine wesentliche Teilursache (vgl. Fall 3). Hatte der Versicherte dagegen einen lebensbedrohenden Anfall (Herzstillstand) erlitten, der noch vor dem Unfall zum Tode geführt hat oder *auch ohne den Unfall* zwangsläufig dazu geführt hätte, sind Unfall und Tod nicht wesentlich durch die besonderen Gefahren des Verkehrs, sondern durch die vom Schutz der Unfallversicherung nicht umfaßte *innere Ursache* bewirkt worden [16]. Dasselbe gilt, wenn die todbringende Unfallverletzung eine Halsmarkschädigung in Verbindung mit einem ausgedehnten Schädel-Hirn-Trauma war. Auch hier hängt die Ursachenbewertung von der Beantwortung der Frage ab, ob der Versicherte die Folgen des aus innerkörperlicher Ursache entstandenen Herz-Kreislauf-Schocks auch ohne den Unfall überlebt hätte [17].

Ursachenkonkurrenz: Schadensanlage – Ereignis

Schwieriger sind die Fälle zu beurteilen, in denen ein anlagebedingtes Leiden durch einen betrieblichen („versicherten") Anlaß zum Ausbruch kommt bzw. in denen eine Überlagerung von anlagebedingter Bereitschaft und durch die versicherte tätigkeit (mit) bedingtem Schaden vorliegt.

Fall 6: Subarachnoidalblutung. Bei einem Versicherten trat eine Gehirnblutung (Subarachnoidalblutung) auf, nachdem er unter körperlicher Anstrengung die hintere Bordwand eines LKW geschlossen hatte.

Leistungen der Unfallversicherung wurden nach Einholung eines Gutachtens abgelehnt, weil für das Schließen der Bordwand lediglich eine Gewichtskraft von etwa 25 kg zu überwinden gewesen sei. Derartige Kraftleistungen seien aber alltäglich und könnten allenfalls als Gelegenheitsursache einer Gehirnblutung angesehen werden. Tatsächlich war festgestellt worden, daß der Versicherte anlagebedingt an einem Gefäßschaden im Gehirn durch Gefäßmißbildung litt.

Das BSG hat einen Kausalzusammenhang bereits früher stets dann verneint, wenn eine Krankheitsanlage so leicht ansprechbar war, daß es zur Auslösung akuter Erscheinungen nicht besonderer, in ihrer Eigenart unersetzlicher äußerer Einwirkungen bedurfte, sondern jedes andere alltäglich vorkommene ähnlich gelagerte Ereignis zu derselben Zeit die Erscheinungen ausgelöst hätte [18].

In diesem Fall hat das BSG in seinem (zurückverweisenden) Urteil entschieden, daß das Tatsachengericht sich nicht allein mit der Bestimmung der Gewichtskraft begnügen dürfe, um Aufklärung über die individuell erforderliche körperliche Anstrengung zu erhalten. Vielmehr seien auch die Begleitumstände für die körperliche Anstrengung aufzuklären. Als Ursache einer Subarachnoidalblutung konnte einerseits ein Fortschreiten des Gefäßwandschadens (anlagebedingt) und andererseits eine plötzliche Blutdrucksteigerung während einer beruflichen körperlichen Anstrengung oder infolge einer seelischen Erregung in Betracht kommen. Im zu entscheidenden Fall war es durchaus möglich gewesen, daß der Versicherte aus einer anderen als der günstigsten Position heraus die Bordwand geschlossen hatte und einer größeren körperlichen Anstrengung ausgesetzt war, als dies bei einem Kraftaufwand von 25 kg aus günstigster Position heraus der Fall war [19].

In einem anderen Fall hat das BSG dem medizinischen Begriff der **Belastbarkeit** die Eignung als wesentliches Abgrenzungskriterium zuerkannt (in Anknüpfung an ein früheres Urteil) [20].

Fall 7: Herztod nach psychischer Belastung. Das BSG hatte sich mit der Frage zu befassen, ob der plötzliche Herztod eines Versicherten Folge einer durch einen Verkehrsunfall ausgelösten psychischen Belastung gewesen war, oder ob die bestehende Vorerkrankung die allein wesentliche Bedingung des Todes gewesen war. Der Versicherte hatte mit seinem Pkw einen Verkehrsunfall erlitten, hatte von der Polizei eine gebührenpflichtige Verwarnung erhalten und half anschließend mit, sein eigenes Fahrzeug zur Seite zu schieben. Als er sich danach mit einem Polizeibeamten unterhielt, sank er plötzlich ohne irgendwelche Vorzeichen zu Boden. In der Universitätsklinik wurde ein Herzkammerflimmern festgestellt, welches zum Tode führte.

Nachweisbar bestand als Vorschädigung eine schwerwiegende koronare Herzerkrankung mit erheblicher Arteriensklerose, hochgradigen Stenosen, thrombotischen Verschlüssen und ausgedehnten Innenschichtverschwielungen. Erwiesen war auch, daß die im Zuge des Unfallhergangs auftretende psychische Anspannung von besonders starker Qualität gewesen war und daß die belastende Streßsituation geeignet war, beim Versicherten eine individuelle Streßreaktion hervorzurufen. Demnach war der psychische Streß, verbunden mit der (nicht übermäßigen) körperlichen Anstrengung beim Schieben des Wagens, eine Bedingung im natürlichen Sinn für das tödliche Herzkammerflimmern.

Auch hier war die entscheidende Frage, ob die Krankheitsanlage so leicht ansprechbar gewesen war, daß die Auslösung akuter Erscheinungen aus ihr nicht besonderer, in ihrer Art unersetzlicher äußerer Einwirkungen bedurfte. Hierbei war nicht primär ein hypothetischer Ursachenverlauf, sondern ein Krankheitszustand festzustellen. Das BSG hat (auf der Suche nach Entscheidungshilfen für die Tatsachengerichte) in der verbliebenen **Belastbarkeit** des Versicherten ein geeignetes wesentliches Kriterium gesehen. Der Umfang der Belastbarkeit kann dabei auch rückschauend aus medizinischer Sicht festgestellt werden. So kann beispielsweise beantwortet werden, ob es aus rückschauender medizinischer Sicht bei Kenntnis aller später erhobenen Befunde nach den Regeln der ärztlichen Kunst zu verantworten gewesen ist, den Versicherten den Belastungen des allgemeinen Erwerbslebens auszusetzen, oder ob sein Krankheitszustand dazu gezwungen hätte, ihn von jeder fremdbestimmten Belastung zu befreien und möglichst sofort eine Therapie einzuleiten [21]. Der Gesichtspunkt der Lebensverkürzung um 1 Jahr konnte in diesem Fall nicht bedeutsam sein, weil aufgrund der vorliegenden Befunde sich nicht mit Wahrscheinlichkeit absehen ließ, zu welchem Zeitpunkt die unfallunabhängige Herzerkrankung zum Tode geführt hätte [22].

Die Wertung der Ursache ist nicht nur rechtlich bedeutsam für den Körperschaden im Sinne der Entstehung, sondern auch im Sinne der **Verschlimmerung** eines vorbestehenden Leidens. Ablehnung oder Gewährung der Leistung (ggf. ihr Umfang) werden durch die jeweilige wertende Feststellung bestimmt. Eine Verschlimmerung kann begrifflich nur vorliegen, wenn die zu beurteilende Gesundheitsstörung vor Eintritt des „angeschuldigten" Ereignisses bereits als klinisch manifester, mit objektivierbaren Veränderungen oder Funktionsbeeinträchtigungen verbundener Krankheitszustand nachweisbar vorhanden gewesen ist [23]. Auch hier stellt sich die Frage nach der wesentlichen Ursache der zu beurteilenden Gesundheitsstörung:

Ist der Unfall oder ist das vorbestehende Leiden wesentlich ursächlich? Der Unfall ist ursächlich, wenn die Verschlimmerung ohne ihn überhaupt nicht (a) oder nicht in diesem Ausmaß (b) oder nicht zu annähernd demselben Zeitpunkt (c) aufgetreten wäre.

Beispiele:
a) Eine inaktive Tbc wird durch einen Arbeitsunfall (Thoraxverletzung) reaktiviert.
b) Ein arthrotisch vorgeschädigtes Gelenk mit eingeschränkter Beweglichkeit wird durch einen Arbeitsunfall so geschädigt, daß die Beweglichkeit komplett aufgehoben wird (ohne den Vorschaden wäre nur eine mittelgradige Bewegungseinschränkung verblieben).
c) Eine langsam fortschreitende anlagebedingte Netzhautablösung beschleunigt sich durch eine starke Prellung des Augapfels (Arbeitsunfall) und führt innerhalb kurzer Zeit zur kompletten Ablösung der Netzhaut.

Außer im Fall (a) (hier wäre der gesamte Gesundheitsschaden von der Unfallversicherung zu entschädigen) wird bei Vorliegen einer Verschlimmerung das gesamte Leiden rechtlich geteilt in den beruflich bedingten („versicherten") und in den auf die Anlage zurückzuführenden („unversicherten") Anteil. Lediglich der unfallbedingt verschlimmerte Anteil wird für sich entschädigt – unter erschwerender Berücksichtigung der Vorschädigung. Das Prinzip der „unteilbaren Kausalität" wird hierdurch indessen nicht verletzt: Lediglich abgrenzbare Teile des gesamten Leidensbildes werden auf ihren Ursachenzusammenhang hin untersucht, d.h. Folgen verschiedener Kausalreihen werden abgegrenzt [24].

Die Besonderheit der „Lebensverkürzung um 1 Jahr" (oder: „Todesbeschleunigung um 1 Jahr") bedarf noch der Erwähnung: Hätten unabhängige Leiden auch ohne den Unfall zum Tode geführt, so sind die Unfallfolgen dennoch eine rechtlich wesentliche Ursache für den eingetretenen Tod, wenn sie diesen um mindestens 1 Jahr beschleunigt haben [25]. Hierbei bildet der Begriff der unfallbedingten Lebensverkürzung um 1 Jahr indessen keine Ausnahme vom allgemein geltenden Ursachenbegriff, sondern stellt nur einen besonderen Anwendungsfall für die Annahme einer wesentlichen Ursache dar. Der Tod ist nämlich immer dann Folge des Versicherungsfalls, wenn der Tod durch die Unfallfolgen mindestens in erheblichem Maße mitverursacht worden ist [26]. Auf den Begriff der „Lebensverkürzung um 1 Jahr" kann somit dann nicht zurückgegriffen werden, wenn schon im übrigen die wertende Abwägung der zusammenwirkenden, zum Tode führenden Bedingungen die Schlußfolgerung ermöglicht, die Unfallfolgen seien eine Mitursache des Todes. Deshalb können Unfallfolgen den Tod eines Versicherten verursacht haben, selbst wenn der Versicherte auch ohne diese Unfallfolgen vor Ablauf eines Jahres gestorben wäre. Voraussetzung ist lediglich, daß die Unfallfolgen den Eintritt des Todes wesentlich mitbewirkt haben [27]. Hierzu seien zwei Beispiele aufgeführt:

Fall 8: Das unfallunabhängige Leiden hätte den Tod innerhalb eines Jahres herbeigeführt. Der Versicherte stirbt jedoch bereits 1 Tag nach einem Arbeitsunfall, weil seine Konstitution durch eine unfallunabhängige Erkrankung geschwächt war.

Der Unfallversicherungsträger hat Hinterbliebenenleistungen zu erbringen, weil auch der Unfall eine wesentliche Bedingung für den eingetretenen Tod war) [28].

Fall 9: Das unfallabhängige Leiden hätte den Tod innerhalb eines Jahres herbeigeführt. Der Versicherte stirbt indessen vorher durch einen privaten Verkehrsunfall – Leistungen aus der Unfallversicherung sind nicht zu erbringen. Es stellt sich nämlich die Frage, ob die Folgen des konkret eingetretenen Todes zu entschädigen sind, nicht aber ist ein lediglich hypothetisches Todesereignis (nämlich der voraussichtliche Tod innerhalb eines Jahres) zu prüfen [29].

Der Maßstab der „Lebensverkürzung um 1 Jahr" ist allerdings nur bei Vorschädigungen mit sicherer ungünstiger Prognose anwendbar – nicht hingegen bei zukünftigen, lediglich hypothetischen Krankheitsverläufen. Eine Anwendung auf die Beispielsfälle einer Herz- bzw. Hirninfarktgefährdung, eines Aneurysmas etc. verbietet sich demnach [30].

Anmerkungen

1. Der Begriff „wesentliche Ursache" wurde vom RVA (AN 1912, 930; EuM Bd. 39, 265) entwickelt und vom BSG in ständ. Rspr. übernommen (z. B. BSGE 1, 150, 156)
2. BSGE a. a. O
3. „Anschauung des praktischen Lebens": z. B. BSG Breith. 1979, 779
4. Vgl. für Knochenbrüche und Sehnenrisse: Schönberger A, Mehrtens G, Valentin H (1988) Arbeitsunfall und Berufskrankheit, 4. Aufl., Schmidt, Berlin, S 372, 396 f.
5. Schönberger A et al., S 93
6. So z. B. für den Fall einer Subarachnoidalblutung (s. Fall 6): BSG, Urt. v. 17.10.1990 – 2 RU 43/90 –, HV-Info 1991, 37 ff.
7. Schönberger A et al., S 397
8. BSGE 25, 49
9. Schönberger A et al., S 94
10. desgl. z. B. auch für den (tödlichen) Zusammenprall eines PKW-Fahrers mit einem LKW infolge Schwächeanfalls: BSG Breithaupt 1979, 777
11. BSG in ständ. Rspr., z. B. BSG Breith. 1972, 117
12. ständ. Rspr., vgl. z. B. BSG, Urt. v. 29.02.1984 – 2 RU 24/83 – = HV-Info 1984, 35 ff.
13. vgl. z. B. BSGE 61, 127, 130
14. BSG, Urt. v. 08.03.1990 – 2 RU 7/89 – = HV-Info 1990, 638 ff.
15. Schönberger A et al., S 405 m. w. N.
16. BSG, Urt. v. 05.08.1987 – 9b RU 16/86 – = HV-Info 1987, 1677 ff.
17. BSG, Beschl. v. 25.10.1989 – 2 RU 61/89 – = HV-Info 1990, 376 ff.
18. BSG, Urt. v. 27.11.1980 – 8a RU 12/79 – = VB 71/81; s. auch BSG SozR Nr. 47 zu § 542 RVO a. F.
19. BSG, Urt. v. 17.10.1990 – 2 RU 43/90 – = HV-Info 1991, 37 ff.
20. BSGE 62, 220, 223 f.
21. BSG, Urt. v. 04.12.1991 – 2 RU 14/91 – = HV-Info 1992, 586 ff.
22. BSGE 40, 273, 275 f.; BSG SGb 1974, 101
23. Schönberger A et al., S 97
24. BSG Breith. 1959, 555, 558
25. ständ. Rspr., vgl. z. B. BSGE 22, 200
26. BSGE 13, 175
27. BSG Breith. 1988, 386, 388
28. Brackmann, Handbuch der Sozialversicherung, S 489 h
29. BSGE 13, 175
30. BSGE 62, 220 m. w. N.

Wesentliche Teilursächlichkeit – dargestellt anhand konkreter Beispiele aus der Praxis des Unfallchirurgen

U. Heitemeyer

Durch den Gutachtenauftrag zur Unfallzusammenhangsfrage wird der Unfallchirurg aufgefordert, den mechanischen Ablauf eines angeschuldigten Ereignisses in der Beziehung zu einem Körperschaden zu analysieren und zu werten. Der Auftraggeber erwartet vom Gutachter die medizinisch begründete Aussage, ob das Unfallereignis rechtlich wesentliche Teilursache eines behaupteten Erst- und Folgeschadens gewesen ist. Der medizinische Gutachter ist angehalten, von den durch das Ermittlungsverfahren der Verwaltung in der Akte vorgegebenen Fakten als sog. Anknüpfungstatsachen für seine Untersuchungen und Schlußfolgerungen auszugehen. Die im Zuge der Sachverhaltsaufklärung im Akteninhalt vorgegebenen Ereignisschilderungen basieren auf den von medizinischen Laien erstellten Unfallanzeigen der Unternehmer, auf häufig unpräzise und ungenau abgefaßten D-Arztberichten und auf subjektiv eingefärbten Schilderungen des „Unfalls" durch die Versicherten. Aufgrund unfallmechanischer Erkenntnisse sowie unfallmedizinischer Erfahrung lassen sich bestimmte Verletzungsmuster und Funktionseinbußen eindeutig definierbaren Ereignisabläufen zuordnen. Es ist daher nicht abwegig zu befürchten, daß die unreflektierte Zugrundelegung der aus den Akten ersichtlichen Anknüpfungstatsachen dem Gutachter die Lösung einer Zusammenhangsfrage mitunter geradezu schablonenhaft aufzwingt.

Im Einzelfall der Zusammenhangsbegutachtung ist bei nicht eindeutigen Anknüpfungstatsachen dem Gutachter ein eigenes Prüfungs- und Ermittlungsrecht durch gezielte Befragung des Versicherten einzuräumen.

Beispiel: Ruptur der distalen Bizepssehne

Zusammenhangsbegutachtungen nach Verletzungen der Bizepssehnen sind erfahrungsgemäß unproblematisch. Proximale, schultergelenknahe Bizepssehnenrisse entstehen in der Regel auf dem Boden einer rechtlich wesentlichen degenerativen Vorschädigung der Sehnenstrukturen. Demgegenüber liegt bei Rupturen der distalen Bizepssehne am Ellbogengelenk in der Regel ein biomechanisches Unfallereignis vor, das geeignet ist, die Rißschädigung einer altersgemäßen Sehne zu bewirken.

Der Versicherte selbst sieht nach einer erlittenen Ruptur der distalen Bizepssehne überhaupt keine Veranlassung, die Rechtmäßigkeit seines „Unfalles" in

Zweifel ziehen zu lassen. Die Folgen des häufig mit unangenehmen und eindrücklichen Sensationen einhergehenden Sehnenrisses kann er im Seitenvergleich durch die unterschiedliche Position der Muskelbäuche am Oberarm schließlich selbst eindrücklich in Augenschein nehmen. Der den Riß der distalen Bizepssehne operierende Chirurg stößt häufig auf einen Sehnenstumpf, der in seiner Kontinuität weitgehend erhalten ist. Somit ist dieser makroskopische Befund wesentlich different zu den ausgefransten, zerfaserten Sehnenstümpfen, die dem Chirurgen an der proximalen Bizepssehne oder weitaus häufiger an der Achillessehne bei degenerativer Vorschädigung des rupturierten Sehnengewebes begegnen. Die vergleichende intraoperative Befundbewertung der rupturierten distalen Bizepssehne kann daher den Chirurgen zu einer voreingenommenen Einschätzung des angeschuldigten Ereignisses verleiten.

Der in der Akte vorgegebene Sachverhalt, von dem die Begutachtung ausgehen sollte, führte das ruckartige Anheben eines 60 kg schweren Hubwagens als Ereignismechanismus an. In dem nach der stationären Behandlung erstellten Arztbrief ließ der behandelnde Chirurg in seinen Ausführungen keinen Zweifel aufkommen, daß als Unfallursache ein „adäquates, für die distale Bizepssehnenruptur typisches Trauma vorlag".

In dem der Akte beiliegenden Histologiebericht der untersuchten Gewebeprobe der rupturierten Sehne wird eindeutig ein wesentlicher degenerativer Vorschaden beschrieben. Durch die Diskrepanz zwischen Histologiebefund und ärztlicher Bewertung des angeschuldigten Ereignisses erschien es angezeigt, den Ereignisablauf durch Befragen des Versicherten ergänzend zu ermitteln: „So wie tausendmal vorher habe ich versucht, mit gestrecktem Arm den mit Rollen ausgestatteten Hubwagen ruckartig unter eine Palette zu ziehen. Durch diesen Unfall habe ich einen Riß in der Ellbeuge mit sofort einsetzenden Schmerzen verspürt."

Nach dieser Schilderung des Ereignisablaufes lag eindeutig eine willentlich geführte, regelmäßig vom Versicherten ausgeübte physiologische Kraftanstrengung vor. Die biomechanische Analyse des angeschuldigten Ereignisablaufes führt zu der Schlußfolgerung, daß das willentliche geplante Anziehen eines mit Rollen ausgestatteten Hubwagens nicht den Riß einer altersgemäßen Sehne verursacht. Die rechtlich wesentliche Teilursache, die zur Ruptur der distalen Bizepssehne führte, ist in diesem Gutachtenbeispiel die histologisch objektivierbare degenerative Vorschädigung des Sehnengewebes gewesen.

In der Zusammenhangsbegutachtung ist der Gutachter zu ergänzenden Ermittlungen zum Ereignisablauf aufgerufen, wenn objektivierbare medizinische Untersuchungsbefunde und in der Akte vorgegebene Schilderungen zum Unfallhergang nicht in Übereinstimmung gebracht werden können.

Beispiel: Handwurzelknochenluxation

Der Unfall setzt eine Körperschädigung voraus. Das bedeutet, bevor ein Ereignis im Sinne des Unfallbegriffes auf seine wesentliche Teilursächlichkeit geprüft werden kann, muß zunächst einmal ein Körperschaden aktenkundig werden. Das Ermittlungsverfahren kann natürlich erst dann eingeleitet werden, wenn die Verwaltung durch den D-Bericht oder die Unfallanzeige informiert wird. Die folgende Kasuistik zeigt die Verkettung mehrfach unglücklich gelagerter Umstände, die zu einer erheblich verzögerten Einleitung des Ermittlungsverfahrens durch die zuständige Berufsgenossenschaft führen mußten.

Die 14 Monate nach dem angeschuldigten Ereignis bei der zuständigen Berufsgenossenschaft eintreffende Unfallanzeige berichtet von einer hauptamtlich als Telefonistin beschäftigten Versicherten, der aushilfsweise in einer Arbeitsschicht die Aufgabe übertragen wurde, Geschäftspapiere zusammenzuheften. Dazu schlug die Versicherte mehrfach mit der rechten Hand auf einen schwergängigen Hefter und zog sich gemäß der Unfallanzeige eine „Verletzung" zu, die mit dem nicht objektivierbaren Terminus „Schmerzen" charakterisiert wurde. Durch diese interpretierende Form der schriftlichen Mitteilung, die keinen eingetretenen Körperschaden erkennen läßt, drückt die Betriebsleitung in der Unfallanzeige Zweifel am ursächlichen Zusammenhang aus.

Die aushilfsweise übertragene Tätigkeit des Heftens stellte die Versicherte zwar ein, aber ihre hauptamtliche Tätigkeit als Telefonistin führte sie unter Schonung der rechten und Einsatz der linken Hand weiter durch. Der außerhalb der Arbeitszeit konsultierte Hausarzt diagnostiziert nach alleiniger klinischer Untersuchung eine leichte Sehnenscheidenentzündung der rechten Hand. Arbeitsunfähigkeit trat nicht ein. Die Schmerzen in der rechten Hand ließen nicht nach, es folgte eine Odyssee von Arztbesuchen in verschiedenen Fachdisziplinen. Das unverändert schmerzhafte Handgelenk wurde erstmalig 8 Monate nach dem Ereignis in 2 Ebenen geröntgt. Die Diagnose lautete „Verkalkungen am Griffelfortsatz der Speiche und beginnende Handgelenkarthrose". Weitere 4 Monate vergingen bis zur angemessenen und eindeutigen diagnostischen Abklärung der fortbestehenden Handgelenkbeschwerden. Die notwendige, seitenvergleichende Röntgenuntersuchung beider Hände deckte eine seltene Handwurzelknochenverrenkung (skapholunäre Dissoziation) auf. Die Behandlung der diagnostizierten Verrenkung bestand in der operativen Versteifung der verletzten Handwurzelknochengelenke.

Die Nachfragen im Ermittlungsverfahren der Verwaltung bei den verschiedenen in den vergangenen Monaten konsultierten Ärzten ergaben ein weites Spektrum an Diagnosen wie zervikaler Bandscheibenschaden mit Schulter-Arm-Syndrom, rezidivierende Sehnenscheidenentzündungen, Arthrose des rechten Handgelenkes und psychovegetative Labilität. Die Frage nach der wesentlichen Teilursache des Ereignisses „Heften der Geschäftsunterlagen" bedurfte im Widerstreit der zahlreich aufgestellten, unterschiedliche Organsysteme betreffende Diagnosen der Zusammenhangsbegutachtung.

Bei der klinischen Untersuchung zur Unfallzusammenhangsbegutachtung lag nach partieller operativer Einsteifung der Handwurzelgelenke eine weitgehend gebrauchsunfähige rechte Hand im Sinne einer ausgeprägten postoperativen neurovaskulären Reflexdystrophie vor. Dem klinischen Befund entsprechend zeigte die Röntgenuntersuchung eine ausgeprägte Demineralisation des rechten Handskelettes.

Den Mechanismus des angeschuldigten Ereignisses haben wir uns von der Versicherten nochmals schildern lassen. Bei dem benützten Hefter handelte es sich nicht um ein Gerät, wie es üblicherweise auf Schreibtischen zu finden ist. Vielmehr versuchte die Patientin eine schwergängige Heftmaschine, mit der nicht einzelne Briefbögen, sondern stapelweise Papier geheftet wird, durch kräftiges Schlagen mit der flachen Hand auf den Bedienungshebel zu betätigen. Das Arbeiten mit der Heftmaschine war für die Versicherte ungewohnt, und sie erkannte daher nicht, daß die Schwergängigkeit auf einem mechanischen Defekt der Heftmaschine beruhte, eine Tatsache, die sie erst später von einer Kollegin erfuhr. Bei dem letzten dieser kräftigen Schläge mit der rechten Hand verspürte die Patientin so heftige Schmerzen, daß sie das Heften von Geschäftspapieren nicht weiter ausführen konnte.

Zur Beantwortung der Frage des ursächlichen Zusammenhangs ist es pathomechanisch angemessen, den mechanischen Vorgang des Schlagens mit der flachen Hand auf den schwergängigen Hefter analog zu einem Sturz auf die streckseitig flektierte Hand zu betrachten.

Experimentelle Untersuchungen an Leichenhänden haben gezeigt, daß in Abhängigkeit von der Größe der einwirkenden Kraft unterschiedliche Verletzungsmuster am Handgelenk auftreten können. In Abhängigkeit der Gewalteinwirkung umfaßten die experimentellen Verletzungen Handgelenkzerrungen, Kapselbandrupturen, Radiusfrakturen, Handwurzelknochenverrenkungen und schwerste Luxationsfrakturen.

Das kräftige Schlagen mit der flachen Hand auf einen schwergängigen Bedienungshebel einer defekten Heftmaschine ist unter Berücksichtigung der auf das Handgelenk wirkenden Kräfte durchaus einem Sturz auf die ausgestreckte Hand vergleichbar.

Die Röntgendiagnostik ist unverzichtbarer Bestandteil der ärztlichen Abklärung von traumatischen Handgelenkbeschwerden. Die Indikation zu Vergleichsaufnahmen der kontralateralen Hand muß bei unklaren diagnostischen Befunden großzügig gestellt werden.

Die bereits erwähnten unterschiedlichsten, im Zusammenhang mit den kontinuierlich geklagten Handgelenkbeschwerden unvollständigen Diagnosen resultieren aus der nicht angemessenen Würdigung des mechanischen Ereignisablaufes „Schlagen auf den schwergängigen Hefter" und der dadurch bedingten Verkennung der Handwurzelknochenverrenkung. In der Zusammenhangsbegutachtung wurde der zuständigen Berufsgenossenschaft empfohlen, das angeschuldigte Ereignis als ursächlich für den Erstschaden der Handwurzelknochenverrenkung und den Folgeschaden der postoperativen neurovaskulären Reflexdystrophie anzuerkennen.

Beispiel: Berufskrankheit Nr. 2104

Vibrationsbedingte Durchblutungsstörungen an den Händen, die zur Unterlassung aller Tätigkeiten gezwungen haben, die für die Entstehung, die Verschlimmerung oder das Wiederaufleben der Krankheit ursächlich waren oder sein können.

Die in der Berufskrankheitenverordnung bezeichneten Berufskrankheiten gelten als Arbeitsunfall. Entsprechend werden nach den Maßstäben der Gesetzlichen Unfallversicherung die Normen der haftungsbegründenden und haftungsausfüllenden Kausalität dem Prüfungsverfahren eines Körperschadens, der zur Anerkennung als Berufskrankheit führen soll, zugrunde gelegt.

Die Erkrankungssache, die in dem Ermittlungsverfahren zur Überprüfung des Vorliegens einer BK-Nr. 2104 „Vibrationsschäden" in einer Zusammenhangsbegutachtung beurteilt werden sollte, bestand in Schwellneigungen der rechten Hand, schmerzhaften Bewegungseinschränkungen der Finger und Kraftminderung der betroffenen Hand. Die Ermittlungen des Technischen Aufsichtsdienstes ergaben, daß durch die Benützung von pneumatisch betriebenen Nagelgeräten über einen Zeitraum von 10 Jahren die beruflichen Voraussetzungen zu Anerkennung einer BK-2104 erfüllt waren.

Die an verschiedenen Kliniken erhobenen medizinischen Untersuchungsbefunde konnten keinem eindeutig definierbaren Krankheitsbild zugeordnet werden. Die in den Akten wiederholt auftauchende Diagnose lautet: Durchblutungsstörung an der rechten oberen Extremität am ehesten auf dem Boden eines Vibrationsschadens.

Die gutachtliche Beantwortung der Frage, ob Vibrationen erzeugende Arbeitsmittel ursächlich oder wesentlich teilursächlich Durchblutungsstörungen an den Händen im Sinne der BK-2104 verursachen oder verursachen können, muß folgende Fakten beachten:

1. Vibrationsbedingte Durchblutungsstörungen entstehen vornehmlich an den Fingern der Bedienungshand durch schwingungsbedingte, mechanische Aktivierung eines vasospastischen Anlageschadens. Dieser Anlageschaden beruht als innere Anlage auf einer erhöhten Reizempfindlichkeit und ist nicht einem organischen, morphologisch faßbaren Gefäßleiden gleichzusetzen.

Für die Zusammenhangsbegutachtung wesentlich ist die Kenntnis der Tatsache, daß bei herabgesetzter Reizschwelle der neuromuskuläre Funktionskomplex der Gefäßwand exogene Reize, z.B. auch mechanische Schwingungen, physiologisch beantwortet.

2. Die anfallsweise auftretenden klinischen Symptome stehen in einem engen zeitlichen Zusammenhang zur Exposition mit Schwingungen erzeugenden Arbeitsgeräten. In einem ebenso engen zeitlichen Zusammenhang hören die auftretenden Schmerzattacken auf, sobald die Einwirkung mechanischer Schwingungen unterbunden wird.

3. Durch den für vibrationsbedingte Durchblutungsstörungen typischen Verlauf des Kälteprovokationstests werden organische Grunderkrankungen am Gefäßsystem abgrenzbar. Im positiven Kälteprovokationstest weisen die Finger im Kältebad zunächst eine Weißfärbung auf. Nach Aufhebung der Kälteeinwirkung reagiert das zur Lumenerweiterung fähige Gefäßsystem mit einer bläulich-lividen Verfärbung, die dann in eine reaktive intensive Hyperämie übergeht. Ein organisch krankes Gefäßsystem, das zu einer Gefäßerweiterung nicht mehr in der Lage ist, ist im Kälteprovokationstest durch den Ausfall der Hyperämiephase nach Abschluß der Kälteeinwirkung gekennzeichnet.

Diese gesicherten medizinischen Erkenntnisse in bezug auf die BK-2104 dienen als Prüfungsschema zur Beurteilung anamnestischer Daten und medizinischer Untersuchungsbefunde. In dem zur Diskussion stehenden Fall traten 10 Jahre vor der ersten Exposition mit pneumatisch betriebenen Nagelgeräten spontan schwellungsbedingte Schmerzen an der gesamten rechten Hand auf. 4 Jahre nach Vermeiden jeder Betätigung mit mechanischen Schwingungen erzeugenden Werkzeugen bestand kontinuierlich eine persistierende Schwellung mit erheblicher Funktionsbeeinträchtigung der rechten Hand. Wiederholte arteriographische Untersuchungen zeigten Engstellungen im Verlauf der Unterarm- und Handarterien, die durch Applikation gefäßerweiternder Medikamente nicht zu beeinflussen waren. Dieser technische Untersuchungsbefund weist auf ein nicht reaktionsfähiges, organisch geschädigtes Gefäßsystem hin. Der durchgeführte Kälteprovokationstest zeigte sich atypisch für eine BK 2104.

Die zusammenfassende Bewertung der relevanten Befunde führt zu dem Ergebnis, daß die medizinischen Voraussetzungen zur Anerkennung einer BK 2104 nicht gegeben sind. Die objektivierbaren ärztlichen Untersuchungsergebnisse belegen keine zu Gefäßspasmen neigende erhöhte Reizempfindlichkeit, die durch berufliche Einwirkungen wesentlich verschlimmert würde, sondern weisen einen organischen Schaden des Gefäßsystems nach. Die anamnestischen Daten lassen keinen für die BK 2104 typischen zeitlichen Zusammenhang der schmerzhaften Schwellungen an der Hand zur Exposition mit mechanischen Schwingungen erkennen. Auch bei nachweisbarer beruflicher Voraussetzung ist aus ärztlicher Sicht das Arbeiten mit pneumatisch betriebenen Nagelgeräten als eine Gelegenheitsursache zu werten. Wesentliche Teilursache, die die schmerzhafte Schwellung der rechten Hand hervorgerufen hat, ist der anlagebedingte organische Gefäßwandschaden. Der Berufsgenossenschaft wurde dementsprechend empfohlen, einen ablehnenden Bescheid zu erteilen.

Literatur

1. Hierholzer G, Ludolph E (1986) Gutachtenkolloquium 1. Springer, Berlin Heidelberg New York
2. Laarmann A (1977) Berufskrankheiten nach mechanischen Einwirkungen. Enke, Stuttgart
3. Mehrtens G (1979) Das Rentengutachten. Bericht Unfallmed Tagung, Düsseldorf. Hauptverband der gewerblichen Berufsgenossenschaften e. V., St. Augustin 37: 144
4. Zilch H (1985) Zur Mechanik der perilunären Handwurzelknochen und deren Verletzungsmuster einschließlich posttraumatischer Instabilitäten. Z Orthop 123: 60

Wesentliche Teilursächlichkeit aus der Praxis des Unfallchirurgen

M. ROESGEN

Einleitung

Der Begriff der Teilursächlichkeit besagt, daß für eine Störung des Gesundheitszustandes mehrere Ursachen in Betracht kommen. Für den Gesundheitsschaden nach Unfallverletzung bedeutet dies, daß neben der unmittelbaren Auswirkung des Unfallgeschehens auch andere Gesundheitsstörungen Einfluß auf das verletzte Organsystem zeigen. Da das Unfallereignis plötzlich, überraschend und unabwendbar eintritt, müssen solche Gesundheitsstörungen bereits vorbestehend sein. Die Terminologie der Versicherungsträger nennt hierfür den Begriff des Vorschadens. Dieser Vorschaden tritt in eine Wechselbeziehung zur Unfallverletzung. Diese Wechselbeziehung kann vorübergehender oder dauernder Natur sein, verstärkend oder – im Ausnahmefall – abschwächend wirken. Hierbei ist ein Vorschaden als bereits bestehende Erkrankung abzugrenzen von der Schadenslage, die bis dahin okkult, ohne Krankheitswert vorhanden ist und sich erst im Gefolge der Unfallverletzung offenbart und damit diesen Krankheitswert erhält.

Für die gutachterliche Wertung ist entscheidend, welchen Proporz die Teilursächlichkeiten in ihrer Wechselbeziehung zwischen Vorschaden und Unfallschaden einnehmen. Gerade diese Einschätzung eines wesentlichen Anteils sowie die Wahrscheinlichkeit dieser Wesentlichkeit und ihrer Auswirkungen müssen geklärt werden.

Es ist überraschend, daß immer wieder die gleichen Krankheitsbilder diesen Problemkreis beherrschen, und es überrascht, daß diese Probleme nicht grundsätzlich gelöst werden können.

Die Ursachen hierfür liegen

1. in den Lücken des Feststellungsverfahrens,
2. in der Problematik der typischen Krankheitsbilder,
3. in der Unschärfe der wissenschaftlichen Abgrenzung,
4. in der Unklarheit diagnostischer Methoden.

Lücken des Feststellungsverfahrens

Das von der Verwaltung eingeleitete Feststellungsverfahren (Tabelle 1) ist in besonderem Maße an die Mitarbeit des D-Arztes gebunden. Dies beginnt bereits mit der Aufnahme des Unfallherganges im D-Arztbericht. Eine detaillierte Beschreibung der Umstände, eines Bewegungsablaufes, des Verletzungsmechanismus ist häufig genug angemahnt worden. Überwiegend wird bereits an diesem Punkt gegen die Regeln kontinuierlich verstoßen. Die Bedeutung eines Ereignisablaufes als unersetzliche äußere Einwirkung ist im nachhinein gar nicht oder nur unter erschwerten Bedingungen festzustellen, hingegen unter dem Eindruck des akuten Geschehensablaufes meist lückenlos festzuhalten, sofern sich der D-Arzt nur dieser Mühe unterzieht. Zudem ist im D-Arztbericht bereits eine Wertung gefordert, um prima vista die Wahrscheinlichkeit einzuschätzen.

Gleichzeitig sind Vorschäden im Sinne einer Vorerkrankung, vorangegangener Unfallverletzungen und eventueller Rentenleistungen aufzunehmen.

Tabelle 1. Feststellungsverfahren (Nach Schürmann [10])

Unfallhergang
Erstbefund
Vorschaden
– Krankheit
– Unfälle
– Berufskrankheit
Sonstige Befunde

Fall 1: D., H.-J. 36 Jahre: Im Laufen mit dem einen Fuß im Schnürsenkel des anderen Schuhes hängengeblieben. Drohte zu stürzen, fing den Sturz mit der Hand am Türrahmen ab. Ein Kahnbeinbruch wurde diagnostiziert, 3 Monate Gipsbehandlung. Anschließend Pseudarthrose festgestellt. Operative Freilegung: Falschgelenkbildung und frischere Absprengung am oberen Kahnbeinpol. Matti-Russe-Plastik (Abb. 1).

14 Jahre zuvor: Kahnbeinbruch der rechten Handwurzel. Behandlung im Faustgips. Nach 6 Monaten knöcherne Ausheilung festgestellt.

Im nachhinein, bei Durchsicht der Röntgenaufnahmen, bereits zum Zweitunfall bestehende Kahnbeinpseudarthrose, die durch das zweite Ereignis gelockert wurde. Die bis dahin stumme, straffe Kahnbeinpseudarthrose wurde instabil und behandlungspflichtig. Die vor 14 Jahren entzogene MdE lebte wieder auf.

Beurteilung: Vorschaden, richtunggebende Verschlimmerung, stabile Situation in instabile Situation gewandelt.

Problematik der typischen Krankheitsbilder

Immer wieder gleichartige Krankheitsbilder werfen die Frage auf, ob ein Vorschaden die wesentliche Teilursächlichkeit im Rahmen einer Unfallverletzung begründet oder die Unfallverletzung wesentliche Teilursächlichkeit des fest-

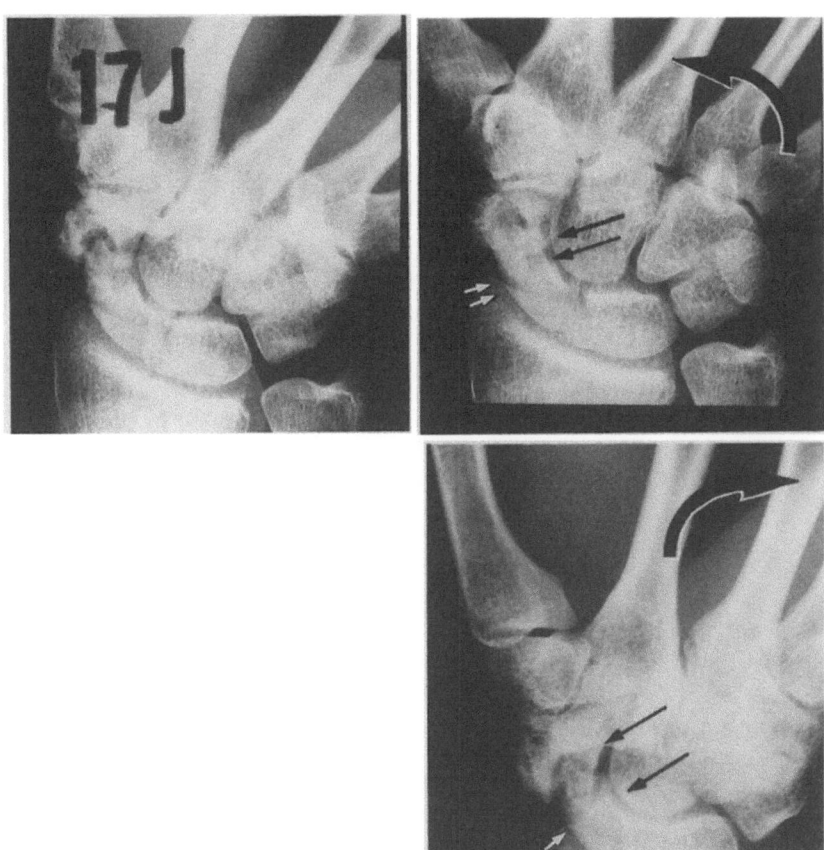

Abb. 1. Durch Zweitunfall, 17 Jahre nach dem Erstunfall, instabil gewordene Pseudarthrose des rechten Handkahnbeins. Erweiterung des Pseudarthrosenspaltes bei ellenwärtiger Abwinkelung der Hand (*Pfeile*)

stellbaren Körperschadens bei gleichzeitiger Vorerkrankung bedingt. Fragestellungen hierzu werden am häufigsten für folgende Krankheitsbilder aufgeworfen:

1. Degenerative Leiden,
2. Wirbelsäulenschäden,
3. Durchblutungsstörungen.

Degeneration

In der klinischen Definition nach Probst [8] handelt es sich hierbei um den Verlust des Normzustandes eines Gewebes ohne sichtbar werdenden krankhaften Prozeß. Diese Definition entspricht der einer Schadensanlage. Als Gründe

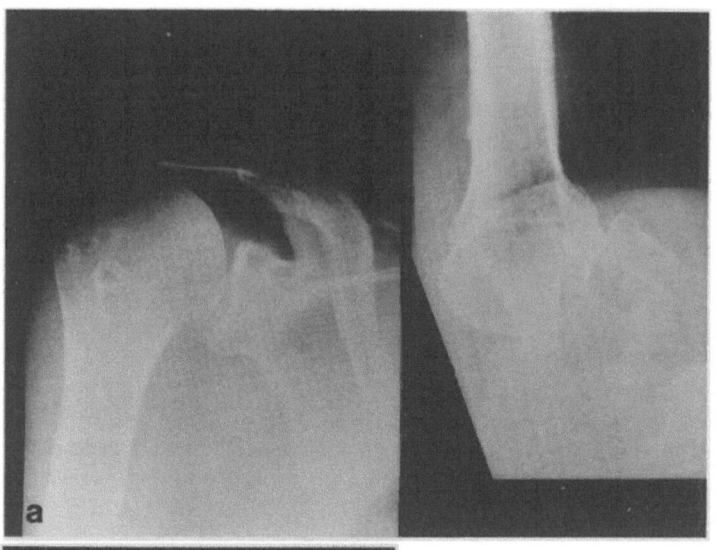
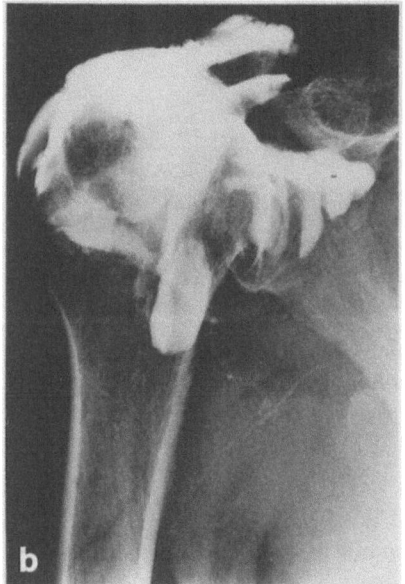

Abb. 2. a Röntgenübersichtaufnahme des Schultergelenkes: Schulterhochstand als Hinweis für Rotatorenmanschettenruptur. **b** Arthrographie: Rotatorenmanschettendefekt

hierfür werden genannt: die alterungsbedingte Nichterneuerung der Gewebe, die Abnutzung, die Folgen eines Nichtgebrauches oder die Folgen eines Fehlgebrauches und damit einer Überbeanspruchung. Pathophysiologisch ist die Entstehung einer Degeneration eingrenzbar, jedoch nicht definierbar. Zahlreiche, sich über längere Zeiträume wiederholende Mikrotraumata führen zu Fasereinrissen des Bindegewebes und Zerstörung der Arteriolen [2, 6]. Es resultiert eine Gewebeanoxie, auf die der Organismus mit einer chronischen, reparativen Ent-

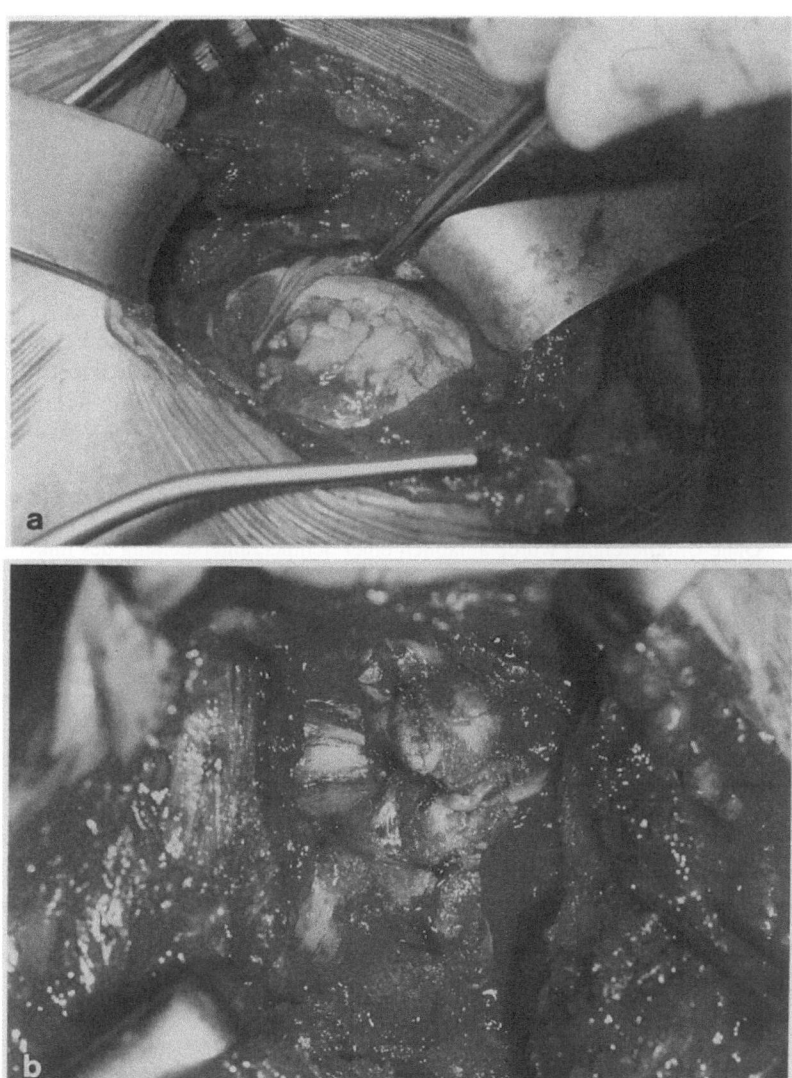

Abb. 3. a Typischer Defekt einer degenerierten Rotatorenmanschette mit dünnen Lefzen ohne Sehnengewebe. **b** Naht einer frischrupturierten, kräftig ausgeprägten Rotatorenmanschette

zündungsreaktion reagiert. Nach dem Abbau von Nekrosen folgt eine Proliferationsphase mit der körpereigenen narbigen Reparatur. Die Narbe bedingt eine verminderte Festigkeit des Gewebes zusätzlich zu einem Elastizitätsverlust. So kann bei einer relativ geringfügigen Anstrengung eine Ruptur stattfinden. Von dieser Degeneration sind im alterstypischen Verlauf besonders folgende Gewebe betroffen:

1. Menisken
2. Sehnen
   - M. biceps
   - Rotatorenmanschette
   - Achillessehne
   - M. quadriceps
3. Knorpel
4. Bandscheibe
5. Wirbelgelenke

Als typisches Beispiel sei der Defekt der Rotatorenmanschette herausgegriffen. Bei einer 46jährigen Frau geht es um die Anerkennung einer BK 2101 (Erkrankung der Sehnenscheiden oder des Sehnengleitgewebes, bzw. Krankheiten, die einer Berufskrankheit entsprechen nach § 551, Absatz 2 der RVO).

Fall 2: Diagnose: Ruptur der langen Bizepssehne, Rotatorenmanschettendefekt (Abb. 2 und 3). Beruf: Friseurmeisterin in eigenem Betrieb, freiwillig versichert.

Ohne Unfallereignis wurde anläßlich einer Schmerzuntersuchung des linken Armes die Ruptur der langen Bizepssehne festgestellt. $1/2$ Jahr später wurde sonographisch die Ruptur der Rotatorenmanschette (kleiner Defekt der Supraspinatussehne) festgestellt. Radiologisch ist eine Verkalkung in der Rotatorenmanschette nachweisbar. Engpaßsyndrom der Schulter, Dezentrierung des Oberarmkopfes. Auch rechts Dezentrierung, weniger stark ausgeprägt als links, und Verkalkung der Rotatorenmanschette. Bei der Untersuchung freies Bewegungsspiel im linken Schultergelenk, Kraftlosigkeit im linken Arm. Zahlreiche Besuche bei mehreren Ärzten.

Der Staatliche Gewerbearzt lehnt Anerkenntnis als Berufskrankheit ab, da keine besondere Exposition. Ein Gutachter, Arzt für innere Krankheiten, physikalische Therapie, Sozialmedizin, kommt nach § 551, Absatz 2 RVO (Krankheiten, die nicht in der Liste BK aufgeführt sind) zur Anfechtung.

Stellungnahme und Begründung:
1. Bizepssehnenriß, möglicherweise indirekt durch Folge beruflicher Überbelastung, jedoch nicht durch berufsbezogenes Unfallereignis aufgetreten.
2. Rotatorenmanschettenruptur „genügt zweifellos, den Anforderungen des § 551 RVO in Verbindung mit der BK 2101 zu entsprechen".

Folgende Erklärungen wurden gegeben:
„Im Gegensatz zu angestellten Friseurinnen konnte die Geschäftsinhaberin auf ihren Gesundheitszustand niemals Rücksicht nehmen. Anstrengende Zwangshaltungen mit fast horizontal gehaltenem Unterarm. Gerade hierbei wird die Rotatorenmanschette ungewöhnlich belastet. Dies ist unbestreitbar und auch unzweifelhaft berufsspezifisch."

„Schleichende überlastungsbedingte Auflockerungen der Sehnenstruktur, die schließlich zu einer Kontinuitätsunterbrechung führt."

„Der ursächliche Zusammenhang zur beruflichen Tätigkeit, besonders in diesem Fall, mit extremer spezifischer Überlastung gerade dieser Sehnenplatte steht somit außer Zweifel."

„Genehmigung unter Berücksichtigung des Ausnahmeparagraphen 551, Absatz 2 RVO ist zwingend notwendig."

Unabhängig bestehen seit 10 Jahren Verschleißerscheinungen der Halswirbelsäule mit Schulter-Arm-Syndrom links, Epicondylitis radialis, Bandscheibenvorfall der LWS, hochgradiger Verschleiß der HWS.

Medizinisch ist zu entscheiden, ob hier eine das altersübliche Maß übersteigende Degeneration vorliegt und ob dieses Mehr an Gewebeveränderungen einer besonderen berufsbedingten Beanspruchung zuzurechnen ist. Beides muß im vorliegenden Fall negiert werden. Pathophysiologisch ist nicht die Arbeit in Armvorhalte pathognomonisch, sondern die Überkopfarbeit. Die Degeneration der Rotatorenmanschette im 4. bis 5. Lebensjahrzehnt ist eine typische Schadenanlage.

Unschärfe der wissenschaftlichen Abgrenzung

Unter der Prämisse, daß das versicherte Rechtsgut der individuellen Erwerbsfähigkeit entspricht, können degenerative Gewebeveränderungen sowohl als Schadensanlage, d.h. bis zum Unfallereignis unbemerkt vorhanden – der Verletzte fühlte sich bis dahin gesund – sein, als auch als Vorschaden bereits manifest geworden sein – der Verletzte hat eine entsprechende Vorerkrankung, wie z.B. einen Verschleiß der großen Gelenke [4, 12]. Für die Beurteilung ist entscheidend, wie weit bei bestehendem Vorschaden der angegebene Ereignisablauf geeignet war, eine zusätzliche Schädigung zu setzen, die den weiteren Krankheitsverlauf bestimmt und damit wesentlich im Sinne einer Verschlimmerung eines Vorschadens oder des Manifestwerdens einer Schadensanlage gewesen ist.

Wie wichtig in diesem Zusammenhang die exakte Erfassung des Ereignisablaufes ist, soll im nächsten Fall deutlich gemacht werden.

Fall 3: K., J. 56 Jahre: Beim Betriebssport Ausfallschritt mit dem rechten Bein. Sofortiger starker Schmerz oberhalb der Kniescheibe, das Knie ist „haltlos".

Klinischer Befund der Sehnenruptur des vierköpfigen Oberschenkelmuskels, relativer Kniescheibentiefstand. Dellenbildung oberhalb der Kniescheibe. Intraoperativ komplette Zerreißung der Oberschenkelstrecksehne. Histologie: Ausgedehnte mukoide Degeneration der Sehnenstümpfe. Direkte Sehnennaht, Ausheilung unter freier Kniegelenkfunktion (Abb. 4).

Schadensanlage: Degeneration, Schadenereignis: Betriebssport, adäquates Trauma.

Zu überlegen ist in diesem Zusammenhang, ob ein Bewegungsablauf physiologisch oder unphysiologisch stattgefunden hat. Der Betriebssport Volleyballspiel hat eine Gefahrenneigung für das Umknicken mit dem Fuß. Eine besondere Gefahrenneigung für die Zerreißung der Achillessehne oder der Quadrizepssehne besteht nicht. Zu eruieren ist, unter welchen Umständen der hier geschilderte, klinisch eindrückliche Befund der Quadrizepssehnenruptur eingetreten ist: Ist dieser Riß a) im Absprung und Hochschnellen, b) beim Landen und Abfangen des Körperschwunges, c) bei einem Straucheln und Ausfallschritt mit dem Bein, d) beim Sturz auf das Kniegelenk eingetreten? Sowohl das gezielte Hochspringen zum Ball als auch die kontrollierte Landung können als für die Sportart typische Bewegungsabläufe mit u.U. maximaler, aber immer gezielter Muskelanspannung zugeordnet werden. Vergleichbar ist diese etwa dem Anspannen der Achillessehne beim Laufen oder beim Stemmen eines schweren Gegenstandes.

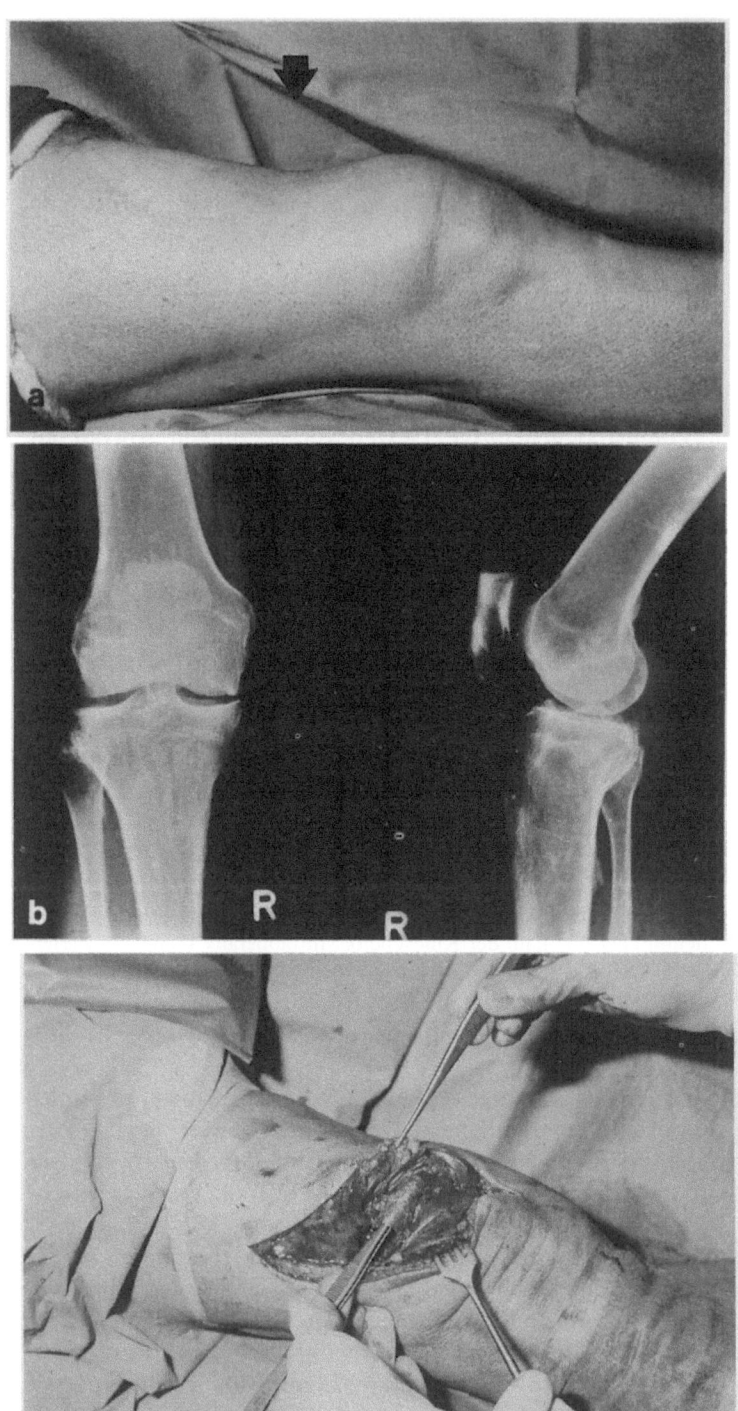

Abb. 4a–c

Dieser Bewegungsablauf ist für den sportlichen Körpereinsatz beim Volleyballspiel typisch, koordiniert und nicht besonders gefahrengeneigt. Erst ein weiteres Moment des unkontrollierten Krafteinsatzes unter maximaler Körperspannung muß hinzukommen, um die traumatische Genese einer Quadrizepssehnenruptur begründen zu können. Ein solches zusätzliches Ereignis ist das Straucheln, der Versuch des Abfangens im Sturz oder ähnliches.

Problematisch ist es dann, den genauen Punkt der Sehnenzerreißung festzulegen und vom übrigen stattgehabten Bewegungsablauf zu trennen. Die beste Möglichkeit hierzu besteht beim den Unfall aufnehmenden D-Arzt in der frischen Erinnerung des Verletzten. Die spätere Entscheidung über die Wertung eines physiologischen oder aber eines unphysiologischen Bewegungsablaufes kann sich nur hierauf stützen. Eine Schadensauslösung ist nur dann anzunehmen, wenn eine überraschende, zusätzliche Belastung ein Sehnengewebe im Augenblick bereits bestehender maximaler Körperanstrengung trifft und diese maximale Belastung der Willkürsteuerung entzogen ist [5].

So kann die Ruptur der langen Bizepssehne nur im Ausnahmefall eine traumatische Genese haben, wie im Falle eines 51jährigen Tierarztes.

Fall 4: Dr. E. F. 51 Jahre: Bei der Geburtsentwicklung eines Kalbes wurde dieses mit beiden Armen aufgefangen. Das Kalb schlug mit dem Hinterlauf gegen den gebeugten rechten Unterarm. Sofortiger Schmerz im rechten Oberarm an der Vorderseite. Die Tätigkeit ist sofort eingestellt worden. Die Tomographie zeigt eine Ruptur des Bizepsmuskels am Ansatz der langen Bizepssehne. Arbeitsunfähigkeit besteht für 5 Wochen (Abb. 5).

Der Unfallzusammenhang wird ausnahmsweise anerkannt. Entsprechend dem Ereignisablauf trifft ein zusätzlicher Schlag auf den unter maximaler Kraftanstrengung angebeugten Unterarm.

In Zweifelsfällen muß die Fragestellung lauten, ob eine willkürlich gesteuerte Bewegung vorgelegen hat oder ob eine passive Bewegung einem muskulär fixierten Gelenk aufgezwungen wurde. Die letzte Beurteilung kann nur im Sinne der Wahrscheinlichkeit, wie sie Kant formuliert hat „als Verhältnis der mehr zureichenden zu den weniger zureichenden Gründen" entschieden werden.

Dies gilt auch für den Fall eines 58jährigen Mannes, der im Alter von 28 Jahren eine Kniegelenkdistorsion erlitt.

Fall 6: Sch., G. 58 Jahre: Antrag auf Anerkennung eines Meniskusschadens als Berufskrankheit nach BK 2102. Bei einer Kniegelenkspiegelung fortgeschrittene Arthrose des Kniegelenkes mit kleinem Restmeniskus und Randauffaserungen sowie Schliffspuren bei der Femurkondylen festgestellt.

30 Jahre zuvor: Sprung von einem Waggon als Rangierer. Mit dem Knie auf dem Boden aufgeschlagen. Kniegelenkdistorsion diagnostiziert. 6 Wochen später operative Freilegung. Ein Meniskusganglion wurde operativ entfernt. Ein Unfallzusammenhang wurde abgelehnt, da es sich beim Meniskusganglion nicht um eine Traumafolge handelt. Zum Unfallzeitpunkt bereits 3 $1/2$ Jahre im Rangierdienst tätig. Jetzt, 30 Jahre später, Antrag auf Anerkennung

---

Fig. 4. a Klinischer Befund bei Quadrizepssehnenruptur mit tiefer Dellenbildung oberhalb der Kniescheibe (*Pfeil*). **b** Röntgenbefund: Pangonarthrose aller Gelenkkompartimente, Verkalkung des Lig. patellae. **c** Intraoperative Darstellung der rupturierten und zerfaserten Sehne des M. quadriceps

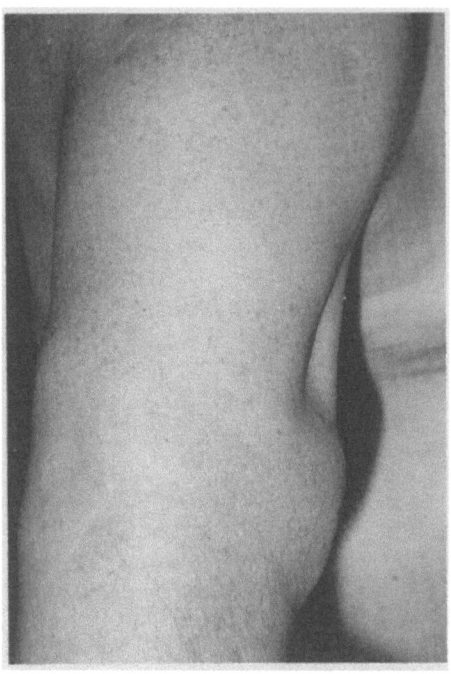

Abb. 5. Typischer Befund des Abrisses der proximalen Bizepssehne mit tiefer Dellenbildung im ehemaligen Sehnenbett und Verlagerung des Muskelbauches zum Ellenbogengelenk hin

einer BK 2102 infolge Exposition mit kniebelastender Tätigkeit, Meniskusganglion als degenerativer Schaden.

Beurteilung:
Contra: Ablehnung, da keine Zusammenhangstrennung.
Pro: Anerkenntnis, da degenerative Entstehung – Überlastung – des Meniskusganglions wissenschaftlich diskutiert wird. Da die Diskussion jedoch nicht abgeschlossen ist und die wissenschaftliche Erkenntnis nicht genügend gesichert sind, kommt eine Anerkenntnis nicht in Betracht.

Vorschaden an der Wirbelsäule

Auch hierbei handelt es sich in der Mehrzahl um degenerative Veränderungen. Zahlreich sind festgestellte Krankheitsbilder, die beim Auftreten einer Wirbelsäulenverletzung der Einflußnahme auf den Heilungsverlauf und das spätere Ausheilungsergebnis bezichtigt werden:

1. Bandscheibendegeneration,
2. Lumboischialgie,
3. Morbus Scheuermann,
4. Skoliose,
5. Spondylolisthesis,
6. Morbus Bechterew,
7. Osteoporose,
8. Spina bifida,
9. Tumor.

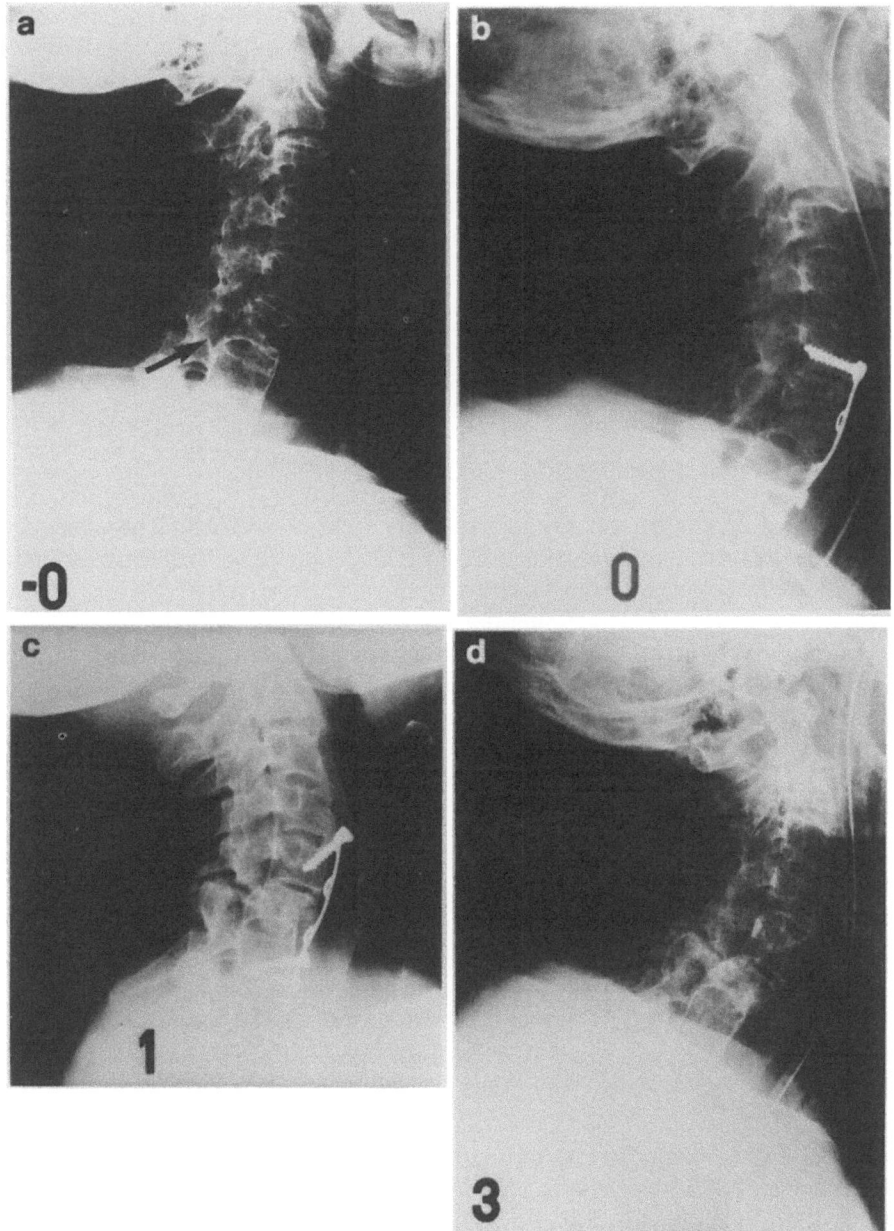

Abb. 6. a Kompressionsfraktur 6. Halswirbelkörper bei Morbus Bechterew. **b** Osteosynthese mit überbrückender Platte. **c** Nach 1 Monat Ausriß der Platte. **d** 3 Monate postoperativ in Halo-Extension knöcherne Konsolidierung

Diese Liste ist keineswegs vollständig. Besonders tragisch wirken sich Vorerkrankungen der Wirbelsäule bei Veränderungen der knöchernen Tragfähigkeit aus [1]. Hierzu gehört sowohl der Morbus Bechterew als auch die Osteoporose. Es genügt beim Morbus Bechterew schon eine geringe Beschleunigung, um im Sinne der Halswirbelsäulendistorsion eine Fraktur des starren, zu keiner Ausweichbewegung befähigten Achsenorgans, zu verursachen. Hierzu gehört auch die Problematik der weiteren Behandlung, indem ohne zusätzliche Stabilisierung in der Halo-Extension eine lange interne Fixation nicht genügend Stabilität erbringt.

Fall 7: Sch., R. 46 Jahre: Morbus Bechterew seit 10 Jahren bekannt. Auffahrunfall geringen Ausmaßes an der Ampel. Kompressionsfraktur C 7, Stabilisierung mittels H-Platte. Postoperativ Ausriß der Platte, Redislokation, Ausheilung unter Extension in Vorschub. (Abb. 6).

Vorschaden: Morbus Bechterew.

Geringes Trauma, Therapiekomplikation bei starrer Wirbelsäule.

Auch beim Vorliegen der Osteoporose als wesentliche Schadensanlage, bei einer Beschwerdesymptomatik häufig auch als Vorschaden diagnostiziert, muß ein Verletzungsmechanismus hinzutreten, um eine Bruchverletzung hervorzurufen. Eine alleinige spontane Sinterung des Wirbelkörpers erfüllt nicht die Bedingung eines Arbeitsunfalles mit der haftungsausfüllenden Kausalität [11]. Auf der anderen Seite reichen gerade bei der Osteoporose pathophysiologisch geringe Gewalteinwirkungen, um einen knöchernen Schaden hervorzurufen.

Fall 8: R., I, 51 Jahre: Im Bierkeller gestolpert, nach hinten gefallen und mit dem Kreuz auf ein Faß aufgeschlagen. Weiter im eigenen Betrieb gearbeitet. Nach 2 Wochen Vorstellung beim Arzt für Orthopädie. Ein Deckplatteneinbruch des 1. Lendenwirbelkörpers wird festgestellt, allgemeine Osteoporose. Knochenszintigramm: Mehrbelegung. Keine Weiterbehandlung.

Bei der Untersuchung eingesteifte LWS, vermindertes Bewegungsausmaß, Fingerspitzen-Fußboden-Abstand 27 cm. Verhärtete Rückenstreckmuskulatur.

Im Röntgenbefund erhebliche Osteoporose, Höhenminderung im Wirbelsegment BWK 12/LWK 1. Fischwirbelbildung. Erhebliche Osteoporose (Abb. 7).

Beurteilung: Unfallzusammenhang ja. Vorschaden Osteoporose, geeigneter Ereignisablauf, um bei einem osteoporotischen Wirbel einen Bruch zu erzielen. MdE unter 10%.

Wenn die Bedeutung eines Vorschadens beurteilt werden soll, ist zu fragen, ob der Vorschaden dieses Organes eine Auswirkung auf das verletzte Leistungssystem des Körpers hat [7] (Tabelle 2). Die Organsysteme sind grundsätzlich zum Leistungserhalt der Körperfunktionen lebensnotwendig. Im Falle der Unfallverletzung muß gefragt werden, wie weit ein Leistungssystem durch die Unfallverletzung beeinflußt wird und wie sehr die eingeschränkte Leistungsfähigkeit vorgeschädigter Organe (Tabelle 3) Rückwirkungen auf das Ausmaß der Unfallverletzung und die Heilung bedingt (Tabelle 4).

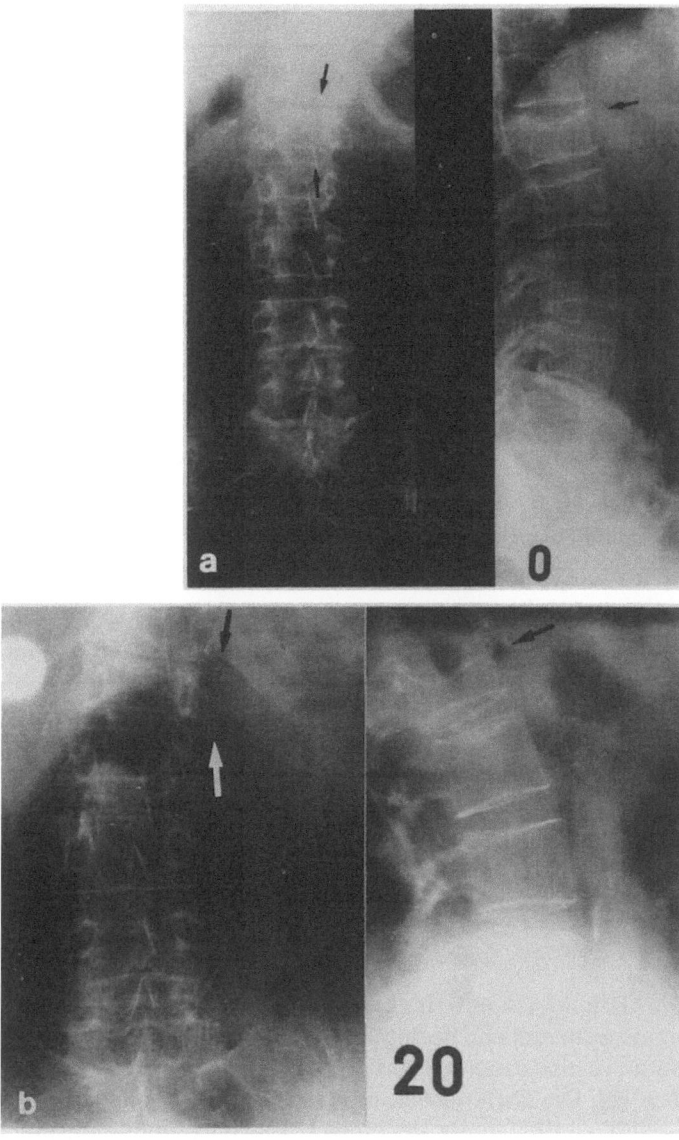

Abb. 7. a Kompressionsbruch des 1. Lendenwirbelkörpers durch Sturz auf das Gesäß, präexistente Osteoporose. **b** Ausheilung unter Sinterung des Wirbelkörpers, Höhenminderung linksseitig sowie der Vorderkante (*Pfeile*)

Tabelle 2. Leistungssysteme des Organismus

Bewegungssysteme
Verdauung
Harnbereitung
Kreislauf
Atmung
Sinnesorgane
Zentrales Nervensystem
– Gehirn
– Rückenmark

Tabelle 3. Vorschäden, vom Bewegungssystem unabhängig

Diabetes mellitus
Thrombose
Arterielle Verschlußkrankheit
Niereninsuffizienz

Tabelle 4. Vorschäden mit therapeutischer Auswirkung

Herzinsuffizienz
Asthma
Sucht
Gliedmaßenverlust
Anfallsleiden
Voralterung
Fettleibigkeit

Die Gesamtleistungsfähigkeit nur eines Organsystems kann durch das Unfallereignis weitergehend beeinträchtigt werden. Sind diese Auswirkungen dauernder Natur, ist eine dauernde und damit richtunggebende Verschlimmerung anzunehmen [9]. Die Differenzierung kann u.U. sehr schwierig sein wie im Falle des 54jährigen Busfahrers, der einen LWK-1-Kompressionsbruch erlitt.

Fall 9: M., K. 54 Jahre: Verkehrsunfall. Beim Überqueren der Straße von PKW aufgeladen. Kompressionsbruch des 1. Lendenwirbelkörpers (Abb. 8). Fixateur-interne-Osteosynthese. Gute Mobilisation postoperativ. Reha-Maßnahmen erfolgreich. Anschließend starke Verzögerung des Heilverfahrens, ischialgiforme Beschwerden. Der Verletzte wird berufsunfähig. Vorbestehend seit 15 Jahren Bandscheibenvorfall L 5/S 1, wiederholte Arbeitsunfähigkeiten wegen Lumboischialgie.

Beurteilung. Eine richtunggebende Verschlimmerung des gesamten degenerativen Wirbelsäulenleidens durch den LWK-1-Bruch wird abgelehnt.

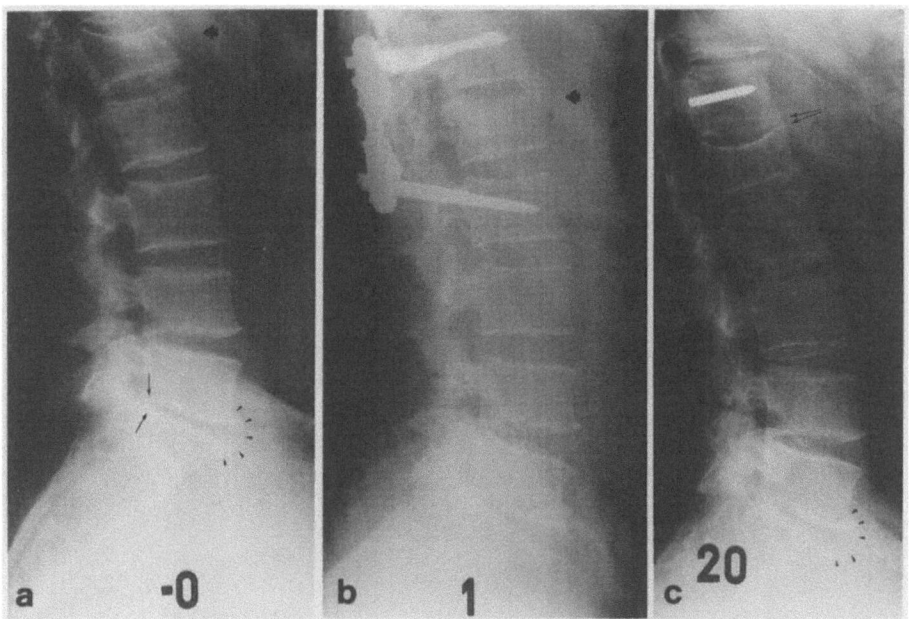

Abb. 8. a Kompressionsbruch des 1. Lendenwirbelkörpers, Deckplatteneinbruch, Vorderkanteneinbruch. Vorbestehende schwere Osteochondrose L 5/S 1 (*Pfeile*), Pseudospondylolisthesis. **b** Operative Aufrichtung des Wirbelkörpers, Fixateur-interne-Osteosynthese, Spongiosaplastik (*Pfeil*). **c** Zustand nach Metallentfernung, Sinterung des Wirbelkörpers, knöchern stabile Ausheilung. Unveränderter Befund der Osteochondrose im Segment L 5/S 1

Diagnostische Methoden

Die Entwicklung diagnostischer Methoden ist ebenfalls wie die der Therapiemaßnahmen in den letzten 10 Jahren rasant fortgeschritten. Arthroskopische Untersuchungstechniken, Computertomographie, Kernspintomographie, Ultraschalldiagnostik gehören neben der klassischen Röntgendiagnostik und der histologischen Beurteilung von Geweben zum unfallchirurgischen Management. Ihre breite Anwendung ist jedoch noch nicht zum allgemeinen Standard erhoben, regional unterschiedlich gestreut und technisch aufwendig. Dieser Aufwand ist immer dann einzusetzen, wenn in der Abgrenzung von Teilursächlichkeiten und zur Abgrenzung von Sachzusammenhängen tiefere Einblicke in Gewebestrukturen verlangt werden.

Diese Einblicke sind mit den genannten Methoden zweifelsohne möglich. Dies kann jedoch nicht darüber hinwegtäuschen, daß die ursprünglichen Fragen nach dem Ereignisablauf, nach dem Vorschaden, nach dem Erfolgsorgan und nach den vorliegenden Funktionsstörungen ihre unveränderte Bedeutung behalten haben. Die speziellen Untersuchungstechniken stellen allein Mosaiksteine in der Klärung der Zusammenhangsfrage dar, ohne eine grundsätzliche Beantwortung der Frage mit Ja oder Nein zu erlauben. Diese ist vielmehr aus den oft

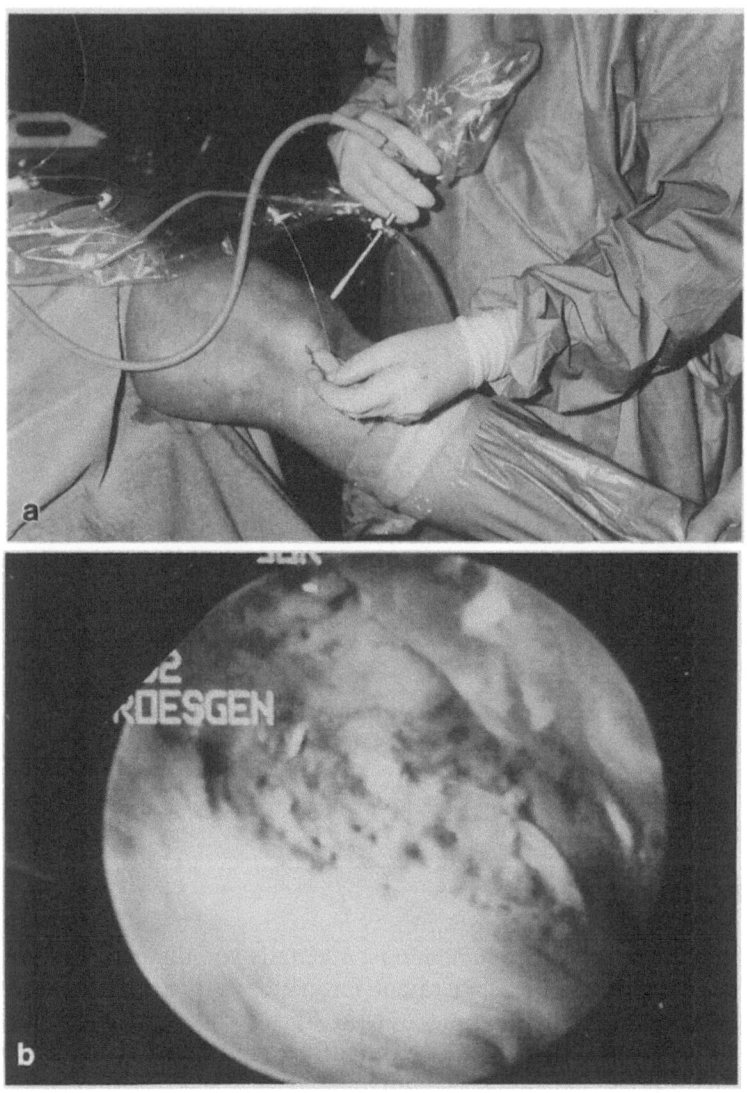

Abb. 9. a Arthroskopie, gleichzeitige Laserresektion eines degenerativen Kreuzbandtransplantates. **b** Sukzessive Laserresektion ausgerissener Transplantatfasern

komplizierten Zusammenhängen der Krankheitsentstehung und der Unfallverletzung zu ziehen. Genau wie auf dem internistischen Fachgebiet, hat auch in der Beurteilung der Unfallverletzungen, und erst recht in der gutachterlichen Tätigkeit, die Anamnese eine überragende Bedeutung. Wenn auch die Untersuchungstechniken immer subtiler werden, so werden die Ergebnisse gleichzeitig zahlreicher und auffälliger im Sinne pathologischer Veränderungen auch kleinster Normabweichungen. Die Sicherheit für die Beurteilung der Unfallverletzungsfolgen steigt jedoch nicht im gleichen Maße. Selbst so aufwendige Untersuchungen wie invasive arthroskopische Untersuchungen und ihre therapeutische Verbindung mit der Laserchirurgie können nur punktuell Aufklärung geben. Von mindestens ebenbürtiger Bedeutung ist die exakte Anamneseerhebung wie im Fall eines 21jährigen Verletzten mit Knieanpralltrauma.

Fall 10: H., G. 21 Jahre: Anprall einer Wagenheberkurbel gegen die linke Kniescheibe. Nach 2 Wochen den D-Arzt aufgesucht. Eine Instabilität des Kniegelenkes wird diagnostiziert.

Arthroskopie: Ausgelockertes vorderes Kreuzband. Eine Kreuzbandersatzplastik nach Brückner wird durchgeführt. Im weiteren Verlauf wieder Auslockerung des Transplantates, Laserresektion (Abb. 9).

3 Jahre zuvor Arbeitsunfall: Distorsion des linken Kniegelenkes, Kreuzbandruptur, operative Refixation.

Beurteilung: Ungeeigneter Ereignisablauf für eine Reruptur des Kreuzbandes, auch die eines genähten und entsprechend geschwächten Kreuzbandes. Die Kreuzbandlockerung ist ein Zufallsbefund anläßlich des Anpralltraumas. Der Vorschaden ist dominant, die Teilursache des Anpralltraumas minimal. Die Laserresektion der ausgelockerten Transplantatanteile verläuft erfolgreich.

Zusammenfassung

Der Vorschaden steht in einer Wechselwirkung zur Unfallverletzung, für die ein Ereignisablauf vorhanden sein muß. Dieser Ereignisablauf muß das vorgeschädigte Gewebe treffen und die Körperintegrität stören. Geeignet heißt in diesem Zusammenhang: geeignet für die Zerstörung der Belastungsfähigkeit des vorgeschädigten Gewebes, nicht geeignet für die Belastungsgrenzen eines gesunden Gewebes. Erst wenn diese Wechselbeziehung zwischen Unfallverletzung und Vorschaden klargestellt ist, können die Verletzungsfolgen festgestellt werden. Haben diese zu einer dauernden Auswirkung auch auf den Vorschaden geführt, wird eine Verschlimmerung einzuschätzen sein. Diese kann in ihrer zeitlichen Auswirkung vorübergehend oder dauernd bestehen bleiben. Gegenüber der dominanten Bedeutung der Schilderung des Ereignisablaufes und seiner Wertung treten die differenzierten modernen Untersuchungsmethoden in ihrer Wertigkeit zurück.

Literatur

1. Buchholz JP (1991) Verschlimmerung eines bestehenden Leidens. In: Hierholzer G, Ludolph E, Hamacher E (Hrsg) Gutachtenkolloquium 6. Springer, Berlin Heidelberg New York Tokyo, S 51–56
2. Fackelmann GE (1973) The nature of tendon damage and its repair. Equine Vet J 5: 141–149
3. Jaeger F (1966) Unfallfolgen? Beurteilung und Dokumentation. Enke, Stuttgart
4. Ludolph E (1988) Schadenanlage und Vorschaden aus ärztlicher Sicht. In: Hierholzer G, Ludolph E, Hamacher E (Hrsg) Gutachtenkolloquium 3. Springer, Berlin Heidelberg New York Tokyo, S 135–139

5. Marx HH (1987) Praktische Hinweise für die Begutachtung in den Versicherungszweigen. In: Marx HH (Hrsg) Medizinische Begutachtung. Thieme, Stuttgart New York, S 117–140
6. Mohr W (1987) Pathologie des Bandapparates. In: Doerr W, Seifert G (Hrsg) Spezielle pathologische Anatomie, Bd 19. Springer, Berlin Heidelberg New York Tokyo, S 60–65
7. Nehls J (1991) Verschlimmerung eines bestehenden Leidens. In: Hierholzer G, Ludolph E, Hamacher E (Hrsg) Gutachtenkolloquium 6. Springer, Berlin Heidelberg New York Tokyo, S 43–50
8. Probst J (1986) Rotatorendefekt und Schulterluxation aus gutachterlicher Sicht. Unfallchirurg 89: 436–439
9. Schönberger A, Mehrtens G (1982) Vorschaden und Nachschaden. Aspekte – Tendenzen – Standort. Die BG 469–474
10. Schürmann J (1991) Vorschaden/Nachschaden. In: Hierholzer G, Ludolph E, Hamacher E (Hrsg) Gutachtenkolloquium 6. Springer, Berlin Heidelberg New York Tokyo, S 27–35
11. Spier R, Leutfink D, Japtok HJ (1990) Arzt & BG. Kepnerdruck, Eppingen, S 42–55
12. Spohr H (1988) Schadensanlage und Vorschaden aus der Sicht der Verwaltung. In: Hierholzer G, Ludolph E, Hamacher E (Hrsg) Gutachtenkolloquium 3. Springer, Berlin Heidelberg New York Tokyo, S 125–134

Diskussion

Zusammengefaßt und redigiert von
G. HIERHOLZER und U. HEITEMEYER

(*Diskussionsteilnehmer:* BONNERMANN, ERLENKÄMPER, ERLINGHAGEN, HEITEMEYER, HÖRSTER, KAISER, KOCH, LEHMANN, LUDOLPH, NEHLS, OEHME, RICKE, ROESGEN, ROMPE, SCHEUER, SCHÜRMANN, SCHWERDTFEGER, SPOHR)

Die Rechtsprechung des Bundessozialgerichtes macht deutlich, daß auch die Fragen nach dem ursächlichen Zusammenhang von Unfall- und Körperschaden im Verlauf der Jahre nicht statisch gleichbleibend, sondern dynamisch und unter Einbeziehung neuer medizinischer Erkenntnisse beantwortet werden. Dies trifft besonders für die Bedeutung der wesentlichen Bedingung im Sinne der sozialrechtlichen Kausalität und für die Voraussetzungen zu, die zur Feststellung einer Gelegenheitsursache erfüllt werden müssen. Die Prüfung konzentriert sich zunächst auf die Frage, ob das als ursächlich angenommene Ereignis mit hinreichender Wahrscheinlichkeit eine Conditio sine qua non für den entstandenen Körperschaden darstellt. Unfallfremde Kausalfaktoren bedürfen der Beweisführung. Alsdann ist wertend zu entscheiden, welchen (bewiesenen) Ursachen die Qualität wesentlicher Ursachen zukommt. Nach Erlenkämper kann eine überwiegende Bedeutung dieser unfallfremden Kausalfaktoren nur angenommen werden, sofern der Körperschaden „auch ohne den Arbeitsunfall" zu annähernd derselben Zeit und in annähernd gleichem Ausmaß eingetreten wäre.

Da eine gewisse Diskrepanz zwischen der sozialrechtlichen Rechtsprechung und der ärztlichen Literatur über Fragen des Kausalrechts festgestellt werden kann, erscheint es sinnvoll, die Diskussion nach einer Vorgabe zu gliedern, die sich auf Erlenkämper bezieht. Es wird zunächst auf Kriterien eingegangen, die eine Abgrenzung der wesentlichen Bedingung im Sinne der sozialrechtlichen Kausalität gegenüber der Gelegenheitsursache erlauben.

> Die Begriffe „Körperschaden" und „Unfall" erfordern den Vollbeweis.

Ist es unstrittig, daß ein Unfall stattgefunden hat und liegt auch ein Körperschaden zweifelsfrei vor, so ergibt sich die Frage, ob dieser mit dem Arbeitsunfall ursächlich im Zusammenhang steht. Wäre der Körperschaden ohne das Unfallereignis nicht eingetreten, so ist dieser Conditio sine qua non. Es folgt nun die Prüfung, ob die Bedingung auch „wesentlich im Sinne der sozialrechtlichen Kausalität ist" (Erlenkämper). Nach Schwerdtfeger sind nur Ursachen erheblich, „denen nach der Anschauung des praktischen Lebens die wesentliche Bedeutung für den Eintritt des Körperschadens zukommt". Nehls schlägt dazu ein Prüfschema vor, das sich an einem bewiesenen Körperschaden orientiert.

> Zur Kausalität des Unfalls sind folgende Fragen zu beantworten:
> – Ist der Unfall eine Conditio sine qua non für den Körperschaden?
> – Erfüllt der Unfall das Kriterium der wesentlichen Bedingung?

Die Diskussion zeigt, daß die juristische Definition der wesentlichen Bedingung sich für den ärztlichen Gutachter verhältnismäßig abstrakt darstellt. Die Juristen verweisen auf Hilfen, die sich aus der Rechtsprechung ergeben. Die Gesetzliche Unfallversicherung entschädigt grundsätzlich jeden Körperschaden, der durch einen Arbeitsunfall entstanden ist, sofern nicht beweisbare unfallfremde Kausalfaktoren die rechtliche Wesentlichkeit ausschließen. Nach Schwerdtfeger hat der ärztliche Gutachter in jedem speziellen Fall die Wertigkeit des Vorganges zu prüfen, der in die Beziehung zum Körperschaden gebracht wird. Es ist daraus die Frage zu beantworten, ob dem Unfall die Qualität der wesentlichen Bedingung zukommt. Die Forderung der Prüfung der Einzelumstände verbietet also eine Beurteilung auf der Grundlage einer generalisierenden Wertung oder einer allgemeinen Erfahrung.

In der Gesetzlichen Unfallversicherung besteht der Schutz für den Gesundheitszustand, in dem sich der Versicherte beim Eintritt des Unfalles befindet. Dieser Schutz schließt auch bestehende gesundheitliche Schäden ein, die anlagebedingt oder als Folge einer Erkrankung bzw. als Folge einer degenerativen Veränderung entstanden sind. Hat der Unfall für einen eingetretenen Schaden nur die Qualität einer Teilursache, so ist nach der Rechtsprechung der Sozialgerichtsbarkeit die Frage zu beantworten, ob ihm gegenüber anderen Bedingungen das Merkmal einer *wesentlichen* Teilursache zugeordnet werden muß. Ist der Arbeitsunfall für einen eingetretenen Körperschaden nicht die alleinige Ursache, so ist die Frage der konkurrierenden Kausalität zu beantworten. Schürmann spricht die Bedeutung einer konkurrierenden Ursache aus einer Schadensanlage an. Ludolph schlägt vor, bei der Abwägung „physiologische von unphysiologischen Krafteinwirkungen" zu unterscheiden. Nach Erlenkämper ist eine Schadensanlage nur von Bedeutung, sofern sie im Einzelfall bewiesen werden kann. Er verweist auch auf die vom Bundessozialgericht entwickelten Grundsätze, nach denen der Versicherte „mit all seinen Schadensanlagen, konstitutionellen Schwächen und degenerativen Vorschädigungen" versichert ist.

> Die Mitwirkung unfallfremder Ursachen bedarf des Beweises.

Mitwirkende fremde Unfallursachen schließen nicht aus, daß dem Unfall die Qualität einer wesentlichen Teilursache zuzumessen ist. Schwerdtfeger stellt dafür verschiedene Fallgruppen vor. Das Ergebnis kann u. a. darin bestehen, daß neben anderen Ursachen dem Unfall die Qualität einer wesentlichen Teilursache zuzumessen ist. Da es in der Gesetzlichen Unfallversicherung eine teilbare Kausalität nicht gibt, entsteht für den Versicherungsträger dann Entschädigungspflicht. Sind unfallunabhängige Faktoren als allein wesentlich anzusehen, so entfällt damit auch die Wahrscheinlichkeit eines ursächlichen Zusammenhanges zwischen Arbeitsunfall und Körperschaden

> Liegen konkurrierende Kausalitäten vor, so ist zu prüfen, ob der Unfall für den Körperschaden das Kriterium der wesentlichen Teilursache erfüllt.

Die Diskussionsredner präzisieren den Begriff „geeignete Ursache". Es ist in der Gesetzlichen Unfallversicherung nicht entscheidend, ob ein bestimmtes Unfallereignis „generell geeignet erscheint", einen bestimmten Schaden zu verursachen. Nach Kaiser sollten die Begriffe „geeignetes Ereignis" und insbesondere „adäquates Ereignis" in der gutachtlichen Begründung eines Kausalzusammenhanges vermieden werden. Insbesondere das Adjektiv „adäquat" könnte einen gedanklichen Brückenschlag zur Adaequanztheorie hervorrufen, die gerade in der Gesetzlichen Unfallversicherung keine Gültigkeit hat. Ferner weist Kaiser darauf hin, daß die begrifflich unscharfe Verwendung der Formulierung „Entstehung und Verschlimmerung eines unfallunabhängigen Körperschadens" Angriffspunkte in der Kommentierung ärztlicher Gutachten ergeben. Für die Gesetzliche Unfallversicherung ist also nicht zu beantworten, ob ein bestimmter Unfall allgemein geeignet war, einen entstandenen Körperschaden herbeizuführen, sondern ob er für diesen konkreten Schaden eine wesentlich ursächliche Bedeutung hatte. Die Beurteilung der wesentlichen Bedingungen orientiert sich also nicht an der Prüfung im Sinne einer generellen Eignung eines bestimmten Unfallmechanismus, sondern an den Faktoren und Umständen der Einwirkung im Einzelfalle. Schwerdtfeger ergänzt die Diskussion mit dem Hinweis, daß die Unfallursache auch zu der Verschlimmerung eines vorbestehenden Leidens geführt haben kann. Der vorbestehende Krankheitszustand muß nachweisbar sein. Sind verschiedene Kausalreihen abzugrenzen, so verstößt dann eine anteilmäßige Entschädigung nicht gegen das Prinzip der unteilbaren Kausalität.

> In der Gesetzlichen Unfallversicherung wird die wesentliche Bedingung nach den Faktoren und Umständen der Einwirkung im Einzelfalle beurteilt, nicht nach dem Gesichtspunkt einer generellen Eignung eines bestimmten Unfallmechanismus.

Ricke präzisiert für die Gesetzliche Unfallversicherung die Definition des Begriffs „Gelegenheitsursache". Sie ist nur erfüllt, sofern unfallfremde Kausalfaktoren nachweislich vorliegen, in ihrer Bedeutung ganz im Vordergrund stehen und der Körperschaden austauschbar zum Unfall auch im alltäglichen Ablauf annähernd zum gleichen Zeitpunkt eingetreten wäre. Schwerdtfeger erläutert diese Bedingungen ergänzend mit dem Hinweis auf eine „leicht ansprechbare Krankheitsanlage", die zur Auslösung akuter Erscheinungen keiner äußeren Einwirkung im Sinne des Unfalles bedarf. Unter diesen Bedingungen erfüllt ein

Arbeitsunfall nicht mehr das Kriterium der rechtlich wesentlichen Bedingung und wird damit zur Gelegenheitsursache.

Zur Abgrenzung der wesentlichen Teilursache oder Gelegenheitsursache demonstriert Schürmann für die Gesetzliche Unfallversicherung ein Prüfschema. Nach Erlenkämper ist für die unfallfremden Kausalfaktoren der Vollbeweis gefordert. Das Ausmaß einer Vorschädigung kann also nicht nur vermutet, unterstellt und insbesondere nicht aus einer „gesicherten ärztlichen Erfahrung" abgeleitet werden. Der Beweis ist an Hand von Befunden im Einzelfall zu führen. Unfallfremde Kausalfaktoren schließen also die Bedeutung eines Arbeitsunfalles im Sinne des wesentlich ursächlichen Zusammenhanges nicht aus.

Die Rechtsprechung des Bundessozialgerichtes fordert für die Feststellung einer Gelegenheitsursache den Nachweis dafür, daß der Arbeitsunfall weder im Sinne einer wesentlichen Ursache noch im Sinne einer wesentlichen Teilursache mitgewirkt hat.

Teil III
Die Thrombose

Entstehung, Diagnostik und Prophylaxe der tiefen Venenthrombose

G. HIERHOLZER und CH. CHYLARECKI

Einleitung

In den verschiedenen Bereichen der operativen Medizin bemüht man sich zunehmend um das klinische Problem der tiefen Venenthrombose. Die anhaltende Diskussion vermehrt das Bewußtsein um die Bedeutung der Prophylaxe der Diagnostik und der Therapie dieser chirurgisch wichtigen Komplikation, die trotz der Entwicklung in Forschung und Klinik noch nicht befriedigend gelöst ist.

Die Akutphase einer Phlebothrombose an der unteren Extremität und im Beckenbereich ist durch das potentielle Embolieereignis mit einer lebensbedrohenden Gefahr verbunden. Ist diese im weiteren Verlauf überstanden, so können auch die Spätfolgen einer Phlebothrombose die private Lebensführung und die Arbeitsfähigkeit eines Patienten erheblich beeinflussen (Abb. 1 und 2). In der Traumatologie sind wir besonders aufgefordert, der verhältnismäßig hohen Thromboseinzidenz Rechnung zu tragen [2, 5, 9, 10]. Dies beinhaltet, die klinisch-wissenschaftlich begründeten prophylaktischen, diagnostischen und therapeutischen Maßnahmen zu gewährleisten und eine adäquate Dokumentation zu führen. Die innere und äußere Sorgfalt dieser Aufgabe wird mit der alleinigen Verabreichung von niedrig dosiertem Heparin nicht erfüllt.

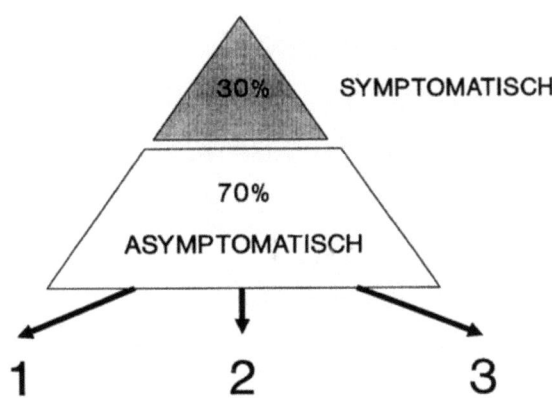

Abb. 1. Häufigkeiten der symptomatischen sowie der symptomfreien tiefen Bein- und Beckenvenenthrombosen und ihre Folgen: *1* Rezidivierende Lungenembolien; *2* postthrombotisches Syndrom; *3* keine Komplikationen

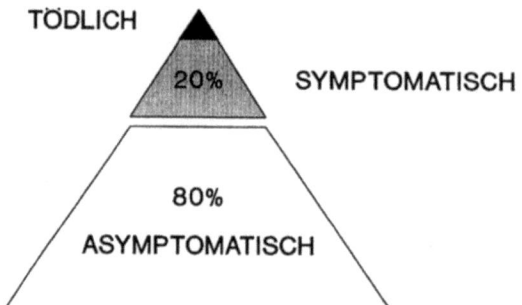

Abb. 2. Das Verhältnis der symptomatischen zu asymptomatischen Lungenembolien unter Berücksichtigung der Embolien mit tödlichem Ausgang

Entstehung der Thrombose

Die „Thrombose" ist grundsätzlich ein physiologischer, lebensnotwendiger Vorgang und damit eine der Voraussetzungen für die konservative und operative chirurgische Therapie. Die Grenze zur Pathologie wird überschritten, indem ein physiologischer Vorgang „zur falschen Zeit, am falschen Ort oder in einer falschen Qualität" abläuft. Die nach Virchow benannte, aber nicht direkt von ihm stammende Trias hat zur Erklärung der Genese einer Phlebothrombose weiterhin Gültigkeit [1]. Die Hypothese besagt, daß ein Gefäßwandschaden, eine gesteigerte Gerinnbarkeit des Blutes und eine mehr oder weniger ausgeprägte Stase zur Thrombose führen [3].

Die relative Bedeutung der einzelnen Faktoren ist noch in der klinisch-wissenschaftlichen Diskussion (Abb. 3). Während die Gefäßschädigung und die Gerinnungsstörung für die Aktivierung der Gerinnungsfaktoren als wesentliche

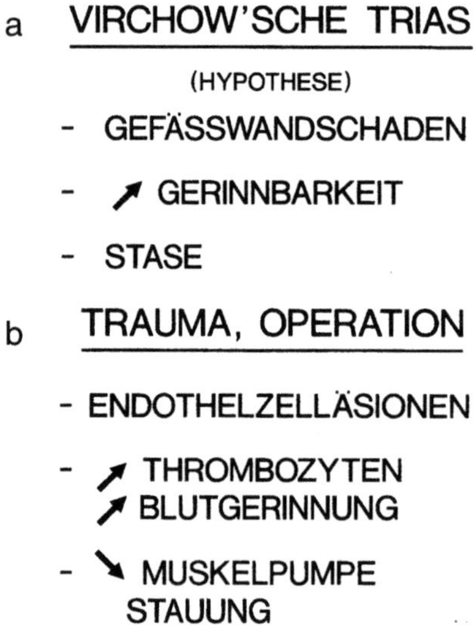

a **VIRCHOW'SCHE TRIAS**
  (HYPOTHESE)
  - GEFÄSSWANDSCHADEN
  - ↗ GERINNBARKEIT
  - STASE

b **TRAUMA, OPERATION**
  - ENDOTHELZELLÄSIONEN
  - ↗ THROMBOZYTEN
    ↗ BLUTGERINNUNG
  - ↘ MUSKELPUMPE
    STAUUNG

Abb. 3 a, b. Faktoren einer Venenthrombose in der Hypothese nach Virchow und ihre Äquivalente bei unfallchirurgischen Patienten

Ursachenfaktoren angesehen werden, ist die Rolle der Stase noch nicht einvernehmlich definiert [3]. Für die klinische Entscheidung sind die jeweils gültigen pathophysiologischen Grundlagen zu beachten, einschließlich der pathogenetischen Risikofaktoren.

Die prädisponierenden Faktoren für eine Venenthrombose, die sog. Risikofaktoren, sind seit langem bekannt: Lebensalter über 40 Jahren, operativer Eingriff, Verletzungen, ruhigstellender Verband an der unteren Extremität, Immobilisierung eines Patienten, Varizen, maligne Erkrankung, Übergewichtigkeit, Lähmung, Einnahme von hormonellen Kontrazeptiva und Schwangerschaft [8]. Die Auflistung der Risikofaktoren macht deutlich, daß Unfallverletzte per se mit 4 von 11 Faktoren belastet und hinsichtlich der Komplikation einer Phlebothrombose gefährdet sind.

Klinische Diagnostik

Im Vordergrund stehen die klinische Beobachtung und die klinische Untersuchung. Sie haben insbesondere für das „Suchen und Erkennen von Verdachts- und Frühsymptomen" eine hervorgehobene Bedeutung. Die klinische Diagnostik der manifesten Phlebothrombose beruht auf den 3 Hauptsymptomen „Ödem, Schmerz und Zyanose". Sie sind um so ausgeprägter, je ausgedehnter und akuter der Verschluß eingetreten ist. Eine höhere Spezifität und Sensitivität weisen die verschiedenen Provokationszeichen auf, die mit den Namen Lowenberg, Meyer, Bisgaard und Hohmanns verbunden sind. Die Provokationszeichen sollten noch mehr zur Diagnostik herangezogen werden. Sie erlauben, im Gegensatz zu den klinischen Kardinalsymptomen, eine sub- oder intrafasziale Druckerhöhung in den Muskellogen der betroffenen Extremität zu erkennen [11].

Für die klinische Diagnostik der Venenthrombose haben weitere nicht genügend beachtete Symptome und Befunde einen wichtigen Hinweischarakter. Da eine Venenthrombose allgemeinpathologisch mit einer entzündlichen Reaktion des betroffenen Gefäßabschnittes einhergeht, entwickeln die Patienten unspezifische Infektionszeichen, die oft nur sehr diskret auftreten und für die zunächst eine Erklärung fehlt. Leichte Temperaturerhöhungen, eine Beschleunigung der Blutkörperchensenkungsgeschwindigkeit (BSG) und eine Leukozytose sind differentialdiagnostisch wichtige Verdachtsbefunde und nicht selten erste Hinweise auf eine entstehende Thrombose. Die reizlose Operationswunde schließt eine Beinvenenthrombose nicht aus, die zudem auch auf der kontralateralen, nicht verletzten und nicht operierten Seite auftreten kann.

Eine weitere und oft unbeachtete Symptomengruppe für eine Beinvenenthrombose stellen die diskreten klinischen Zeichen im Verlauf einer kleinen und hämodynamisch unwirksamen Lungenembolie dar. Der Patient klagt über eine leichte Luftnot, die er typischerweise mit Gelegenheitsursachen in Verbindung bringt. Objektiv kann man in der Regel eine Beschleunigung der Pulsfrequenz und vorübergehende Rhythmusstörungen feststellen. Die Verkennung einer derartigen Belastungsdyspnoe und Frequenzerhöhung kann in eine flüchtige Pneumonie einmünden, die ihrerseits als selbständiges Krankheitsbild und damit nicht korrekt zugeordnet wird. Nach Verletzungen sind insbesondere bei jungen Patienten derart „atypische Herzbeschwerden" und „pulmonale Symptome" stark hinweisend für eine Thromboembolie, die nicht verkannt werden dürfen.

Die Sicherheit der klinischen Diagnose einer Phlebothrombose und einer Thromboembolie bei stationären Patienten (Wuppermann) in der Größenordnung von 10–30% ist nur im ersten Anschein unbefriedigend niedrig. Lösen aber Beobachtung und Verdachtssymptome die Suche nach den sensiblen klinischen Provokationszeichen aus, so ist die Gefahr der Verkennung dieser wichtigen Komplikation gering [11].

Der Verdacht wird sich besonders auf den Patienten beziehen, der nach einem Trauma im Bett immobilisiert ist und somit trotz eines kompletten venösen Verschlusses keine spontanen Zeichen eines gestörten venösen Abflusses aufweisen muß. Die Symptome „Schwellung, Ödem und bläuliche Hautverfärbung" treten dann u. U. erst später und in Verbindung mit dem Aufstehen des Verletzten zu einem Zeitpunkt auf, bei dem die Erfolgsaussicht einer kausalen Therapie dann in der Regel verstrichen ist [8].

Medizinisch-technische Diagnostik

Der klinische Verdacht, das Symptom und der deutliche Befund leiten zu den ergänzenden apparativen Untersuchungsmethoden über:

1. Phlebographie
2. Doppler
3. Plethysmographie
4. Nuklearmedizin
5. Labor

Im deutschsprachigen Raum wird der Phlebographie mit der röntgenologischen Darstellung der Beinvenen und des venösen Abflusses für die Thrombosediagnostik eine vorrangige Bedeutung zugemessen [6]. Die Thrombosen stellen sich als direkt umflossene Kontrastmittelaussparungen, durch ein Verdämmern des Kontrastmittels im Verlauf der Gefäße oder durch einen kompletten Abbruch der Füllung dar. Die Untersuchungstechnik beinhaltet eine hohe Spezifität und Sensibilität, sie ist aber auch mit Nebenwirkungen behaftete, die mehrfachen Wiederholungsuntersuchungen entgegenstehen. Die Phlebographie eignet sich damit nicht als eine Routinesuchmethode bei unfallchirurgischen Patienten [8].

Außer der Phlebographie stehen uns weitere Untersuchungsverfahren zur Verfügung. Die Doppler-Sonographie und die Venenverschlußplethysmographie erlauben in den verschiedenen Modifikationen zum Zeitpunkt der Untersuchung eine Aussage über die Funktion des venösen Systems, nicht jedoch über morphologische Veränderungen. Der Nachweis einer hämodynamischen Funktionsstörung schließt also die Diagnose einer Thrombose nicht aus. Die kollateralisierte oder nicht okkludierende Thrombose bleibt u. U. unerkannt. Die Szin-

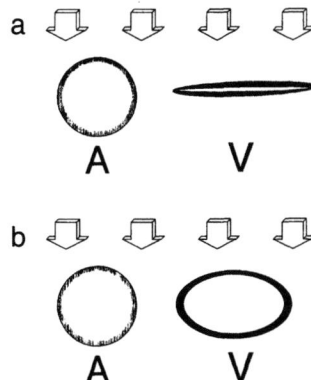

Abb. 4a, b. Das Prinzip der Kompressionssonographie: vollständige Kompression der Vene ohne Thrombus (**a**) und fehlende Kompression der Vene bei Venenthrombose (**b**) bei unveränderter Form der Arterie; *A* Arteria, *V* Vene (jeweils im Querschnitt)

Tabelle 1. Thromboserate nach isolierten Unterschenkelfrakturen und alloplastischem Hüftgelenkersatz [2, 5, 9, 10]

Frakturen	n
Unterschenkel	88/201
Gelenkersatz	n
Hüftgelenk	53/122
	59/237
	66/349

tigraphie als nuklearmedizinische Methode erwies sich im Verlauf der Zeit als nicht ausreichend spezifisch und nicht genügend sensibel [6]. In dem hier diskutierten Zusammenhang hat ihre Bedeutung für die klinische Praxis abgenommen. Zur Früherkennung einer venösen Thrombose lassen sich aus laborchemischen Befunden bisher nur indirekte Hinweise ableiten [8].

Eine wesentliche diagnostische Unterstützung ergibt sich aus der Variation bildgebender Ultraschalluntersuchungsverfahren. Mit der B-Bildsonographie können Veränderungen der Gefäßwand und des Gefäßbinnenraumes erfaßt werden. Bei der Kompressionssonographie werden die Leitvenen von der Leiste bis zur Kniekehle aufgesucht und auf ihre Komprimierbarkeit überprüft. Besteht eine Thrombose, so ist die Komprimierbarkeit des Gefäßes eingeschränkt oder sie bleibt aus (Abb. 4). Die verhältnismäßig einfach zu erlernende und ohne Belastung und Gefahr wiederholbare Technik ist mit einer Sensitivität von 90–95% und einer Spezifität von 99% für diesen topographischen Bereich verbunden [6, 7].

Als Suchmethode und als Technik zur Verlaufskontrolle soll die Kompressionssonographie die Phlebographie nicht ersetzen, sondern diese vielmehr ergänzen. Das Suchverfahren sollte bei Hochrisikopatienten nach Verletzungen routinemäßig und mit engmaschigen Kontrollen angewendet werden.

Tabelle 2. Relative Häufigkeit der tiefen Beinvenenthrombose bei unfallchirurgischen Hochrisikopatienten in eigener Untersuchung

Frakturen	n = 78
Wirbelsäule	22/28
Becken	8/16
Proximales Femur	5/22
Tibiakopf	2/12
Gesamt	37/78

Ergebnisse der letzten Jahre weisen in Verbindung mit anderen Literaturangaben bei Patienten mit Verletzungen der Wirbelsäule, des Beckens und des Oberschenkels auf eine Thromboseinzidenz von über 40% hin [2, 5, 9, 10]. Die im Einzelfall komplexe Symptomatik und Schmerzempfindung, die bei beatmungspflichtigen Patienten ohnehin fehlt, unterstreicht die Indikation zur regelmäßigen Durchführung dieser Suchmethode (Tabelle 1 und 2).

Thromboseprophylaxe

Aus den Grundlagenkenntnissen ergibt sich die zwingende Indikation zur Anwendung physikalischer Maßnahmen, die hier nur zusammengefaßt werden können. Zusammengefaßt bestehen diese in der möglichst umgehenden Mobilisierung des Patienten nach einem Eingriff oder nach einem Trauma, einer adäquaten krankengymnastischen Therapie mit aktiven Atem- und Bewegungsübungen und dem Einsatz motorisierter Bewegungsschienen. Mit diesen Maßnahmen soll die Funktion der Muskelpumpe und die damit verbundene hämodynamische Auswirkung unterstützt werden [4].

Zur medikamentösen Prophylaxe einer Venenthrombose werden als Antikoagulans Heparinpräparationen mit einem Molekulargewicht von 6–20 000 nach unterschiedlichen Schemata und besonders wirksam in Form einer Dauertropfinfusion verwendet. Die medikamentöse Prophylaxe hat eine besondere Bedeutung bei Patienten, bei denen durch Art und Ausmaß einer Verletzung die physikalisch-therapeutischen Maßnahmen beeinträchtigt sind.

Auch die operativen und konservativen Behandlungstechniken nach Verletzungen werden zunehmend unter der Berücksichtigung der Gefahr einer Phlebothrombose weiterentwickelt.

Dies wird besonders am Beispiel der Osteosynthesetechniken deutlich, für deren Indikation die angestrebte Übungsstabilität einen wesentlichen Anteil bei der Nutzen-Risiko-Abwägung hat. In Verbindung mit der operativen Rekonstruktion von Kapselbandverletzungen erreicht man das Ziel der frühen Mobilisierung durch das technische Prinzip der Augmentation. Dabei werden zur Sicherung der wiederhergestellten Strukturen lokal zusätzlich körpereigene oder körperfremde Materialien eingebracht. Postoperativ applizierte Orthesen erlau-

Tabelle 3. Thromboseprophylaxe in Verbindung mit medikamentösen Maßnahmen als Eckpfeiler der effizienten Vorbeugung der Früh- und Spätkomplikationen der venösen Becken- und Beinthrombose

Physikalisch	Chirurgisch
– Frühmobilisation	– Funktionelle Therapie
– Aktive Bewegung	– Stabile Osteosynthesen
– Motorisierte Schienen	– Fixateur Externe
– Kompressionsverbände	– Augmentation, Orthesen

ben die frühfunktionelle Weiterbehandlung mit individuell festzulegendem und aufbauendem Bewegungsausmaß (Tabelle 3).

Gutachtenrelevante Gesichtspunkte

Für die Begutachtungsfragen einer posttraumatischen Phlebothrombose und Thromboembolie ist die Dokumentation der Verletzungsfolgen, der diagnostischen und therapeutischen Maßnahmen wie auch des Krankheitsverlaufes entscheidend. Um dem Patienten und den berechtigten Interessen des Versicherungsträgers gerecht zu werden, sind Hinweise und Befunde wichtig, die eine zeitliche Zuordnung der Entstehung einer Phlebothrombose erlauben. An dem besonderen Beispiel der oben genannten Verdachtssymptome und der daraus abzuleitenden Untersuchungen und Provokationstests wird die u. U. nachfolgend auftretende Zusammenhangsfrage zwischen Verletzung und Komplikation oder die Feststellung einer u. U. vorbestehenden Schädigung deutlich. Die Beurteilung von Folgezuständen und die Stellungnahme zu einem Verschlimmerungsantrag setzen eine fach- und sachgerechte Dokumentation voraus. Sie dient auch der Objektivierung der inneren und äußeren ärztlichen Sorgfalt.

Literatur

1. Andree Ch (1990/91) Zur Entstehung der Virchow'schen Triade. Anna Univ Sarav Med 26: 45
2. Barre J, Pfister G, Potron G, Droulle C, Baudrillard JC, Barbier P, Kher A (1987) Efficacite et tolerance du Kabi 2165 et de l'heparine standard dans la prevention des thromboses profondes au cours des protheses totales de hanche. J Mal Vasc 12: 90
3. Breddin HK, Basic-Micic M (1992) Zur Pathophysiologie und Pathogenese venöser Thrombosen. Chirurg 63: 260
4. Encke A (1992) Thromboembolieprophylaxe in der Allgemeinchirurgie. Chirurg 63: 264
5. Gaudernak T, Ender HG, Kuderna H et al. (1977) Thrombose bei Unterschenkelfrakturen und ihre Beeinflussung durch Hypokoagulation. In: Heringer H (Hrsg) Akute tiefe Becken- und Beinvenenthrombosen. Huber, Bern
6. Habscheid W, Becker W, Höhmann M (1989) Diagnostik der tiefen Beinvenenthrombose. Dtsch Med Wochenschr 114: 837

7. Habscheid W, Höhmann M, Klein S (1990) Kompressionssonographie als Verfahren zur Diagnose der akuten tiefen Beinvenenthrombose. Med Klin 85: 6
8. Kienest J, van de Loo J (1991) Früherkennung und Behandlung der tiefen Bein- und Beckenvenenthrombosen. Dtsch Ärztebl 16: 1345
9. Leyvraz PF, Bachmann F (1990) Prophylaxie thromboembolique souscoutanee en chirurgie de la hanche. Schweiz Med Wochenschr 120: 404
10. Planes A, Vochelle N, Mazas F et al. (1988) A randomized trial comparing unfraktionated heparin with low molecular weight heparin in patients undergoing total hip replacement. Thromb Haemost 60: 407
11. Wuppermann T (1988) Diagnostik der tiefen Beinvenenthrombose. Phlebol Proktol 17: 192

Therapie der Venenthrombose

K. BALZER

Einleitung

Die Bein-Becken-Venenthrombose stellt eine häufige Erkrankung dar, deren Komplikationen auch heute noch gefürchtet sind. Eine frühzeitige Diagnostik und eine angemessene Therapie können Früh- und Spätkomplikationen wirksam vorbeugen [2].

Bei der Therapie der akuten Venenthrombose konkurrieren mehrere Verfahren miteinander:

1. Die operative Entfernung des Blutgerinnsels
2. Die fibrinolytische Therapie
3. Die konservative Behandlung mit Gabe von Heparin und einer Kompressionstherapie

Für jedes dieser Verfahren besteht eine spezielle Indikation, die durch besondere Merkmale und Risikofaktoren beim Erkrankten und durch die Lokalisation der tiefen Venenthrombose gegeben ist.

Operative Behandlung

Indikation

Die operative Behandlung einer tiefen Venenthrombose ist nur dann indiziert, wenn begründete Aussicht besteht, das Strombahnhindernis möglichst vollständig zu beseitigen. Dies gilt in der Regel nur für die proximale Oberschenkel- und die Beckenetage, in Ausnahmefällen auch für die V. poplitea, dagegen selten für die distalen Oberschenkelvenen und so gut wie nie für die Unterschenkelvenen. Bei einer operativen Therapie sollte die Thrombose nicht älter als 4 bis maximal 7 Tage sein. Verklebungen des Thrombus mit der Gefäßwand und die dadurch verursachte Wandschädigung sind dann ggf. schon so weit ausgebildet, daß eine vollständige Wiederherstellung der Blutstrombahn nicht mehr möglich ist.

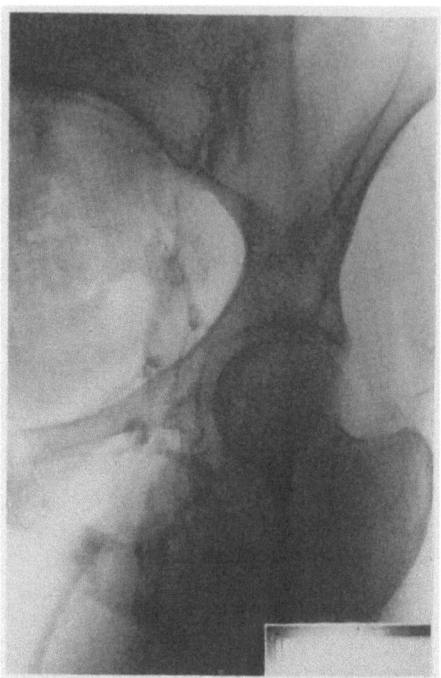

Abb. 1. Ausgedehnte frische Beckenvenenthrombose links bei junger Frau nach Sportunfall. Ideale Indikation zur Thrombektomie

Aber auch bei einem Verschluß der Beckenvenen oder der proximalen Oberschenkelvenen darf nicht kritiklos aufgrund eines Phlebogramms operiert werden. Ist bei einer phlebographisch nachgewiesenen Beckenvenenthrombose der resultierende klinische Befund mit einer kaum nachzuweisenden Schwellung nur diskret, so sollte die Indikation kritisch abgewogen werden. Das Risiko der operativen Maßnahme muß den zu erwartenden Folgen des Krankheitsbildes gegenübergestellt werden.

Beispiel: Die ideale Indikation zur venösen Thrombektomie stellt sich bei einem jungen Patienten mit einer frischen Thrombose, die möglichst auf die Beckenvene und den proximalen Oberschenkel begrenzt sein sollte (Abb. 1), und einer ausgeprägten klinischen Symptomatik (Abb. 2) sowie einer erheblichen Funktionseinbuße bei den Funktionsuntersuchungen (Lichtreflexionsrheographie, Ultraschall-Doppler, Plethysmographie, Phlebodynamometrie).

Die Thrombektomie gehört zu den schwierigen gefäßchirurgischen Eingriffen und sollte daher entsprechenden Zentren vorbehalten bleiben [3, 5, 7]. Der zu erwartende Blutverlust darf nicht unterschätzt werden. Für die ausreichende Bereitstellung von Blut bzw. für die Benutzung des Cell-Savers ist daher Sorge zu tragen.

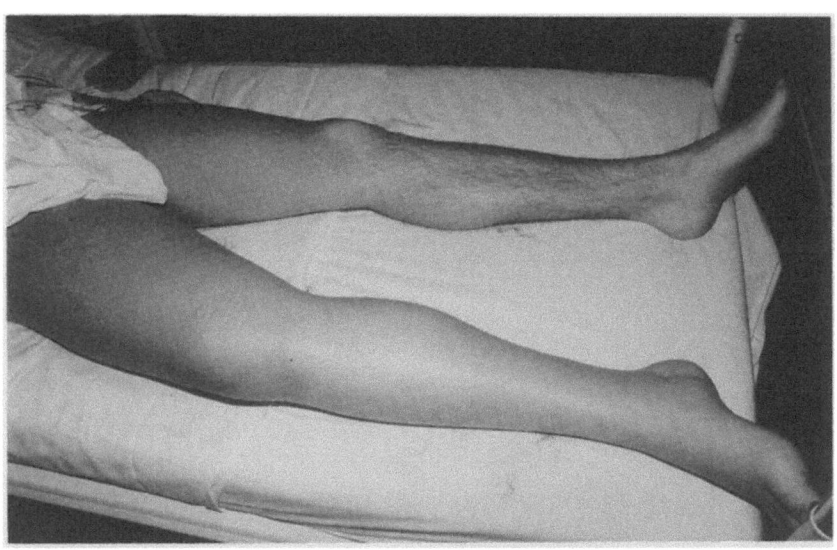

Abb. 2. Bein-Becken-Venenthrombose rechts mit massiver Schwellung bei einem jungen Mann, ebenfalls nach Unfallereignis. Rückbildung der Schwellneigung nach durchgeführter venöser Thrombektomie

Operatives Vorgehen

Die Operation erfolgt in typischer Weise durch Freilegung der V. femoralis im Bereich der Leistenbeuge an der Einmündung der V. profunda femoris. Man bevorzuge eine quere Venotomie. Die Ballonkatheterokklusion auf der Gegenseite ist entbehrlich. Bei einer Anti-Trendelenburg-Lagerung von 15° und einer Durchführung der Operation in Lumbal- oder Lokalanästhesie unter aktiver Mithilfe des Patienten (Betätigung der Bauchpresse) ist eine Verschleppung von embolischem Material durch das Vorschieben des Ballonkatheters praktisch ausgeschlossen. Der Verfasser hat niemals eine durch eine Thrombektomie ausgelöste Lungenembolie beobachten können.

Der Eingriff beginnt mit der Desobliteration der Beckenetage bzw. dem proximalen Anteil der Oberschenkelvenen. Vor allem sollten die V. femoralis superficialis und die V. profunda femoris unterbunden werden. Es ist oft schwierig, den Fogarty-Katheter entgegen der Klappenrichtung vorzuschieben. Auch das Aufdehnen des Katheters vor der Klappe und das sukzessive Vorschieben gelingt nicht immer. Häufig ist es jedoch bei frischen Thromben möglich, Thrombenmassen durch Kompression der Unterschenkel- und Oberschenkelmuskulatur und Anlegen von Esmarch-Binden durch die Gefäßinzision auszupressen. Der Blutverlust ist jedoch erheblich. Eine Alternative bei langstreckigen Venenthrombosen stellt die zweite Inzision im Bereich der V. poplitea dar. Diese Erweiterung des Eingriffs sollte jedoch Ausnahmefällen vorbehalten sein. Um eine deutliche klinische Besserung herbeizuführen, genügt in der Regel die

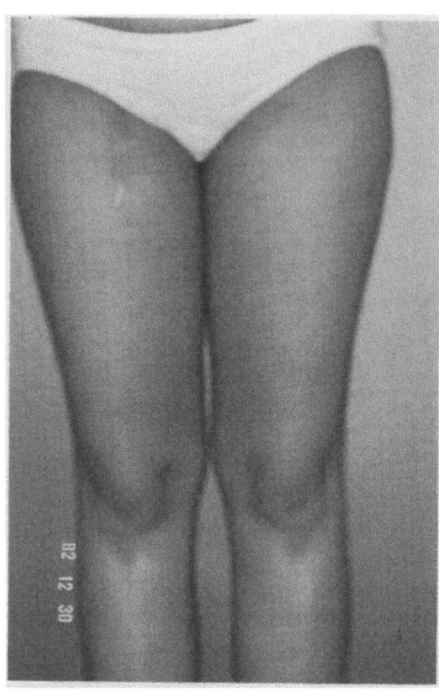

Abb. 3. Gutes Ergebnis nach venöser Thrombektomie bei Frau mit einer Venenthrombose nach Schwangerschaft

Ausräumung der Becken- und proximalen Oberschenkeletage. Die Frage, ob ein arteriovenöser Shunt angelegt werden sollte, wird unterschiedlich beurteilt. Zu empfehlen ist eine arteriovenöse Fistel bei einer älteren Venenthrombose, die keine ideale Operationsindikation darstellt. Bei frischen Thrombosen sollte niemals eine arteriovenöse Fistel angelegt werden. Gute postoperative Resultate ermutigen zu der hier erläuterten Operationstechnik (Abb. 3).

Wichtig ist die intraoperative Angioskopie, um die Vollständigkeit der Thrombektomie zu überprüfen. Ist die Angioskopie bei erheblicher Kollateralblutung und damit unzureichendem Einblick in das Venensystem unmöglich, so muß die Phlebographie auf dem Operationstisch erfolgen. Ein Venensporn, insbesondere bei jungen Frauen auf der linken Seite, sollte stets ausgeschlossen werden. Neben wandadhärenten Thromben ist die versehentliche Einführung des Katheters in eine akzessorische Begleitvene oder einen Abgang möglich. Es besteht so die Gefahr, daß auf diese Weise eine ausreichende Thrombektomie vorgetäuscht wird.

Unmittelbar postoperativ wird die bereits intraoperativ begonnene Antikoagulation mit einer Heparindosis von 1000 I.E. pro Stunde fortgesetzt. Später wird auf Cumarine übergegangen. In Ausnahmefällen, insbesondere bei flottierenden Thromben, ist auch die Operationsindikation im Bereich der Kniekehlenetage gegeben.

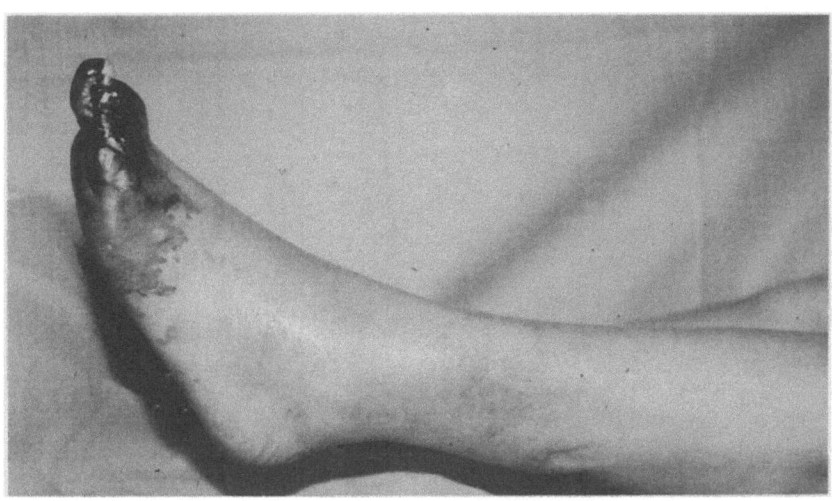

Abb. 4. Phlegmosia coerulea dolens nach Hüftgelenkersatz linkes Bein. Durch venöse Thrombektomie konnte die Gliedmaße erhalten werden. Es kam lediglich zum Verlust der Zehen

Thrombolyse

Die Indikation zur Thrombolyse sollte dann gestellt werden, wenn der Befund im Sinne der Deszension auch auf die Oberschenkel und Unterschenkel ausgedehnt ist und zudem die Thrombose länger als 4–6 Tage besteht. Mit Ausnahme der Phlegmasia coerulea dolens (Abb. 4), die eine absolute Operationsindikation darstellt, wird dazu übergegangen, in Zweifelsfällen stets einen Lyseversuch zu wagen. Nach einer Lyse ist eine operative Intervention prinzipiell möglich, umgekehrt kann ein erfolglos operierter Patient niemals lysiert werden [6, 9]. Bei der Lyse wird zunehmend die ultrahohe Lyse bevorzugt. Diese wird regional, mittels einer Venenpunktion am Fuß des betroffenen Beines und supramalleolär angelegter Manschette durchgeführt, um die betroffenen offenen Venen gesondert perfundieren zu können. Durch dieses Vorgehen können systemische Nebenwirkungen bei optimaler regionaler Lyse minimiert werden. Nur bei einer Unverträglichkeit gegen Streptokinase wird Urokinase benutzt. Auch die Verwendung von RTPA hat sich bewährt. Gegenüber der konventionellen Lyse ergeben sich jedoch weder preisliche noch therapeutische Vorteile. In Zukunft könnte eine Therapie mit RTPA im Vergleich zur ultrahohen Lyse kostengünstiger sein. Bedauerlicherweise ist bis heute die RTPA als Substanz für die Behandlung einer Venenthrombose durch das Bundesgesundheitsamt nicht zugelassen, die Anwendung bleibt z.Z. Einzelfällen vorbehalten. Die Abb. 5 zeigt eine phlebographisch nachgewiesene tiefe Oberschenkelvenenthrombose vor und nach der erfolgreichen Thrombolyse mit RTPA.

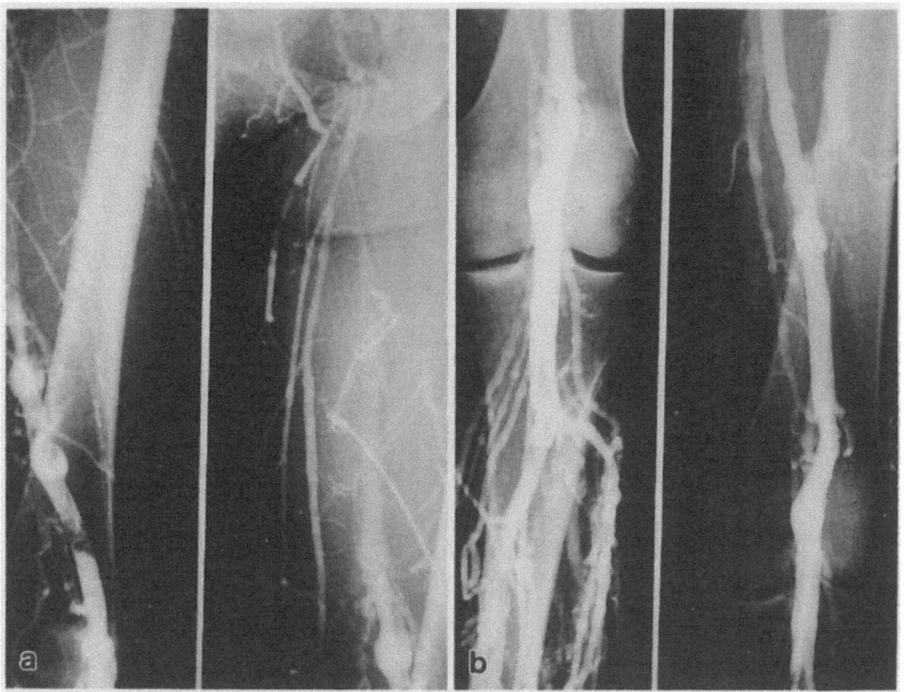

Abb. 5a, b. Ausgedehnte Oberschenkel- und Becken-Venenthrombose, die durch RTPA-Lyse vollständig beseitigt wurde

Konservative Therapie mit Heparin

Bei längerer Thromboseanamnese, allgemeinen Risikofaktoren, höherem Lebensalter der Patienten, Kontraindikationen zur Lyse und geringem oder nur mäßigem klinischem Befund bevorzugen wir die alleinige Heparinisierung. Wenn die Oberschenkel- oder Beckenetage mitbefallen ist, erhält der Patient strenge Bettruhe. Bei alleiniger Unterschenkelvenenthrombose beträgt die Bettruhe nur wenige Tage. Die Frühmobilisation mit elastischer Wickelung des Beines bzw. der Anwendung eines Kompressionsstrumpfes ist in diesen Fällen zudem sinnvoll, auch um einer Aszension des Thrombus vorzubeugen. Wenn keine Kontraindikation besteht, erfolgt nach der intravenösen Dauerheparinisierung immer eine Antikoagulanzienbehandlung mit Marcumar. Dieses Vorgehen gewährleistet einen ausreichenden Schutz vor Rezidiven.

Klinische Ergebnisse

Ergebnisse bei mehr als 400 mit den oben angeführten verschiedenen Verfahren behandelten Patienten sind wie folgt zusammenzufassen (Abb. 6 und 7, Tabelle 1):

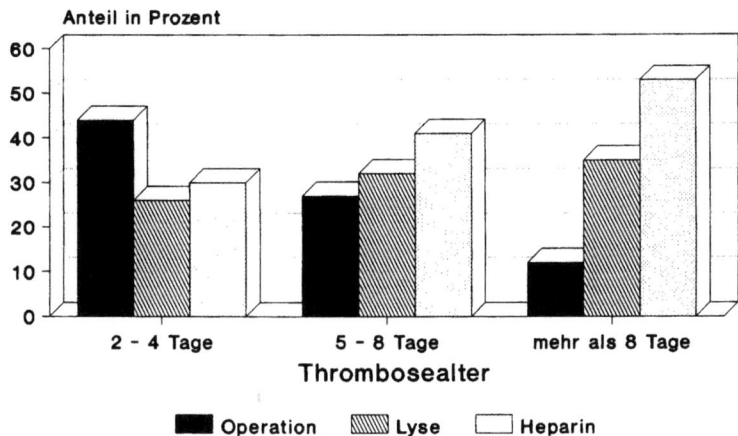

Abb. 6. Bein-Becken-Venenthrombosen. Anteil der Behandlungsverfahren am Gesamtkrankengut, in Abhängigkeit vom Alter der Thrombose (1986–1991; n = 448)

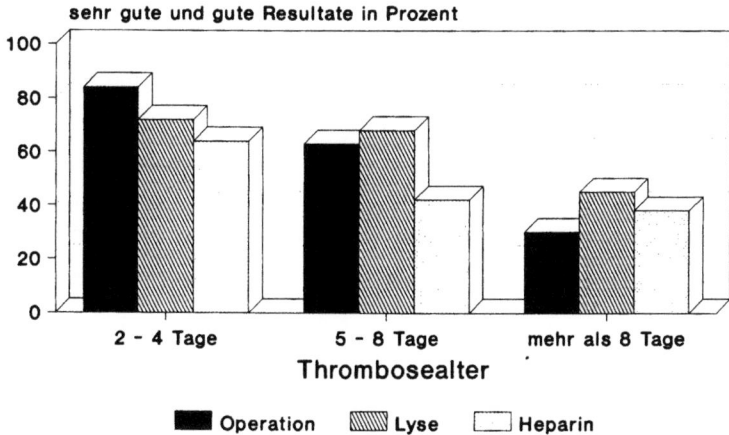

Abb. 7. Bein-Becken-Venenthrombosen. Ergebnisse der verschiedenen Therapieverfahren, Abhängigkeit vom Thrombosealter

1. Die besten Resultate waren bei der Thrombektomie zu erzielen, wenn das Alter der Thrombose weniger als 2, höchstens jedoch 4 Tage betrug, und es sich dabei um eine aszendierende Thrombose mit komplettem Verschluß der Beckenetage handelte. Mit wenigen Ausnahmen konnte bei diesen Patienten die Blutstrombahn vollständig wiederhergestellt werden.

2. Bei einem Alter der Thrombose von mehr als 4 Tagen waren durch die Lysetherapie genau so gute Resultate zu erzielen wie durch die venöse Thrombektomie. Insgesamt waren sehr gute Resultate jedoch nur noch bei der Hälfte

Tabelle 1. Komplikationen der verschiedenen Therapieverfahren bei Bein-Becken-Venenthrombosen (1986–1991) (n = 448)

	Operation (n = 108)	Lyse (n = 133)	Heparin (n = 207)
Tod	2 (2,0%)	1 (0,8%)	1 (0,5%)
Blutung	10 (9,3%)	4 (3,0%)	2 (1,0%)
Rezidiv	12 (11,1%)	8 (6,0%)	
Lungenembolie	1 (1,0%)	0	3 (1,5%)
Kein Erfolg	21 (20,0%)	16 (12,0%)	62 (30,0%)
Unverträglich	0	12 (9,0%)	

der Fälle zu erzielen. Andererseits muß bemerkt werden, daß schwere postthrombotische Zustandsbilder nur bei unter 10% der Patienten auftraten.

3. Bei älteren Thrombosen oder bei Inoperabilität kam es unabhängig von der Lokalisation des Thrombus bei einer rein konservativen Behandlung mit Heparin nur in jedem 7. Fall zu einem schweren postthrombotischen Zustandsbild.

4. Eine Phlegmasia coerulea dolens mit gefährdeten Gliedmaßen trat in dem oben angeführten Krankengut 7mal auf. Dieser Zustand stellt immer eine absolute Operationsindikation dar. Eine Lungenembolie war nach venösen Thrombektomien 2mal postoperativ aufgetreten, davon in einem Fall fulminant mit tödlichem Ausgang. In dem zweiten Fall wurde die Embolie szintigraphisch und angiographisch abgesichert. Ein weiterer Todesfall war nach venöser Thrombektomie zu beklagen. Hierbei kam der Patient nach erheblichem Blutverlust in einen irreversiblen hämorrhagischen Schock. Die Lysetherapie mußte in mehreren Fällen wegen Unverträglichkeit abgebrochen werden. In der Gruppe mit einer Lysebehandlung wurde eine Lungenembolie nicht festgestellt. Unter einer Therapie mit Heparin kam es 3mal zu Lungenembolien, jedoch ohne tödliche Folgen. Ein Patient dieser Gruppe verstarb an einem Schlaganfall.

Die oben angeführten Zahlen widersprechen großen Statistiken, die nach Venenthrombosen eine Lungenembolierate von etwa 20% aller Fälle angeben [4]. Es muß betont werden, daß bei der oben angeführten Untersuchung nur der klinische Aspekt für die Diagnosestellung herangezogen wurde. Systemische lungenszintigraphische und angiographische Untersuchungen wurden nicht durchgeführt. Neuere Studien zeigen jedoch ähnlich günstige Ergebnisse [1, 5, 9].

Kavaschirm

Die Frage, wann bei einer Venenthrombose ein Kavaschirm zu legen ist, kann wegen der seltenen Komplikation einer Lungenembolie nur mit sehr großer Zurückhaltung beantwortet werden. Die Indikation ist nur selten gegeben. Sie

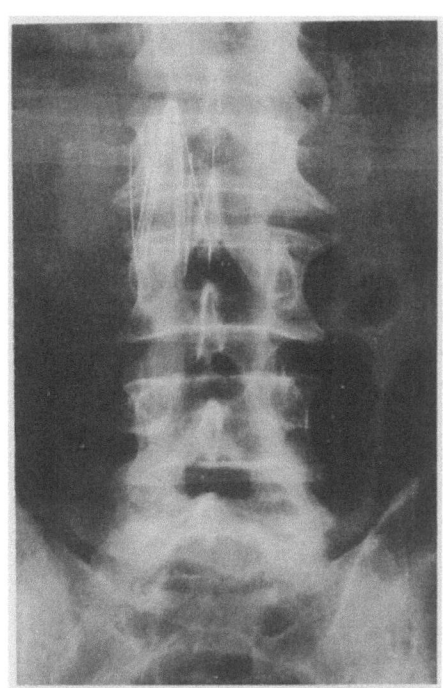

Abb. 8. In situ befindlicher Kavafilter bei einem Mann nach Hüftgelenkoperation mit rezidivierenden Lungenembolien

sollte nur bei nachgewiesener Lungenembolie, Inoperabilität oder Kontraindikationen einer Lyse, bei gefährlichen Thromben und gefährdeten Patienten erwogen werden. Die Indikation zur Implantation eines Kavaschirmes wird auch in großen gefäßchirurgischen Abteilungen pro Jahr nur etwa 3- bis 5mal gestellt. Abb. 8 zeigt einen Kavaschirm in situ.

Zusammenfassung

Die Indikation zu einem operativen bzw. fibrinolytischen, oder einem Vorgehen mit Heparin zur Therapie der Thrombose sollte sehr differenziert gestellt werden. Zur Operation sollten nur frische Venenthrombosen mit Obstruktion im Bereich des proximalen Oberschenkels und der Beckenetage bei Patienten mit gutem Allgemeinzustand kommen. Hierbei bleibt zu berücksichtigen, daß das Alter einer Thrombose präoperativ nur schwer einzuschätzen ist. Hieran hat auch die Duplexsonographie nur wenig geändert [8]. Eine absolute Operationsindikation besteht lediglich bei der Phlegmasia coerulea dolens. Bei eingeschränkter Operabilität und fehlender Kontraindikation sollte, wo möglich, der Versuch einer Thrombolyse gemacht werden. Dies gilt auch für ältere Venenthrombosen. Das Risiko der Therapie scheint bei exakter Steuerung der Thrombolyse nach laborchemischen Parametern vertretbar gering. Besser, allerdings

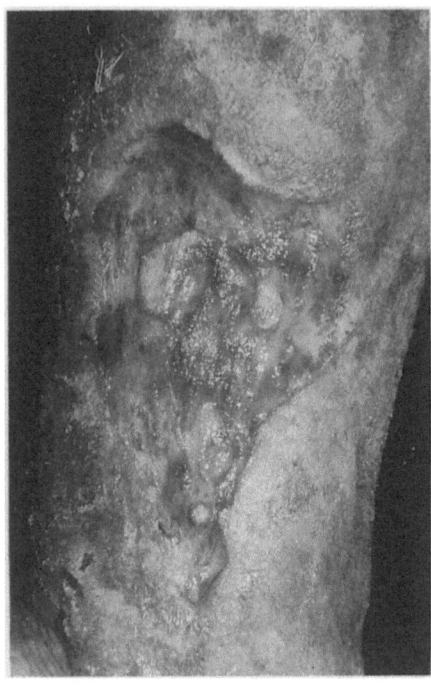

Abb. 9. Schweres postthrombotisches Syndrom bei Zustand nach ausgedehnter Bein-Becken-venenthrombose vor 8 Jahren

wesentlich teurer, ist die ultrahohe Lyse. Tödliche Zwischenfälle oder schwerwiegende Komplikationen sind sehr selten. Alle übrigen Fälle können einer alleinigen Antikoagulanzientherapie zugeführt werden. Dabei muß in nur jedem 7. Fall mit einer schweren postthrombotischen Schädigung gerechnet werden (Abb. 9). Für die Beurteilung des Therapieerfolges ist die intraoperative Angioskopie und Phlebographie wichtig. Präoperativ ist immer die phlebographische Abklärung anzustreben mit Ausnahmen der Phlegmasia coerulea dolens. Postoperativ kann in vielen Fällen durch Einsatz nichtinvasiver hämodynamischer Untersuchungsmethoden auf eine Röntgenkontrolluntersuchung verzichtet werden. Zu den unverrückbaren Prinzipien der Behandlung einer Venenthrombose gehört nach der erfolgreichen Primärtherapie die Kompressionsbehandlung und nachfolgende Einstellung mit Antikoagulanzien.

Schlußfolgerung

Die angemessene und dem jeweiligen Krankheitsbild angepaßte Diagnostik und die differenzierte Therapie ist für die erfolgreiche Behandlung der Venenthrombose wesentlich. Das oben erläuterte diagnostische und therapeutische Regime der Thrombose hat sich im klinischen Alltag bewährt und ist durch eine geringe Komplikationsdichte bei guter Erfolgsrate ausgezeichnet.

Literatur

1. Barras JP, Widmer MT, Zemp E, Voilin R, Widmer LK (1991) Sequelles de la thrombose veineuse. Incidence en 5 ans du syndrome post-thrombotique. J Mal Vasc 16/2: 115–118
2. Bergan JJ, Yao JST (1991) Venous disorders. Saunders, Philadelphia London Toronto Montreal Sydney Tokyo
3. Ganger H, Nachbur B, Ris HB, Zurbrugg H (1990) Chirurgische Thrombektomie versus konservative Behandlung für ileofemorale Phlebothrombose. Funktioneller Vergleich von Langzeitergebnissen. Helv Chir Acta 57/2: 213–217
4. Heberer G, van Dongen RJAM (1987) Gefäßchirurgie. Springer, Berlin Heidelberg New York Tokyo
5. Kniemeyer HW, Merckle R, Stuhmeier K, Sandmann W (1990) Chirurgische Therapie der akuten und embolisierenden tiefen Beinvenenthrombose-Indikation, technisches Prinzip, Ergebnisse. Klin Wochenschr 68/24: 1208–1216
6. Latorre J, Foncuberta J, Rosendo A, Elez J (1990) Eficacia trombolitica de la asociation Lis-plasminogeno y urokinasa: estudios en animales de experimentacion y en el hombre. Angiologia 42/6: 218–226
7. Lord RS, Chen FC, Devine TJ, Venn IV (1990) Surgical treatment of acute deep venous thrombosis. World J Surg 14/5: 694–702
8. Pulliam CW, Barr SL, Ewing AB (1991) Venous duplex scanning in the diagnosis and treatment of progressive superficial thrombophlebitis. Ann Vasc Surg 5/2: 190–195
9. Schmutzler R (1990) Le traitement des thromboses veineuses profondes. Thrombolyse vs heparine. Phlebologie. 1990 Nov–Dec; 656–665, Discussion 666

Thrombose – Indiz für einen Behandlungsfehler?

G. CARSTENSEN

„Die Verpflichtung der Chirurgen für ihre Patienten wurde in der Vergangenheit fast ausschließlich aus dem Hippokratischen Eid abgeleitet. Die Entwicklung der letzten Jahre hat allerdings gezeigt, daß parallel zu den eigenen beruflichen Vorstellungen und Ansprüchen die Rechtsprechung nunmehr ganz konkrete Forderungen erhebt, deren Beachtung dringend geboten erscheint. Es reicht z. B. nicht aus, bezüglich der getroffenen diagnostischen und therapeutischen Maßnahmen vor sich selbst und vor der Hippokratischen Verpflichtung bestehen zu können. Begriffe wie Aufklärung und Dokumentation werden ebenso wie der Nachweis der inneren und äußeren Sorgfalt nicht mehr ausschließlich in das Ermessen des einzelnen Arztes gestellt. Die chirurgische Behandlung wird immer mehr den Anforderungen einer neutralen Beurteilung und Transparenz gerecht werden müssen und den Gesichtspunkt der Haftung einzubeziehen haben."

Mit diesen ebenso eindrucksvollen wie mahnenden Ausführungen beginnen die Autoren Hierholzer, Ludolph und Hamacher das Vorwort ihres *Gutachtenkolloquiums 5* vom Jahre 1989. Es besteht Veranlassung, sich ihrer bei der gebotenen Sorgfalt in der Beachtung der tiefen Venenthrombose zu erinnern.

Einleitung

Die Begründung für die genannte Empfehlung ist aus den forensischen Verfahren abzuleiten, die infolge der tiefen Venenthrombosen entstanden. Die Anzahl der Verfahren im Rahmen des Gesamtaufkommens von Behandlungsvorwürfen ist keineswegs gering. Durch die tiefen Venenthrombosen sind mehrere Gebiete der Medizin betroffen:

- die Chirurgie, vornehmlich die Unfallchirurgie,
- die Orthopädie,
- die Geburtshilfe und Gynäkologie,
- die innere Medizin,
- die Urologie.

Die Unfallchirurgie und die Orthopädie nehmen in diesem Rahmen einen führenden Rang ein. Diese Tatsache ist nicht verwunderlich, weil sich die Tätigkeit dieser beiden medizinischen Gebiete in beträchtlichem Umfang auf die unteren Extremitäten nebst Gelenken erstreckt.

Zu Beginn der zugrundeliegenden Erhebungen standen die Verfahren über Thrombosen im Rahmen einer stationären Behandlung im Vordergrund. Etwa ab 1985 trat eine Änderung ein. Ambulante Behandlungen, die tiefe Venenthrombosen zur Folge hatten, beherrschen zunehmend das Bild. Diese Tendenz drückt sich noch stärker bei anerkannten Behandlungsfehlern aus, die in den letzten Jahren bei ambulanten Behandlungen beträchtlich zugenommen haben. Ein Rückgang der Verfahren, wie beim Kompartmentsyndrom nach mehreren Veröffentlichungen festzustellen, ist bisher noch nicht offenkundig.

Entstehung der Thrombose

Das Risiko einer tiefen Bein- und Beckenvenenthrombose ist im Zusammenhang mit Verletzungen und Eingriffen an der unteren Extremität keineswegs unbekannt. Verwiesen sei auf die umfassenden Untersuchungen Anfang der 70er Jahre aus mehreren Krankenhäusern in Wien, auch aus dem Lorenz-Böhler-Krankenhaus. Nach Unterschenkelfrakturen wurden in einer überraschenden Häufigkeit tiefe Venenthrombosen festgestellt, bei Brüchen ohne Verschiebung 25,9%, bei bimalleolären Brüchen 40,6%, bei Brüchen mit Verschiebung 54,3% und bei Mehrfachbrüchen 64%.

Aus forensischer Sicht kann die Handlungsweise des Arztes vor oder nach Entstehung einer tiefen Bein-Becken-Venenthrombose, die nicht bedacht oder erkannt wurde, Bedeutung erlangen. Die Frage ist zu prüfen, ob ein hierauf beruhender Behandlungsfehler vorhersehbar und vermeidbar ist.

Eine Venenthrombose entsteht durch Veränderungen der Fließeigenschaften des Blutes, durch geänderte Strömungsbedingungen oder durch Verletzungen der Venenwand. Diese Faktoren können einzeln bestimmend sein, sie können sich jedoch auch überlagern. Für die Bildung eines Thrombus sind in erster Linie Veränderungen der Venenwand, eine lokale Stase und Veränderungen der örtlichen Gerinnung verantwortlich zu machen. Sowohl eine Hypozirkulation oder eine Blutstase, als auch eine Irritation der Gefäßwand und eine Gerinnungsaktivierung durch Gewebethromboplasmin sind intraoperativ unvermeidbar. Es gilt als erwiesen, daß 50% der tiefen Venenthrombosen nicht postoperativ, sondern bereits intraoperativ entstehen und 80–90% innerhalb der ersten 3–4 Tage. Das Gleichgewicht zwischen thrombogenen und antithrombogenen Mechanismen ist offenbar durch einen Eingriff in den menschlichen Organismus gestört.

Als Risikofaktoren für eine tiefe Venenthrombose sind grundsätzlich alle Eingriffe an der unteren Extremität oder am Becken anzusehen, ganz besonders jedoch Operationen am Hüft- und Kniegelenk. Im stationären Bereich der Chirurgie, zumal der Unfallchirurgie, hat die Thromboseprophylaxe mit Heparin einen so unumstrittenen Platz eingenommen, daß es sich erübrigt, hierauf weiter einzugehen. Wie die Zahlen der Behandlungsfehler aufzeigen, fallen tiefe Venenthrombosen bei der ambulanten Behandlung stärker ins Gewicht. Von insge-

Tabelle 1. Verfahrensrelevante tiefe Venenthrombosen (1992), aufgegliedert nach der Entstehung unter ambulanter bzw. stationärer Behandlung

Forensische Verfahren	**154**
Stationär	78
Ambulant	76
Behandlungsfehler	**109**
Stationär	42
Ambulant	67

samt 109 anerkannten Behandlungsfehlern entfielen 42 auf eine stationäre und 67 auf eine ambulante Behandlung (Tabelle 1). Die Quote der Thrombosen unter ambulanten Bedingungen liegt möglicherweise insgesamt noch etwas höher. Nicht in jedem Fall konnte festgelegt werden, wann ein Patient aus der stationären in die ambulante Behandlung überging. Zusätzlich ist mit einer nicht geringen Dunkelziffer zu rechnen.

Thrombose als Komplikation

Die tiefe Beinvenenthrombose scheint nicht von allen Ärzten, die mit der Extremitätenchirurgie befaßt sind, zutreffend eingeordnet, sondern eher unterschätzt zu werden. Dieses Verhalten mag dadurch begünstigt werden, daß die Behandlung der postoperativen Folgezustände in die Hände anderer Ärzte übergeht. Unfall- und Extremitätenchirurgen können sich i. allg. keinen eigenen Eindruck davon verschaffen, wie schwerwiegend und irreversibel ein postthrombotisches Syndrom einen Menschen belasten und dessen Lebensqualität wesentlich einschränken kann.

Den Unterlagen der Gerichte und der Gutachterkommission ist zu entnehmen, daß von einigen Ärzten wenig oder gar nicht an die Möglichkeit einer tiefen Venenthrombose gedacht worden war. Es fällt auch auf, daß den Hinweisen der Patienten auf einen Spannungsschmerz in der Wade oder eine Schwellneigung des Beines zu wenig Beachtung geschenkt wurde. Der scheinbaren Nichtexistenz einer tiefen Beinvenenthrombose, wie sie fälschlich unterstellt wurde, entspricht die Tatsache, daß eine fachgerechte Diagnostik entweder nicht oder zu spät eingeleitet wurde. Bei den Thrombosen im stationären und ambulanten Bereich ereignete sich 15mal eine teils fulminante Lungenembolie, 8mal mit einem Exitus letalis. Infolge der tiefen Venenthrombose entwickelte sich 1mal eine Phlegmasia coerulea dolens, 5mal ein Kompartmentsyndrom mit resultierender Unterschenkelamputation. Zu den therapeutischen Komplikationen gehörten 2 tiefe Venenthrombosen, die mit Heparin-Dihydergot behandelt wurden. Es entwickelte sich ein Ergotismus, Amputationen waren in beiden Fällen unvermeidbar. Die häufigste Fehldiagnose war eine Thrombophlebitis. Scheinbar sind die beiden Krankheitsbilder Thrombophlebitis und Thrombose nicht genügend bekannt und werden nicht auseinandergehalten. Die Thrombophlebitis wird oft als Verlegenheitsdiagnose genannt, ohne zu ergründen, ob eine Thrombose der tiefen Venen vorliegt.

Forensisch bedeutsame Risikofaktoren

Die Zusammenstellung der Risikofaktoren einer tiefen Venenthrombose unter ambulanter Behandlung zeigt die große Gefahr immobilisierender Verbände, ihnen folgen komprimierende Verbände. Immobilisierende wie auch komprimierende Verbände müssen häufig genug kontrolliert werden. Dies wird oft nicht durchgeführt. Der Patient muß darauf hingewiesen werden, daß er sofort den Arzt erneut aufsuchen sollte, wenn ihm der Verband zu eng erscheint. Enge oder eng gewordene Gipsverbände sowie komprimierende oder schnürende Verbände müssen sogleich entfernt werden.

Wenn einer Thrombose Operationen vorausgegangen waren, standen die des Hüft- und Kniegelenkes im Vordergrund. Auffallend oft war eine Arthroskopie des Kniegelenkes vorgenommen worden. Bei diesem diagnostischen oder auch therapeutischen Eingriff sollte der ausführende Arzt stets die Indikation einer Thromboseprophylaxe überprüfen. Wie die Erfahrungen zeigen, kann schon die Anlage einer pneumatischen Blutsperre diesbezüglich folgenreich sein. Sie sollte, nicht nur hinsichtlich des angewandten Druckes, korrekt ausgeführt werden.

Risikofaktoren können vom Patienten, aber auch vom Arzt ausgehen. Der Arzt hat nach seiner Diagnose zu entscheiden, ob ein immobilisierender Verband angelegt und wie lange er belassen werden muß. Zugrundezulegen sind die Therapiefreiheit und das therapeutische Ermessen auf dem Boden der Erfahrung. Dennoch sind auch bei diesen Überlegungen Grenzen zu berücksichtigen. Wenn als beste Behandlung ein immobilisierender Verband angezeigt ist, wahrt der Arzt die gebotene Sorgfalt mit einer rechtzeitigen Thromboseprophylaxe. Nach heutigem Kenntnisstand reicht es aus, wenn einmal täglich Heparin verabreicht wird. Aus der Literatur geht eindeutig hervor, daß die Unterlassung einer Thromboseprophylaxe einen wesentlichen Risikofaktor darstellt. Die Indikation zur Anlage eines immobilisierenden Verbandes sollte sehr streng überprüft werden. Nach Möglichkeit ist eine frühfunktionelle Nachbehandlung anzustreben.

Diagnostik bei Verdacht

Bei Verdacht auf Vorliegen einer tiefen Venenthrombose ist es erforderlich, diese entweder nachzuweisen oder auszuschließen. Die Begründung ergibt sich daraus, daß bei einer tiefen Beinvenenthrombose die Gefahr einer Lungenembolie unvertretbar hoch ist. Ratsam ist eine Phlebographie. Sie ist die Referenzmethode für alle Formen der tiefen Bein- und Becken-Venenthrombose. Ihre forensische Bedeutung liegt in der zuverlässigen Dokumentation. Die Doppler-Sonographie kann eine wertvolle Hilfestellung bei der Diagnose und somit zur Indikation der Phlebographie leisten.

Thromboseprophylaxe

Einige Ärzte gaben in den Verfahren der Gutachterkommission zu ihrer Entschuldigung an, sie hätten durchaus eine Thromboseprophylaxe mit Thrombozytenaggregationshemmern oder Antirheumatika vorgenommen. Es ist ausdrücklich darauf hinzuweisen, daß diese Medikamente für eine Thromboseprophylaxe unwirksam und somit ungeeignet sind.

Wenn nach einer stationären oder ambulanten Behandlung eine tiefe Venenthrombose in Erscheinung tritt, ist hieraus noch nicht der Rückschluß auf einen Behandlungsfehler statthaft. Sofern der behandelnde Arzt nachweisen kann, daß er eine Thromboseprophylaxe in zutreffender Dosierung vorgenommen hat und dennoch eine Thrombose aufgetreten ist, ist der Arzt zu entlasten. Eine Thrombose kann, auch wenn signifikant seltener, unter einer regelrechten Thromboseprophylaxe schicksalhaft auftreten. Der Arzt muß allerdings weiterhin auch nachweisen können, daß er die trotz Prophylaxe entstandene Thrombose rechtzeitig erkannt und einer sachgerechten Behandlung zugeführt hat.

Forensische Probleme

Gerichtsurteile, die sich auf medizinische Sachverständige stützen, sind zwangsläufig in den aktuellen Stand medizinischer Erkenntnis eingebunden und auf diese Weise begrenzt. Urteile beziehen sich, insbesondere in den höheren Gerichtsinstanzen, meist auf jahrelang zurückliegende Fälle, die nach dem Wissensstand zur Zeit der Behandlung beurteilt werden müssen. Für die aktuelle Situation und die in ihr erforderliche Behandlung sind die Ausführungen solcher Urteile dann nicht mehr maßgeblich, wenn sich der vorauszusetzende Standard inzwischen weiterentwickelt hat. Das ist hinsichtlich der tiefen Venenthrombose der Fall. Hier haben die Methoden ihrer Erkennung, Behandlung und nicht zuletzt ihrer Prophylaxe auch im ambulanten Bereich einen Fortschritt erfahren.

Zusammenfassung

Eine Thrombose erweckt zwar den Verdacht auf einen Behandlungsfehler, beweist ihn aber zunächst noch nicht. Notwendig ist eine Erfassung und Bewertung des gesamten Sachverhaltes. Das zugrundeliegende Krankheitsgeschehen ist bedeutungsvoll, zumal wenn es geeignet ist, schicksalhaft eine tiefe Venenthrombose herbeizuführen. Der behandelnde Arzt ist gut beraten, Risikofaktoren tiefer Venenthrombosen zu beachten und entsprechend vorausschauend zu handeln.

Die Untersuchungen nach Thrombose

G. RUDOFSKY

Die Untersuchungen im Rahmen der gutachtlichen Fragestellung zu den bleibenden Schäden nach einer Thrombose können in mehrere Komplexe untergliedert werden:

1. Anamnese,
2. klinische Untersuchung,
3. apparative Untersuchung.

Mögliche Ursachen und Risikofaktoren für die Entstehung der Thrombose und die resultierenden Folgeschäden an Extremitäten- und Lungenstrombahn sind abzuklären [16, 25]. Durch die Untersuchungen soll das Ausmaß des funktionellen und morphologischen Schadens zum Zeitpunkt der Untersuchung erfaßt werden. Die morphologische Schädigung muß sich nicht mit dem resultierenden Ausmaß der funktionellen Beeinträchtigung decken. Die klinischen funktionellen Beeinträchtigungen sind jedoch entscheidend für das Beschwerdebild, die zugrundeliegenden morphologischen Veränderungen für das Ausmaß der venösen anatomischen Störung.

Anamnese

Art und Ausmaß des Traumas sind auch in Hinblick auf eine Weichteilverletzung und Prellung zu erfassen. Die im Rahmen der weiteren Behandlung durchgeführten Maßnahmen wie eine Immobilisation oder eine Operation ergeben wesentliche Hinweise auf das Entstehen der Thrombose. Neben der Befragung des Betroffenen sollten Informationen auch durch die vorliegenden Krankenberichte eingeholt werden. Bedeutsam ist besonders bei jugendlichen Patienten die Berücksichtigung einer familiär gehäuft auftretenden Thrombose- und Embolieneigung. Durch die Anamnese müssen Systemerkrankungen und die Einnahme von Medikamenten, die eine Erhöhung des Thromboserisikos bewirken, erfaßt werden:

– Herzinsuffizienz,
– vorausgegangene Venenthrombose oder Lungenembolie,
– bestehende Varikose oder chronisch venöse Insuffizienz,

- familiäre Thromboembolieneigung,
- Mangel an Antithrombin III, Protein C, Protein S, PAI-1,
- Hyperfibrinogenämie,
- Thrombozytose,
- Polyglobulie oder Polyzythämie,
- Übergewicht,
- maligne Erkrankungen,
- bei großen Operationen Alter über 60 Jahre,
- Medikamente (z. B. Diuretika, orale Kontrazeptiva).

Die spezielle Anamnese berücksichtigt vor dem zu begutachtenden Ereignis liegende frühere Thrombosen und Lungenembolien. Bedeutsam sind in diesem Zusammenhang auch Hinweise auf frühere Phlebitiden, venöse Ulzera oder andere schlecht heilende Wunden. Nicht zuletzt weisen auch eine Schwellneigung der Beine, atypische Pneumonien oder eine Rechtsherzinsuffizienz auf die vorbestehende Schädigung des venösen Gefäßschenkels hin. Relevant ist zudem die Abhängigkeit der Beschwerden und Symptome von Tageszeit, Witterung und Tätigkeit [5, 6, 12, 23, 28, 30, 31]. Die Medikamentenanamnese liefert Rückschlüsse auf mögliche Interaktionen und Risiken für weitere Thrombosen, die eine Verschlimmerung des Krankheitsbildes bewirken könnten. In diesem Zusammenhang sei auf die möglichen Nebenwirkungen der Arzneimittelinteraktion zwischen einer Antikoagulanzien- und einer antikonvulsiven Therapie hingewiesen (Beispiel: Patientin mit hirnorganischem Anfallsleiden und rezidivierenden Thrombosen bei Thrombophilie und beruflich bedingtem erhöhtem Thromboserisiko).

Klinische Untersuchung

Lokalbefund

Der sorgfältigen körperlichen Untersuchung am liegenden und stehenden Patienten kommt bei der Begutachtung des Gefäßsystems eine besondere Bedeutung zu. Nur am stehenden Patienten kann das Ausmaß des venösen Schadens und der dadurch verursachten Blutrückstauung ausreichend erfaßt werden. Durch Inspektion und Palpation sollte die proximale und distale Ausdehnung der Varikose mit allen Lokalisationen festgestellt und nachfolgend dokumentiert werden. Der Typ der Varikose mit retikulärer, Seitenast- oder Stammvarikose sollte ebenso festgehalten werden wie die Funktionsfähigkeit der Perforansvenen und spezielle Hautveränderungen wie Ödeme, Dermatosen, Besenreiser und Ulzera. Anhand dieser Beschreibungen kann die chronische venöse Insuffizienz (CVI) nach Widmer in 3 Stadien eingeteilt werden (Tabelle 1) [30, 31]. Als Zweitdiagnose ist jeweils anzugeben, welche Ursache der CVI zugrundeliegt (z.B. CVI Stadium III bei postthrombotischem Syndrom).

Die Beurteilung eines Ödems in bezug auf seine Konsistenz sollte am liegenden Patienten erfolgen. Die Lokalisation einer extravaskulären Flüssigkeitsan-

Tabelle 1. Stadien der chronisch-venösen Insuffizienz nach Widmer

Stadium I	Varikose, Corona paraplantaris phlebectatica und Ödemneigung
Stadium II	Varikose und Stauungsdermatose (Hämosiderose, Ekzem, Atrophie blanche)
Stadium III	Varikose und florides Ulkus oder Ulkusnarbe

sammlung erlaubt dabei erste Hinweise auf die zugrundeliegende Schädigung des subkutanen oder des tiefen Venensystems bzw. des Lymphbahnsystems. Ödeme, die durch eine Insuffizienz des subkutanen Venensystems oder der Lymphbahnen hervorgerufen werden, sind im subkutanen epifaszialen Raum lokalisiert. Tiefe venöse Abflußstörungen verursachen vorwiegend Ödeme in den subfaszialen Räumen der Gliedmaßen. Weiche, wegdrückbare Ödeme, die nur bis zu den Zehengrundgliedern reichen, weisen auf eine Schädigung der subkutanen Venen. Sind die subkutanen Ödeme nicht wegdrückbar, d. h. induriert, so bestehen sie schon über längere Zeit [10, 11]. Hat ein Ödem mehr pastösen Charakter und sind die Zehen miteinbezogen, so handelt es sich um ein lymphogenes Ödem. Dieses kann als primäres Lymphödem anlagebedingt oder nach einer traumatischen Schädigung der Lymphbahnen auftreten. Sekundär können Lymphödeme bei chronisch venöser Insuffizienz auftreten, wenn so die Ultrafiltration vermehrt ist [22]. Ist die entspannte Muskulatur bei der Palpation prall elastisch, so ist dieses Ausdruck eines subfaszialen Ödems bei der akuten oder chronischen Abflußstörung des tiefen Venensystems einer Extremität [22].

Die Messung der Beinumfänge sollte ebenso am liegenden Patienten erfolgen. An jedem Bein sind 5 Umfänge an den bekannten definierten Positionen seitenvergleichend zu bestimmen. Die Uhrzeit der Messung muß festgehalten werden, um eine belastungsabhängige Schwellung zu dokumentieren. Die Patienten können ggf. selbständig die entsprechenden Umfänge über mehrere Tage protokollieren. Um eine über die tageszeitlichen Schwankungen hinausgehende Schwellung durch berufliche Einflüsse zu berücksichtigen, sind die Untersuchungstemperatur und körperliche Tätigkeiten zu dokumentieren [23, 24].

Abschließend sollten Deformitäten der Gliedmaße, Längenunterschiede und das Muskelkonturprofil exakt beschrieben werden. Neben der oben angeführten speziellen körperlichen Untersuchung ist zudem der arterielle Gefäßstatus mit Auskultation und Pulstastbefund zu erheben und eine Untersuchung im Hinblick auf eine kardiopulmonalen Insuffizienz durchzuführen.

Verbal sind die pathologischen Hautveränderungen oft nur schwer zu beschreiben. Die photographische Dokumentation ist oft mit der üblichen Polaroidtechnik unbefriedigend. Zur wissenschaftlich ausreichenden Photographie ist eine Spiegelreflexkamera mit feinkörnigem Film erforderlich. Die Aufnahmen sollten möglichst spiegelfrei ausgeleuchtet werden und vor einem schwarzen Hintergrund erfolgen.

Bedeutung der klinischen Untersuchung im Hinblick auf die Anwendbarkeit einer Kompressionsbehandlung

Wenn eine Kompressionsbehandlung durch die klinischen Folgen eines postthrombotischen Syndroms erforderlich wurde, muß im Rahmen der Begutachtung auch zu deren Praktikabilität Stellung bezogen werden. Die induzierte Kompressionsbehandlung und deren Praktikabilität müssen einen Niederschlag in der Bewertung der MdE finden.

Bei älteren Patienten kann durch Erkrankungen des arteriellen Gefäßsystems die Anwendung eines Kompressionsstrumpfes limitiert sein. Im Verdachtsfall sind entsprechende Untersuchungstechniken notwendig, um das Vorliegen einer arteriellen Verschlußkrankheit und das Ausmaß der Perfusionsbeeinträchtigung offenzulegen [25]. Bei einer Hypästhesie durch eine Neuropathie hat der Patient die Schmerzkontrolle für schlecht sitzende Kompressionsverbände verloren und ist so wegen der Gefahr des Druckgeschwürs für diese Therapie nicht mehr geeignet. In seltenen Fällen kann eine Kompressionsbehandlung auch durch Allergien limitiert oder ausgeschlossen sein. Bei Patienten im Stadium III nach Widmer einer CVI ist das Risiko einer Allergie um das 20fache gesteigert. Ekzeme und Ulzera, die trotz adäquater Therapie nicht abheilen, können auf eine Unverträglichkeit hinweisen. Bei entsprechendem Verdacht ist eine Allergieaustestung notwendig, um die weitere Durchführbarkeit der Kompressionsbehandlung zu überprüfen.

Neben den oben genannten können auch andere systemische Erkrankungen die Praktikabilität und Verträglichkeit einer Kompressionsbehandlung beeinflussen:

– arterielle Verschlußkrankheit,
– Mikroangiopathie,
– koronare Herzkrankheit,
– Herzinsuffizienz,
– Hypertonie,
– Neuropathie,
– Arthrose,
– Wirbelsäulenschäden,
– spezielle venöse Abflußstörungen.

Auch Arthrosen oder Wirbelsäulenschäden können das selbsttätige Anlegen eines Kompressionsverbandes behindern [1, 8, 9, 13]. Der regelrecht getragene Kompressionsverband kann bei bestimmten beruflich bedingten Körperhaltungen eine venöse Stauung bewirken. Bei gegebener Indikation würde daraus eine Berufsunfähigkeit resultieren. Die MdE ist bei Unverträglichkeit einer indizierten Kompressionsbehandlung mit resultierender therapieresistenter Stauungssymptomatik höher zu bewerten als in therapierbaren Fällen mit identischem Venenschaden [25].

Apparative Untersuchung

Funktionell-morphologische Meßmethoden

An apparativen Untersuchungstechniken steht mittlerweile eine umfangreiche Palette zur Verfügung. Je nach Meßprinzip unterscheidet man funktionelle Meßmethoden von morphologischen Meßmethoden. Beispielhaft für funktionelle Meßmethoden können die CW-Doppler-Technik, die Venenverschlußplethysmographie, die Lichtreflexionsrheographie sowie neben anderen auch die direkte Venendruckmessung (Phlebodynamometrie) angeführt werden. Als morphologische Untersuchungsverfahren stehen die Phlebographie und die B-Bild-Verfahren (Sonographie) zur Verfügung. Die Duplextechniken als Schwarz-weiß-Duplex oder farbkodierte Duplexsonographie stellen ein Bindeglied zwischen den funktionellen und den morphologischen Meßverfahren dar. Doppler-sonographische Untersuchungen sind mit den zuletzt angeführten Methoden „unter Sicht" im B-Bild möglich. Die funktionellen Meßmethoden am Venensystem fragen unterschiedliche venöse Funktionen ab. Beispielhaft kann die Blutspeicherfähigkeit (Venenkapazität), die venöse Pumpfunktion in einzelnen Venen oder des gesamten Systems (Doppler, Venendruck) und die venöse Abstrom- bzw. Abstromwiderstandsmessung (venöse Drainagemessung mit verschiedenen Plethysmographietechniken) angeführt werden.

Bei der Auswahl der Meßtechniken sollte eine Methodenpalette zur Anwendung kommen, die in Kombination ergänzend die verschiedenen Venenfunktionen testet. Die Eichbarkeit der Verfahren und die Reproduzierbarkeit sind wesentliche weitere Auswahlkriterien [3, 4, 25]. Vor allem die Venenverschlußplethysmographie, die Doppler-Sonographie und die Phlebodynamometrie liefern zufriedenstellende Variationskoeffizienten, wenn diese nach standardisierten Methoden durchgeführt werden. Sie sind als wesentliche Funktionsuntersuchungen für die Begutachtung zulässig. Der sog. „golden standard", die direkte Messung des Venendrucks gemäß der Standardisierung von May u. Kriessmann [16], und die Phlebographie sollten bei jeder Erstbegutachtung und bei jedem Verschlimmerungsantrag zusätzlich zur Begutachtung herangezogen werden. Wenn gleichzeitig eine arterielle Verschlußkrankheit vorliegt, muß auf die Punktion im Fußbereich verzichtet werden [2, 16–18]. Die Phlebographie kann eine Gefährdung des Patienten bedeuten und ist aus diesem Grund nicht mitwirkungspflichtig.

Die *Duplexsonographie* ist nicht in der Lage, die Phlebographie zu ersetzen, sie ergänzt diese jedoch sinnvoll. Nur durch die Duplexsonographie ist die Beurteilung der Venenwand und der Venenklappenfunktion möglich. Eine Rekanalisation unter Klappenverlust kann mit der Duplexsonographie wesentlich besser objektiviert werden als mit der Phlebographie allein. „Narbig" veränderte Venenwände können durch die phlebographische Diagnostik nicht nachgewiesen werden [19, 24, 26, 27].

Die aszendierende Phlebographie der Beine wird üblicherweise in der Technik von May u. Nissl [17] durchgeführt und schließt neben der Phleboskopie zumindest am Unterschenkel und Knie Aufnahmen in 2 Ebenen ein. Zur sicheren kompletten Dokumentation sind überlappende Aufnahmen, die Darstellung der Beckenvenen und des Abstroms in die V. cava notwendig. Bei Mitbeteiligung der V. cava inferior ist eine proximale Kavographie, evtl. auch ein Kontrastmittel-CT notwendig, um die obere Begrenzung des Thrombus festlegen zu können. In einem solchen Fall wären parenchymatöse Organe wie die Leber oder Nieren in das postthrombotische Geschehen mit einbezogen [17].

Zur Abschätzung des kardiopulmonalen Kompensationsgrades sollten routinemäßig die Thoraxröntgenaufnahme in 2 Ebenen, die Elektrokardiographie, die 2-D-Echokardiographie und eine Lungenfunktionsprüfung neben der Bestimmung der Blutgase eingesetzt werden. Auch Belastungsuntersuchungen sind ggf. sinnvoll. Wenn durch diese Untersuchungen Hinweise für das Vorliegen einer kardiopulmonalen Insuffizienz gewonnen werden, sollte zur weiteren Absicherung ggf. auch eine invasive Diagnostik durchgeführt werden. Schädigungsfolgen durch rezidivierende Lungenembolien können mit Hilfe der Lungenperfusionsszintigraphie und der Pulmonalisangiographie oder auch durch eine Rechtsherzkatheteruntersuchung dokumentiert werden. Berücksichtigt werden sollte jedoch, daß invasive Untersuchungen, die eine Gefährdung des Versicherten bedeuten könnten, einer Mitwirkungspflicht nicht unterliegen.

Laborchemische Untersuchungen

Wesentliche Blutuntersuchungen für die Begutachtung von chronischen Venenkrankheiten sind neben den üblichen Gerinnungsparametern wie Fibrinogen, PTT, Quick-Wert, PTZ, Thrombozytengesamtzahl, bei familiärer Thromboseneigung auch die Bestimmung von AT III, Protein C und S. Bei schlecht heilenden Ulzera sollten der Faktor XIII und PAI-1 zur Erfassung eines erhöhten Thromboserisikos bestimmt werden [7]. Die Analyse des roten Blutbildes liefert über den Hb sowie über den HKT Hinweise zur Thrombosegefahr und über die übrigen Parameter darüber, wie weit eine kardiorespiratorische Insuffizienz Rückwirkungen auf das hämatopoetische System hat. Bei einer Stauungssymptomatik ist eine Bestimmung der Leberenzyme bedeutsam. Um begleitende weitere Krankheiten oder bei einem Verschluß der V. cava auch die Funktionsstörung der parenchymatösen Organe zu erfassen, sind die allgemein bekannten organspezifischen Laboruntersuchungen erforderlich.

Zusammengefaßt ist die gutachtliche Untersuchung nach Thrombosen des tiefen Venensystems mit sehr komplexen Fragestellungen verbunden, wenn sie der individuellen Situation des Versicherten gerecht werden will.

Literatur

1. Bahmer FA (1987) Bedeutung lokaler Faktoren für die Entstehung kontaktallergischer Reaktionen bei Patienten mit chronisch-venöser Insuffizienz. Z Hautkrankh 62/23: 1662–1664

2. Bjordal RI (1974) Circulation patterns in the saphenous system and the perforating veins of the calf in patients with previous deep venous thrombosis. VASA [Suppl] 3
3. Felix WR Jr (1988) Noninvasive diagnosis of peripheral vascular disease. Raven, New York
4. Feuerstein W (1979) Die Etagenlokalisation bei propterthrombotischen Venenveränderungen. Wiener Med Wochenschr 129: 293
5. Fischer H, Biland H, Da Silva A et al. (1981) Venenleiden – Eine repräsentative Untersuchung in der Bevölkerung der Bundesrepublik Deutschland (Tübinger Studie). Urban & Schwarzenberg, München Wien Baltimore
6. Giebler R (1986) Untersuchung zur Epidemiologie der Varikosis bei Beschäftigten der metallverarbeitenden Industrie. Med. Dissertation, Ulm
7. Hoang NH, Kuntz BME, Brüster HT (1992) Plasminogenaktivator – Inhibitor 1 – ein neuer Thromboserisiko-Marker. Dtsch Med Wochenschr 117: 1019–1022
8. Hogan DJ (1988) Widespread dermatitis after topical treatment of chronic leg ulcers and stasis dermatitis. Can Med Assoc J 138/4: 336–338
9. Jung HD, Holzegel K (1987) Kontaktallergie auf Olivenöl (Oleum olivarum). Derm Beruf Umwelt 35/4: 131–133
10. Kappert A (1987) Lehrbuch und Atlas der Angiologie, 12. Aufl. Huber, Bern
11. Kappert A, Schrey A (1983) Zentrales Problem: Peripheres Ödem. Klett, Stuttgart
12. Köhler C (in Vorbereitung) Risikofaktoren venöser Gefäßkrankheiten – Reihenuntersuchungen an 2600 Beschäftigten der metallverarbeitenden Industrie in Ulm. Med. Dissertation, Ulm
13. Kudo H, Takahashi K, Suzuki Y, Tanaka T, Miyachi Y, Imamura S (1988) Contact dermatitis from a compound mixture of sugar and povidoneiodine. Contact Derm 18/3: 155–157
14. Lindner K, Cramer HJ, Kohler R (1989) Verursachen Varicosanbinden wirklich so selten Kontaktekzeme? Kasuistischer Beitrag über eine allergische Kontaktdermatitis durch Prophylhydroxybenzoat nach Anwendung von Varicosanbinden. Dermatol Monatsschr 175/10: 655–657
15. May R (1980) Alltagsprobleme und Alltagskomplikationen bei Venenerkrankungen. Thieme, Stuttgart New York
16. May R, Kriessmann A (Hrsg) (1978) Periphere Venendruckmessung. Symposium in Seefeld. Thieme, Stuttgart
17. May R, Nissl R (1972) Die Phlebographie der unteren Extremität, 2. Aufl. Thieme, Stuttgart
18. May R, Partsch H, Staubesand I (1981) Venae perforantes. Urban & Schwarzenberg, München Wien Baltimore
19. Meyer P, Rudofsky G, Brock FE, Nobbe F, Gittermann N (1983) Echtzeitsonographische Untersuchungen bei venösen Thrombosen der unteren Extremitäten. In: Nobbe F, Rudofsky G (Hrsg) Probleme der Vor- und Nachsorge und der Narkoseführung bei invasiver angiologischer Diagnostik und Therapie. Pflaum, München
20. Partsch H (1983) Hautveränderungen. In: Rudofsky G (Hrsg) Kompaktwissen Angiologie, 2. Aufl. Perimed, Erlangen
21. Partsch H (1984) Das offene Bein: Klinische Pathophysiologie. Ther Umschau 41: 825
22. Partsch H (1985) Zur Pathogenese des venösen Ulcus cruris. Hautarzt 36/4: 196–202
23. Rudofsky G (1980) Untersuchungen zur Epidemiologie, Pathophysiologie, Diagnostik und Therapie venöser Erkrankungen. VASA [Suppl] 7
24. Rudofsky G (1983) Diagnostische Aspekte der Venenerkrankungen in der Schwangerschaft und im Wochenbett. Swiss Med 5: 62
25. Rudofsky G (1988) Kompaktwissen Angiologie, 2. Aufl. Perimed Erlangen
26. Rudofsky G (1988) Duplexsonographie. In: Kriessmann A (Hrsg) Aktuelle Diagnostik und Therapie in der Angiologie. Thieme, Stuttgart New York
27. Rudofsky G, Meyer P, Brock FE (1981) Untersuchungen mit dem ADR-real-time scan zur Wirkung von medizinischen Kompressionsstrümpfen auf tiefe Beinvenen. VASA [Suppl]8: 81

28. Schweiger H, Rudofsky G (1981) Die primäre Varikosis bei jungen Männern – Ergebnisse einer Reihenuntersuchung bei Wehrpflichtigen. VASA 10: 41–45
29. Wheeler HB, Anderson FA (1985) Can noninvasive tests be used as the basis for treatment of deep vein thrombosis? In: Bernstein EF (ed) Noninvasive diagnostic techniques in vascular disease. Mosby, St. Louis Toronto Princeton
30. Widmer LK, Zemp E, Widmer MTh et al. (1985) Late results in deep vein thrombosis of the lower extremity. VASA 14: 264
31. Widmer LK, Brandenburg E, Schmit HE, Widmer M-T, Voeßelin R, Zemp E, Madar G (1985) Zum Schicksal des Patienten mit tiefer Venenthrombose. Dtsch Med Wochenschr 110: 993
32. Wuppermann Th (1986) Varizen, Ulcus cruris und Thrombose. Springer, Berlin Heidelberg New York Tokyo

Die gutachtliche Bewertung nach Thrombosen aus Sicht des Gutachters

F. Schröter und R. Koch

Die Schwere einer chronisch-venösen Insuffizienz wird maßgeblich bestimmt von der primären Lokalisation und Ausdehnung des thrombotischen Venenverschlusses. So sind die Folgen einer Thrombophlebitis, eines Verschlusses der oberflächlich gelegenen subkutanen Venen, nach Abklingen der akuten Erkrankung gutachtlich nicht relevant. Persistierende venöse Rückflußstörungen oder wesentliche Schwellungen sind bei dieser Form der Thrombose nicht zu erwarten. Waren jedoch die Vv. perforantes als Verbindungen zum tiefen Venensystem mitbeteiligt, so kann es auch bei intaktem tiefem Beinvenensystem zu einer sekundären Varizenbildung kommen. Dieses postthrombotische Krampfaderleiden bereitet nur insofern gutachtliche Probleme, als eine Abgrenzung zur primär-schicksalhaften Varikose nicht immer sicher möglich ist. Bei der Bemessung der MdE spielen die reinen postthrombotisch entstandenen Varizen in der Regel jedoch keine Rolle.

Beurteilungsrelevante Blutrückflußstörungen sind erst dann zu erwarten, wenn das tiefe Venensystem durch eine Thrombose irreversibel geschädigt wurde.

Beurteilungsgrundlagen

Der Sachverständige sollte grundsätzlich über die primäre Lokalisation und Ausdehnung der Thrombose sowie den Heilverlauf informiert sein. Zu berücksichtigen sind auch sämtliche Ergebnisse vorausgegangener sonographischer und bildgebender Untersuchungen. Die Dokumentation evtl. vorbestehender variköser Veränderungen und früherer thrombotischer Komplikationen ist eine weitere unabdingbare Voraussetzung, um Abgrenzungsfragen beantworten zu können. Auf die ganze Breite der Kausalitätsproblematik kann jedoch im Rahmen dieser Darstellung nicht eingegangen werden. Grundsätzlich jede Beinverletzung, jede operative Manipulation oder auch die Ruhigstellung im Gips beinhaltet ein Thromboserisiko. Bei einem pathophysiologisch adäquaten zeitlichen Zusammenhang der Diagnose einer Thrombose zu dem Unfallereignis, zur Operation oder einer nachfolgenden Gipsruhigstellung wird dem zugrundeliegenden Unfall ausnahmslos die Bedeutung einer wesentlichen Teilursache zukommen.

Die gutachtliche Bewertung von Thrombosefolgen stützt sich einerseits auf den medizinischen Befund, muß sich aber auch an der versicherungsrechtlichen Fragestellung orientieren. Für die Gesetzliche Unfallversicherung gilt es zu prüfen, inwieweit sich die Folgen der Thrombose auf die individuelle Erwerbsfähigkeit des Versicherten auswirken, bezogen auf den allgemeinen Arbeitsmarkt. Die Private Unfallversicherung erwartet grundsätzlich eine abstrakte Einschätzung der verminderten Gebrauchsfähigkeit des betroffenen Beines im Vergleich zu einem gesunden Bein. Berufliche oder private individuelle Einschränkungen bleiben unberücksichtigt. Bei der Bewertung muß die sog. „Gliedertaxe" zur Anwendung gelangen.

Klinisch-gutachtliche Untersuchung

Grundsätzlich stellt sich zunächst die Frage, welche pathophysiologischen Momente Einfluß auf den Gebrauch des Beines und damit auf die Leistungsfähigkeit des gesamten Menschen haben. Bei den weiteren Ausführungen müssen anderweitige unfallbedingte Beeinträchtigungen der Beinfunktion außer Betracht bleiben, die bei der Begutachtung des konkreten Einzelfalles selbstverständlich bei der Festsetzung der MdE zu berücksichtigen sind.

Eine solide klinisch-funktionelle Untersuchung der Beine sollte stets mit der Beobachtung des beschuhten sowie nachfolgend auch des barfüßigen Gangbildes beginnen. Nur in sehr schweren Fällen wird man als Folge einer Thrombose eine Bewegungsstörung der Sprunggelenke erwarten. Beispielsweise kann bei ödematösen Auftreibungen oder bei entzündlichen Geschwüren im Bereich der Knöchel eine Störung des Abrollvorganges vorliegen. Im Knie- und Hüftbereich sind Auswirkungen auf die Gelenkfunktion jedoch unwahrscheinlich.

Die entscheidenden Thrombosefolgen findet man am Weichteilmantel, der in Abhängigkeit der jeweiligen Blutrückflußstörung ein Stauungsödem aufweist. Wenn andere Ursachen für die Schwellung auszuschließen sind, signalisiert der Mehrumfang des geschädigten Beines das Ausmaß der Rückflußstörung. Bei einer mittleren Körpergröße läßt sich aus einem durchschnittlichen Mehrumfang eines thrombotisch geschädigten Beines von etwa 1 cm eine Volumenzunahme von mehr als 500 ml errechnen. Bei 2 cm Mehrumfang beträgt die Volumenzunahme mehr als 1 l. Zwangsläufig ist das Beingewicht entsprechend erhöht. Die resultierende Gangbehinderung läßt sich beispielhaft mit einer Gewichtseinlage von 1 kg in dem Schuh eines Gesunden verdeutlichen. Das resultierende Gangbild ist dann häufig nicht mehr harmonisch und flüssig. Auch die häufig geklagte „Schwere" des Beines findet so eine mathematisch berechenbare Größe. Die Relevanz der Schwellung für die Gebrauchsfähigkeit des Beines erscheint evident. Der Mehrumfang des thrombotisch geschädigten Beines ist somit in der Begutachtung ein ganz entscheidendes klinisches Beurteilungskriterium. Wenn aus den primären Verletzungsfolgen eine Muskelminderung resultiert oder wenn es sich bei dem Untersuchungsprobanden um einen adipösen Menschen handelt, so kann die Beurteilung durch das maskierte Stauungsödem erschwert werden.

Beweisend für eine bereits über Monate persistierende postthrombotische Stauung sind im Gegensatz zur ungeschädigten Seite bestehende sekundäre Besenreiserzeichnung der Knöchelregion oder trophische Hautveränderungen. Besenreiser und andere Hautveränderungen können bei problematischen Umfangsmessungen zur Beurteilung richtungsweisend sein.

Wurde vor der Untersuchung kein Kompressionsstrumpf getragen und fehlt trotzdem das Stauungsödem, so ist der fehlende oder nur geringfügig erhöhte Mehrumfang des betroffenen Beines ein Indiz für die geringe Krankheitsrelevanz der Thrombose, auch wenn diese mittels bildgebender Verfahren noch nachweisbar ist. Unter Berücksichtigung dieser Tatsache ist die Phlebographie im Rahmen eines normalen Rentengutachtens nicht sinnvoll. Diese invasive Untersuchung ist zudem mit Risiken für den Versicherten behaftet, so daß hier keine Mitwirkungspflicht besteht. Die klinischen und nicht-invasiven apparativen Untersuchungen sind für eine gutachtliche Einschätzung der MdE ausreichend.

Eine Blutabflußstörung führt in einem ringförmigen Gefäßsystem zwangsläufig auch zu einer Blutzuflußstörung. Wesentlicher Aspekt für die gutachtliche Beurteilung ist die so zumindest latent resultierende Ernährungsstörung der durchbluteten Gewebe. Die häufig belastungsabhängigen, bei extremen Stauungserscheinungen auch in Ruhe auftretenden krampfartigen Muskelschmerzen sind dieser Minderversorgung zuzuordnen. Proportional zur chronischen Stauung und damit proportional dem ständigen Mehrumfang des betroffenen Beines ist somit auch die stoffwechselbedingte muskeldynamische Leistungsbreite eingeengt. Die im Tagesverlauf zusätzlich witterungs- und belastungabhängig hinzutretenden inkonstanten Schwellungsanteile haben auf die Drosselung der Blutzufuhr keinen relevanten Einfluß. Nur die wirklich chronische, also morgendlich vorliegende Schwellung, dokumentiert proportional die Schwere der Zirkulationsstörung. Die gutachtliche Untersuchung sollte daher, entgegen früheren Empfehlungen, stets am Vormittag erfolgen.

Die Beeinträchtigung des Blutumlaufes und damit des Stoffwechsels bewirkt letztlich auch die Hyperpigmentierung, atrophische Weichteilinduration und Ekzembildung des Hautmantels bis hin zum Beingeschwür (Ulcus cruris). Diese Phänomene entsprechen einer nicht mehr reversiblen Sekundärerkrankung mit lebenslanger Behandlungsbedürftigkeit. Der Proband ist dann in seiner Leistungsbreite stoffwechselbedingt und durch das Mehrgewicht des Beines beeinträchtigt. Zudem muß er in allen Lebenssituationen auch nur minimale Verletzungen vermeiden, da sonst ein neuerliches Beingeschwür droht.

Bemessung der MdE

Die schwerwiegende postthrombotische Sekundärerkrankung stellt eine erhebliche Beeinträchtigung der individuellen Leistungsbreite dar. Bei entsprechender Ausprägung der Veränderungen kann diese Sekundärerkrankung eine Einschätzung der MdE mit 30% hinreichend rechtfertigen. Bestehen großflächige und therapieresistente Geschwüre, die trotz allen therapeutischen Bemühens nicht

Tabelle 1. Bewertungen ohne getragenen Kompressionsstrumpf

Mittlerer Mehrumfang am Ober- und Unterschenkel	Weichteilmantel	MdE (GUV)[a]	Invalidität (PUV)[b] – Beinwert –
>1 cm	Unauffällig	Nicht meßbar	
1–2 cm	Besenreiserzeichnung	10%	1/8
>2 cm	Mit Pigmentablagerungen	20%	1/4
	Mit ausgeprägten trophischen Störungen	30%	3/8
	Mit therapieresistenten Ulzerationen	40%	1/2

[a] Gesetzliche Unfallversicherung
[b] Private Unfallversicherung

abheilen und der täglichen wiederholten Anlage eines Wundverbandes bedürfen, so kann evtl. eine MdE von 40% gerechtfertigt sein. Eine höhere MdE-Einschätzung allein basierend auf den Folgen einer einseitigen Thrombose ist dagegen ausgeschlossen.

Die wesentlich häufigeren Folgen einer Thrombose wie Pigmentablagerungen im Hautmantel oder latente Stoffwechselstörungen und ein Stauungsödem, welches einen durchschnittlichen Mehrumfang an Ober- und Unterschenkel um mehr als 2 cm übersteigt, rechtfertigen eine Bemessung der MdE mit 20%. Beträgt der mittlere Mehrumfang nicht mehr als 1 cm und fehlen sekundäre Besenreiserzeichen, so liegt die MdE unter 10%. Mehrumfänge von 1–2 cm mit Besenreiserzeichnung der Knöchelregion erlauben die Einschätzung einer MdE mit 10%. In der Regel ausgeprägtere Schwellung des Unterschenkels ist nicht das allein entscheidende Kriterium. Bestimmend ist der Mittelwert der Umfangsvermehrung von Ober- und Unterschenkel (Tabelle 1).

Die Beurteilung wird scheinbar schwierig bei einem differenzierten Patienten, der in strenger Selbstdisziplin regelhaft seinen gut angepaßten Kompressionsstrumpf anwendet. Dieser Patient trägt erfolgreich zur Verminderung oder gänzlicher Beherrschung der Stauungserscheinungen bei. Die apparative Diagnostik kann in solchen Fällen bei der Beurteilung der Schwere der venösen Insuffizienz weiterhelfen. Das Tragen eines Kompressionsstrumpfes ist nur dann sinnvoll, wenn ohne die tägliche Kompression Stauungsödeme nicht zu vermeiden sind. Beim Träger eines Kompressionsstrumpfes ist der therapeutische Erfolg, die Reduktion der Schwellung und damit die Minderung der Blutumlaufstörung ebenso zu berücksichtigen wie die Nachteile des Strumpftragens an wärmeren Sommertagen (Tabelle 2). Die solide Indikation zum Tragen des Strumpfes ist eine ausreichende Begründung für eine MdE von mindestens 10%. Eine niedrigere Bemessung der MdE käme bei einem Strumpfträger nur dann in

Tabelle 2. Bewertungen mit getragenem Kompressionsstrumpf

Situationsbeschreibung	MdE (GUV)[a]	Invalidität (PUV)[b] – Beinwert –
Kompressionsstrumpf als „Psychoorthese"	Nicht meßbar	
Indizierter Kompressionsstrumpf mit gut beherrschter Schwellneigung	10%	1/8
Schwellung und leichte trophische Störungen	20%	1/4
Schwellung mit ausgeprägten trophischen Störungen	30%	3/8
Schwellung mit therapieresistenten Ulzerationen	40%	1/2

[a] Gesetzliche Unfallversicherung;
[b] Private Unfallversicherung

Betracht, falls er sich aus „liebgewonnener Gewohnheit" nicht von diesem Hilfsmittel trennen kann, obwohl medizinisch keine Indikation mehr besteht. Liegen bereits sekundäre Gewebeschäden am Hautmantel vor, so wird die MdE auch bei Strumpfträgern nicht unter 20% liegen.

Bei der Bewertung der Folgen einer Thrombose kommen in der Regel dem Ausmaß des chronischen Stauungsödems und der evtl. bestehenden Sekundärerkrankung am Weichteilmantel die entscheidende Bedeutung zu. Im 1. Unfalljahr, also zum Zeitpunkt des 1. Rentengutachtens, können jedoch trotz erheblicher Rückflußstörungen die klinisch relevanten chronischen Stauungen und Weichteilveränderungen noch ausstehen. Allein die klinische Diagnostik kann in solchen Fällen zur Fehleinschätzung führen. In Zweifelsfällen, bei Diskrepanz zwischen Beschwerden und klinischem Befund, sollte ggf. bereits zum 1. Rentengutachten auch eine phlebologische Zusatzuntersuchung mit apparativer Diagnostik erfolgen. Des weiteren sind dermatologische-phlebologische und apparative Untersuchungen in ausgeprägterem Maße noch zur Klärung eines Kausalzusammenhangs angezeigt. Um zu einer gut begründeten Bemessung der MdE zu gelangen, bedarf es jedoch bei eindeutiger Vorgeschichte keiner aufwendigen apparativen Untersuchung.

Sofern die oben angeführten Grundsätze in verläßlicher Weise beachtet werden, ist die Umsetzung in eine gutachtliche Bewertung unproblematisch. Bei der beinbezogenen Ermittlung der Gesamt-MdE ist stets subsummierend zu verfahren. Begründen z. B. die Folgen einer Hüftgelenksverletzung allein eine MdE mit 20%, desgleichen die Folgen der Thrombose, so erscheint eine Gesamt-MdE von 30% angemessen. Eine mathematische Summation kommt wegen teils ähnlicher Beeinträchtigung des Beingebrauches nicht in Betracht. Sind beide Beine betroffen, so sollte prinzipiell jedes Bein zunächst einer eigenständigen Bewertung unterzogen werden, wie dies ohnehin bei der Privaten Unfallversicherung unabdingbar gefordert wird. Für die Gesetzliche Unfallversicherung erscheint es angemessen, die ermittelte MdE für jedes Bein so zusammenzuführen, daß die Summe der Einzelwerte subsummierend zur Gesamt-MdE um 10 gekürzt wird. Die Gebrauchsbeeinträchtigung eines Beines läßt automatisch auch am gesunden Bein nicht mehr die volle Belastung zu. Bei einer Schädigung beider Beine kommt die resultierende Beeinträchtigung der einzelnen Beine nicht mehr voll zum Tragen.

Zusammenfassung

Die am Ausmaß des chronischen Stauungsödems und am Zustand des Weichteilmantels klinisch orientierte Bemessung der MdE kann auch durch einen Chirurgen oder Orthopäden erfolgen, wenn die Untersuchung sorgfältig standardisiert und reproduzierbar durchgeführt wird. Dies ist nur zulässig, wenn sich die Untersuchung an folgenden Standardbedingungen orientiert:

1. Die klinische Untersuchung sollte am Vormittag erfolgen. Nur dann wird allein das beurteilungsrelevante chronisch-persistierende Ödem erfaßt und nicht die im Tagesablauf zusätzlich auftretende reversible Schwellung. Der Untersuchungszeitpunkt sollte im Gutachten angegeben werden.

2. Die Meßhöhen für die Umfangsbestimmung müssen exakt, ausgehend vom medialen Kniegelenkspalt, angezeichnet werden und die Messung streng seitenvergleichend erfolgen. Andernfalls erreicht die Meßfehlerbreite Größenordnungen von +/− 1−2 cm, was eine begründete Einschätzung der MdE nicht zuläßt. Wiederholte Messungen im Verlauf der klinischen Untersuchung sind in Anbetracht der speziellen Problematik anzuraten, um den Meßfehler gering zu halten. Auf diesem Wege ist eine hohe Meßgenauigkeit mit einem Fehler von max. +/− 0,5 cm erreichbar. Die mögliche Maskierung der Schwellung durch ein Muskelminus ist jedoch stets zu beachten.

3. Der Zustand des Hautmantels mit Konsistenz, Färbung, Induration, sekundärer Besenreiserzeichnung oder Krampfadern, sowie evtl. bestehenden Narben und Ulzerationen muß detailliert beschrieben werden. Eine Photodokumentation kann diese Aufgabe erleichtern.

4. Grunddaten wie Körpergröße und Körpergewicht müssen ebenso angeführt werden wie Angaben zur Krankheitsvorgeschichte und zur übrigen relevanten allgemeinen Krankheitsanamnese. Ödemreduzierende Medikamente sind zu vermerken.

5. Die Indikation für das Tragen eines Kompressionsstrumpfes ist anhand der klinischen Kriterien kritisch zu überprüfen. Bei gegebener Indikation besteht MdE-Relevanz.

6. Die Grenzen der oben angeführten einfachen klinischen Beurteilungskriterien müssen auch im Frühstadium bedacht und im Zweifelsfall, besonders bei Thrombosefolgen an beiden Beinen, die aufwendigeren dermatologisch-phlebologischen und apparativen Untersuchungen empfohlen werden.

7. Die Sorgfalt bei der Vorbereitung der Begutachtung, bei der Wahl des Untersuchungstermins und insbesondere auch bei der klinischen Untersuchung ist neben der unverzichtbaren Kenntnis gefestigter Beurteilungsrichtlinien von entscheidender Bedeutung für das gutachtliche Ergebnis. Somit trägt auch die Versicherung eine Mitverantwortung bei der Vorbereitung des Auftrages und der Auswahl des Gutachters, dessen Sorgfalt und Kompetenz keinem Zweifel unterliegen sollte.

Literatur

1. Borschberg E (1967) The prevalence of varicose veins in the lower extremities. Karger
2. Braun-Falco O (1986) Dermatologie. Springer, Berlin Heidelberg New York Tokyo
3. Leu HJ (1978) Dystrophische Verkalkungen und Verknöcherungen der Subcutis bei der chronisch venösen Insuffizienz. Phlebologie 7: 52–57
4. Müller-Färber J (1985) Die Begutachtung von posttraumatischen Beinvenenthrombosen. BG-Schriftenreihe 58: 171–180
5. Spohr H, Ludolph E (1992) Die Begutachtung des sogenannten postthrombotischen Syndroms in der Gesetzlichen Unfallversicherung. Akt Traumatol 22: 126–128
6. Widmar LK (1990) Zur Epidemiologie und sozialmedizinischen Bedeutung von Venenkrankheiten. Münch Med Wochenschr 74 116: 1421–1427
7. Wuppermann W (1986) Varizen. Ulcus cruris und Thrombose. Springer, Berlin Heidelberg New York Tokyo

Die gutachtliche Bewertung nach Thrombosen aus Sicht der Verwaltung

H. Spohr

In der einschlägigen Fachliteratur wird ohne Widerspruch festgestellt: Medizinische und juristische Wissenschaft unterliegen verschiedenartigen Denkverfahren. Der Arzt arbeitet induktiv, er schließt vom Einzelfall auf eine allgemeine Aussage. Hingegen verfährt der Jurist deduktiv, er wendet einen allgemeinen Satz auf den konkreten Sachverhalt an. In diesem unterschiedlichen Denkansatz dürfte aber nicht die Hauptursache für die zahlreichen Probleme bei der Bewertung der als Folgeschaden nach einem Arbeitsunfall diagnostizierten Thrombose liegen; vielmehr wird das Denken des Arztes von der Diagnose über die Therapie bis hin zur Begutachtung nicht in dem notwendigen Maße von den versicherungsrechtlichen Erfordernissen bestimmt. Die Verwaltung steht dann im Arbeitsalltag am (vorläufigen) Schluß einer Kette von Bemühungen, ein Krankheitsbild lege artis zu behandeln, um schließlich das Ergebnis der ärztlichen Kunst in einem förmlichen Bescheid festzuhalten. Nicht selten stellt sich zuvor bei dem zuständigen Sachbearbeiter Ratlosigkeit ein.

Die bislang geübte ärztliche Gutachtenpraxis ist mit einem Zitat des 1968 im Wahlkampf ermordeten Robert Kennedy zusammenzufassen:

> „Some people see what they see, and they say: why?
> I see what I dream, and I say: why not?"

Mag der Arzt trotz sehr allgemein gehaltener und ungenauer Formulierungen dennoch den gewünschten Behandlungserfolg erzielen, sind sie für den Mitarbeiter der Verwaltung unbrauchbar. Hierzu einige Negativbeispiele:

„Wegen Wadenschmerzen links wurde phlebographisch eine Thrombose ausgeschlossen, jedoch ein geringgradiges postthrombotisches Syndrom festgestellt."
„Es handelt sich um ein typisches postthrombotisches Syndrom."
„Wir stellen einen Zustand nach abgelaufener Beinvenenthrombose fest."

Grundlagen der Begutachtung

Aus Sicht der Verwaltung sind insbesondere 3 Gründe für die derzeitigen Mängel bei der gutachtlichen Bewertung der Thrombose zu nennen:

1. Eine unzureichende Beschreibung des Verletzungsbildes (Erstschaden) sowie des für die MdE-Schätzung relevanten Folgeschadens
2. Die falsche Verwendung des Begriffes „Syndrom" als Diagnose
3. Die unzulässige Berücksichtigung zukünftiger Risiken bei der Schätzung der unfallbedingten MdE

Der vollständigen Dokumentation des Erstschadens kommt eine große Bedeutung zu. Schon zu Anfang, nicht erst Monate oder Jahre nach dem Versicherungsfall bei der Begutachtung, stellen sich Fragen der Kausalität. Art und Schwere der Verletzung müssen ggf. unter Berücksichtigung eines Vorschadens für die Entstehung der Thrombose eine schlüssige Antwort geben. Erstschaden und unfallfremde Erkrankungen erfordern den Vollbeweis!

Der Folgeschaden, also das für die Schätzung der MdE relevante Krankheitsbild, erfordert ebenfalls eine sorgfältige Untersuchung und Dokumentation der erhobenen Befunde. Die exakte Beschreibung der durch den Versicherungsfall betroffenen sowie auch der nicht in Mitleidenschaft gezogenen Gefäßabschnitte ist unverzichtbar. Hierzu ein Positivbeispiel:

„Beide hintere Schienbeinvenen sind verschlossen. Von den Wadenbeinvenen und den vorderen Schienbeinvenen sind Teilabschnitte obliteriert. Die große und kleine oberflächliche Vene (Saphena magna und parva) stellen sich nicht dar. Die oberflächliche Oberschenkelvene, die gemeinsame Schenkelvene, die äußere und innere Beckenvene sind durchgängig und stellen sich unauffällig dar."

Anders kann das gesetzliche Bestimmtheitserfordernis des Verwaltungsaktes (§ 33 Abs. 1 SGB X) nicht erfüllt werden. Die oben beispielhaft zitierten Formulierungen (…typisches postthrombotisches Syndrom sowie Zustand nach…) bedeuten einen Verstoß gegen den Bestimmtheitsgrundsatz und machen den Verwaltungsakt damit rechtswidrig. Jedes Sozialgericht müßte und würde den Bescheid einer Berufsgenossenschaft aufheben, in dem die Unfallfolgen z.B. wie folgt beschrieben sind: „Zustand nach Arbeitsunfall vom…". Mit der Formulierung „Zustand nach…" wird vielleicht ein Erstschaden, nicht aber der für die MdE-Bewertung maßgebliche Folgeschaden beschrieben. Der „Zustand nach" einer Körperverletzung durch einen Arbeitsunfall reicht von folgenlos ausgeheilt bis zu einem Folgeschaden, der eine MdE von 100% verursacht.

Ebenso ist die Verwendung des Begriffes „Syndrom" als Diagnose bzw. Beschreibung des Folgeschadens strikt abzulehnen. Der Begriff „Syndrom" ist eine Worthülse. Aus dem Griechischen übersetzt bedeutet ein Syndrom das Gesamtbild der für eine Krankheit charakteristischen Symptome. Als Diagnose bzw. Befund ist der Begriff ungeeignet. Dem widerspricht auch nicht der immer wieder gehörte Hinweis aus der Ärzteschaft, der Begriff sei in der Fachliteratur seit jeher gebräuchlich. Im Einzelfall könnte dieser Begriff der Beschreibung des konkreten Folgeschadens als Klammerzusatz hinzugefügt werden.

Auch wenn die grundsätzlichen rechtlichen Hindernisse nicht bestünden, zeigt das Beispiel der Prüfung einer wesentlichen Änderung (§ 48 SGB X), daß die Unfallfolgen im Bescheid nicht mit „postthrombotischem Syndrom" beschrieben werden können. Wie sollten im Bescheid gemäß § 48 SGB X die

Unfallfolgen lauten? Syndrome sind nicht zu vergleichen. Ein Verschlimmerungs- bzw. Besserungsnachweis ist mit diesem Begriff nicht zu führen. Rechtlich maßgebend ist ausschließlich der Bescheid, nicht das ärztliche Gutachten.

Begutachtung

Der Gutachter hat den verbliebenen Folgeschaden in Abhängigkeit zu dem für den zu prüfenden Rentenanspruch relevanten Zeitpunkt zu beurteilen (Beginn der vorläufigen Rente, erstmalige Feststellung der Dauerrente, turnusmäßige Nachuntersuchung usw.). Bei der Schätzung der MdE muß unberücksichtigt bleiben, daß sich die dem Krankheitsbild ggf. innewohnenden Risiken zu einem nicht bekannten Zeitpunkt im Sinne einer Verschlimmerung oder einer Besserung der Unfallfolgen verwirklichen. Erst wenn eine Änderung (Besserung oder Verschlimmerung) nachweislich eingetreten ist und diese als wesentlich bezeichnet werden muß, führt sie zu einer Neueinschätzung der MdE. Nach der gesicherten Rechtsprechung ist eine Änderung wesentlich, wenn sie die MdE um „mehr als 5%" verändert. Nicht selten wird jedoch in Zehnerschritten gedacht und beurteilt, weil sich die Gutachter vom Ergebnis, nämlich der Änderung der MdE um 10%, leiten lassen. Dieses ist so nicht richtig.

Der Körperschaden verändert sich eben nicht ausschließlich in den genannten mathematischen Größen, sondern auch „über 5%" oder „unter 10%". Wer kann dies aufgrund seiner täglichen Erfahrung besser bestätigen als der ärztliche Gutachter? Die Schätzung und Festsetzung der MdE haben den jeweiligen Faktoren des Einzelfalles Rechnung zu tragen und auch das Gleichbehandlungsgebot zu beachten. Es dient dem Rechtsfrieden, sich an unstrittigen Eckwerten, z. B. dem Unterschenkelverlust (MdE = 40%) oder dem versteiften Kniegelenk (MdE = 30%) zu orientieren. Die ärztliche Schätzung der MdE in Höhe von 20% bzw. 30% wegen eines „postthrombotischen Syndromes" ist leider die Regel, kann jedoch ohne schlüssige Begründung unter Beachtung der zuvor gemachten Ausführungen von der Verwaltung nicht akzeptiert werden.

Bei einer Gewebeatrophie, Ekzembildung o. ä. kann eine fortlaufende Behandlung notwendig sein. Ohne Zweifel ist auch das erhöhte Infektionsrisiko auch bei nur kleinen Verletzungen zu würdigen. Eine MdE von 30% oder sogar 40% läßt sich jedoch nur in seltenen Ausnahmefällen begründen. In diesem Zusammenhang könnte ggf. die MdE bei der Notwendigkeit der längerfristigen Einnahme von Medikamenten zur Vermeidung einer Lungenembolie angeführt werden. Manche Gutachter schätzen die MdE auch in Abhängigkeit von dem Ausmaß der festgestellten Umfangsdifferenz des Beines. Aus Sicht der Verwaltung bestehen hiergegen so lange keine Bedenken, als insbesondere nicht vergessen wird, das Ausmaß des Folgeschadens insgesamt zu beschreiben. Bei der gemessenen Umfangsdifferenz darf es sich nicht um einen „Zufallsbefund" handeln, sondern es muß ein reproduzierbarer Befund vorliegen.

Ein durch apparative Untersuchungen objektivierter Verschluß und/oder Teilverschluß einer oder mehrerer Venen reicht als Entscheidungshilfe für die Verwaltung nicht aus. Es ist nicht entscheidend, wie und über welchen Weg das

Blut zurückfließt. Entscheidend ist, ob Blutrückflußstörungen vorliegen und ob sie sich funktionell auswirken. Zu den funktionell meßbaren hämodynamischen Parametern gehören zwingend auch klinische Symptome. Hiernach hat sich die Bewertung der MdE zu richten.

Anforderungen an das Gutachten

Vor der Befunderhebung durch den Gutachter steht der Gutachtenauftrag und damit die Auswahl des Sachverständigen. Die Verwaltungen können sich an dem Kompetenzstreit zwischen Chirurgen, Internisten, Dermatologen und Gefäßchirurgen nicht beteiligen. Für sie ist ausschlaggebend, daß der beauftragte Arzt, in der Regel der Unfallchirurg, die erforderlichen meßtechnischen Untersuchungen (Plethysmographie, Ultraschall-Doppler-Sonographie, Lichtreflexionsrheographie, Phlebographie, Phlebodynamometrie) durchführen bzw. veranlassen kann. Er muß die notwendige Erfahrung in der Diagnostik und Therapie haben und mit den versicherungsrechtlichen Fragen ausreichend vertraut sein. Der Gutachtenauftrag sollte regelmäßig u. a. folgende Fragen enthalten:

1. Welcher konkrete Befund ist nach der abgelaufenen tiefen Beinvenenthrombose zu erheben?
2. Welche Funktionsminderung wird durch die zu 1. erhobenen Befunde verursacht?
3. Wie ist die ggf. bestehende Funktionsminderung als MdE zu bewerten?

Der ärztliche Gutachter sollte die Klagen des Verletzten möglichst wörtlich wiedergeben. Der Vergleich mit den Befunden erleichtert die Bewertung der Funktionsminderung und damit die Schätzung der MdE. Ferner erwartet die Verwaltung, daß sich der Gutachter zu folgenden Punkten äußert:

– Tageszeit der Untersuchung
– Tätigkeit des Verletzten vor der Untersuchung
– Körpergröße und Körpergewicht
– Tragen eines Kompressionsstrumpfes
– Umfangsmaße
– Hauttemperatur, Hautfarbe, Pigmentierung, Ekzeme, Indurationen, Geschwüre
– Ödeme
– Krampfadern
– Ausbildung der Muskulatur
– Fußsohlenbeschwielung
– unfallfremde Erkrankungen
– Übereinstimmung von Klagen und Befund
– Dokumentation des klinischen Befundes ggf. durch Photos

Mögen medizinische und juristische Wissenschaft auch verschiedenen Denkverfahren unterliegen, so sind doch keine Hinderungsgründe zu erkennen, daß beide gemeinsam für die Verwirklichung sozialer Gerechtigkeit gemäß § 1 Abs. 1 SGB I eintreten und insoweit einen Beitrag zum Rechtsfrieden leisten.

Diskussion

Zusammengefaßt und redigiert von G. HIERHOLZER und H. SCHEELE

(*Diskussionsteilnehmer:* BALZER, CARSTENSEN, CHYLARECKI, ERLINGHAGEN, HANISCH, HEITEMEYER, HÖRSTER, KAISER, MEYER-CLEMENT, PETERS, RICKE, ROESGEN, SCHEUER, SCHRÖTER, SCHWERDTFEGER, SPOHR)

Thromboseprophylaxe

Die klinische Problematik der Thromboembolie ist bis heute noch nicht befriedigend gelöst. In der Traumatologie ergeben sich durch die lokalen Verletzungsfolgen und durch eine Immobilisierung zusätzliche Faktoren, die das Entstehen einer tiefen Beinvenenthrombose prädestinieren. Die Entstehung einer Thrombose kann bereits unmittelbar postoperativ bzw. posttraumatisch auf dem Boden der schon nach Virchow definierten Trias beginnen. Beim immobilisierten Patienten sind klinische Frühsymptome oft nur diskret ausgebildet, wodurch die Diagnostik erschwert wird. Der verantwortliche Kliniker wird bei entsprechend gefährdeten Patienten nach Frühsymptomen förmlich suchen und nicht erst die Zeichen einer Manifestation abwarten.

> Die Immobilisation eines Patienten, insbesondere aber die Immobilisation einer unteren Extremität, ist mit einem erhöhten Thromboserisiko verbunden.

Die Diskussion macht deutlich, daß die Thrombosehäufigkeit nach operativen Eingriffen höher liegt, als allgemein angenommen wird. Nach Koppenhagen und Häring [1] beträgt die Thromboseinzidenz in der Abdominal- und Thoraxchirurgie rund 30%, in der Hüftchirurgie 50–70% und in der operativen Urologie rund 35%. Die Gefahr einer tödlichen Lungenembolie ist in der Hüftchirurgie mit 2–5% anzusetzen. Postthrombotisch relevante Folgezustände sind in 8–12% festzustellen. Die in der Literatur mitgeteilten allgemeinen und für die Traumatologie bekannten zusätzlichen Risikofaktoren sind zu beachten. Sie lassen die Schlußfolgerungen zu, daß die Möglichkeiten der medikamentösen und physiotherapeutischen Thromboseprophylaxe in der Unfallchirurgie im besonderen Maße zu beachten sind.

Die Thromboseprophylaxe sollte vor dem operativen Eingriff bzw. frühestmöglich nach dem Unfallereignis einsetzen. Immobilisierende Verbände sollen soweit wie möglich vermieden werden. In der Traumatologie wird deshalb in den letzten Jahren die Indikation für Gipsverbände immer strenger bzw. zurückhaltender gestellt. Es wird auf die komplexe Bedeutung des Begriffs „Thromboseprophylaxe" hingewiesen. Er umfaßt die medikamentösen und physiotherapeutischen Maßnahmen. Thromboseprophylaxe kann nicht mit der isolierten Heparinverabreichung gleichgesetzt werden. Unter anderem ist ggf. über Infusionen einer Erhöhung des Hämatokrits entgegenzuwirken. Der sog. „Antiemboliestrumpf" ist nur vorteilhaft, sofern die Bildung schnürender Falten vermieden wird. Tonisierende Verbände oder Strümpfe sollten regelmäßig überprüft und keinesfalls über Tage ohne ein Wechseln belassen bleiben.

> Thromboseprophylaxe = Summe aus medikamentösen, physiotherapeutischen und rheologischen Maßnahmen. Die isolierte Heparinverabreichung ist nicht ausreichend.

Es wird auf das Problem der Fortführung der Thromboseprophylaxe beim Wechsel von der stationären zur ambulanten Behandlung hingewiesen. Dabei ist auf die konsequente Fortsetzung der Maßnahmen ebenso zu achten wie auf eine zeitgerechte Informationsweitergabe. In diesem Zusammenhang ist auch der Begriff der Sicherungsaufklärung zu beachten, der den Arzt verpflichtet, den Hausarzt, den Patienten und ggf. die Angehörigen über die Bedeutung der prophylaktischen Maßnahmen im Einzelfall aufzuklären. Besteht eine Uneinsichtigkeit des Patienten, so ist diese „sichernde" Informationsweitergabe besonders wichtig und forensisch u. U. folgenschwer. Die subkutane Heparinapplikation kann während der stationären Behandlung vom Patienten oder von Angehörigen erlernt werden.

Auch die Vertreter der Berufsgenossenschaften schließen sich dieser Auffassung an und betonen die Notwendigkeit der Steuerung des Heilverfahrens. Organisatorische und administrative Kontrollmechanismen sollten nicht als ein Reglementieren angesehen werden, sie haben vielmehr eine Schutzfunktion für den Patienten, für den Arzt und für den Versicherungsträger.

Diagnostik

Frühzeichen einer Thrombose bestehen in der Erhöhung der BSG, der Leukozytose und einer mehr oder weniger ausgeprägten Temperaturerhöhung. Frühzeichen einer Lungenembolie sind die Dyspnoe und der Pulsfrequenzanstieg. Diese Frühzeichen können diskret auftreten und geben Anlaß zur weiteren Diagnostik. Die Immobilisierung erschwert die Erkennung von Frühzeichen, z. B. fehlt oft ein Wadenschmerz bei einer beginnenden Thrombose an der unteren Extremität. Im Zweifelsfalle sind hinweisende Symptome oder Laborbefunde eingehend zu verfolgen. Besonders ist auf eine „kleine Temperaturspitze" oder eine „vorübergehende leichte Dyspnoe" mit einem atemabhängigen Thoraxschmerz als diagnostischem Hinweis zu achten.

> Frühzeichen der Thromboseentstehung klinisch suchen!

Prädisponierende Verletzungen und zusätzliche Risikofaktoren sind einzubeziehen. Die hochsensitive Kompressionssonographie eignet sich zur „Suchtechnik". Im Zweifelsfalle ist eine Phlebographie durchzuführen, die aber bei eindeutigen klinischen und sonographischen Befunden entbehrlich wird.

> Die Kompressionssonographie eignet sich beim klinischen Thromboseverdacht aufgrund der hohen Spezifität und Sensibilität als „Suchmethode".

Zeichen einer Blutrückflußstörung mit Weichteilschwellung, Hautverfärbung und schmerzhafter Bewegungseinschränkung entsprechen einer manifesten Thrombose. Der Arzt sollte aber besonders die Frühzeichen erkennen und nicht erst durch die Manifestation der Thrombose aufmerksam werden. Andererseits macht die Diskussion unzweifelhaft deutlich, daß auch bei regelrechter Anwendung der prophylaktischen Maßnahmen und der Wahrnehmung der ärztlichen Sorgfalt die Entstehung einer Thrombose nicht grundsätzlich verhindert werden kann. Die Bedeutung der Phlebographie ist auch für Spätverläufe und für die Abgrenzung oberflächlicher bzw. tiefer Beinvenenthrombosen zu unterstreichen. Eine Mitwirkungspflicht des Patienten für die Phlebographie besteht nicht, da es sich um eine invasive Untersuchungstechnik handelt.

Dokumentation

Der Behandlungsvertrag zwischen Arzt und Patient enthält die Verpflichtung zur Dokumentation. Sie umfaßt die Aufklärung des Patienten, die prophylaktisch, diagnostisch und therapeutisch durchgeführten Maßnahmen. Der Patient soll nachweisbar darüber informiert sein, daß nicht nur die Heparinverabreichung, sondern auch die physiotherapeutischen Maßnahmen zur Thromboseprophylaxe wichtig sind. Es wird auf die Beweislastumkehr hingewiesen, sofern eine entsprechende Dokumentation nicht besteht. Das Unterlassen jeglicher Thromboseprophylaxe und der gebotenen Dokumentation kann zum Vorwurf eines schweren Behandlungsfehlers führen. Die Dokumentation sollte auch die Weitergabe der Empfehlungen an den Hausarzt über die durchzuführenden thromboseprophylaktischen Maßnahmen nachvollziehbar machen. Die Dokumentation umfaßt nicht zuletzt die besonders wichtige Sicherungsaufklärung bezüglich der Gefahren einer Thromboseentstehung, d. h. über die Verhaltensweise bei irgendwelchen Früh- oder Manifestationszeichen.

> Das ärztliche Dokumentationsgebot umfaßt die Patientenaufklärung, die Diagnostik, die prophylaktisch und therapeutisch durchgeführten Maßnahmen.
> Ein Dokumentationsmangel führt zur Beweislastumkehr.

Behandlung

Das komplexe Behandlungskonzept einer Thrombose kann im Gutachtenkolloquium nicht im Detail abgehandelt werden. Im einzelnen sind die verschiedenen Formen der Antikoagulation, der Lyse, der operativen Thrombusentfernung, der physikalischen und der Physiotherapie angezeigt. Wichtig ist der Nachweis des verantwortlichen Arztes, auf die klinischen Zeichen, die Laborbefunde und die Ergebnisse bildgebender Verfahren nach dem Gebot der äußeren und inneren Sorgfalt reagiert zu haben. Da die Indikation für Kompressionsstrümpfe kontrovers gesehen wird, geht Rudofsky ausführlicher auf diesen Punkt ein. Kompressionsstrümpfe sind für die Bedingungen unter hydrostatischer Belastung gedacht und somit nicht grundsätzlich für den im Bett liegenden Patienten indiziert. Insbesondere sollten sie nicht über 24 h hindurch beim liegenden Patienten belassen bleiben. Es sind Falten und Rillenbildungen zu vermeiden, da sie einen abschnürenden Effekt haben. Die Frage, über welche Dauer Kompressionsstrümpfe nach einer Beinvenenthrombose zu tragen sind, richtet sich nach der Funktion des Venenklappensystems. Eine dauernde Insuffizienz erfordert das dauernde Tragen derartiger Strümpfe. Zu empfehlen sind Strümpfe der Kompressionsklasse 3, die speziell angepaßt werden sollten.

Begutachtung

Zum Zeitpunkt der Begutachtung wird eine Schwellung neben anderen differentialdiagnostischen Überlegungen einem postthrombotischen Zustand zuzuordnen sein. Es wird die Relevanz der ersten klinischen Untersuchungen für die später durchzuführende Begutachtung unterstrichen. Bereits im D-Arztbericht sollten Verletzungen des Venensystems und z. B. auch banal erscheinende Prellmarken beschrieben werden. Zur späteren gutachtlichen Bewertung ist die primäre Untersuchung der Funktion des arteriellen und venösen Gefäßsystems unter Einbeziehung der sonographischen Technik wichtig. Ohne eine entsprechende Beschreibung der Erstbefunde wird die Zusammenhangsfrage ex post erheblich erschwert.

> Die Qualität der Erstbeschreibung der Verletzungsbefunde und der Funktion des Gefäßsystems dient der korrekten Erfüllung eines späteren Gutachtenauftrages.

Zur Einschätzung der MdE sind die funktionell relevanten klinischen Befunde entscheidend. Besonders wichtig ist die Prüfung, ob eine kompressionspflichtige Schwellung vorliegt. Die MdE wird aus dem Ausmaß der fortbestehenden Schwellung, der resultierenden Bewegungseinschränkung und der trophischen Störungen der Weichteile abgeleitet. Subjektive Beschwerden begründen allein keine MdE, es ist die Korrelation zu den objektiven klinischen Befunden zu prüfen. Die Notwendigkeit zur Antikoagulation beeinflußt die einzuschätzende

MdE. Diese Auffassung wird nicht allgemein geteilt. Die erhöhte Verletzlichkeit der Weichteile und die grundsätzlich vorhandene Blutungsgefahr muß aber überprüft werden, um festzustellen, inwieweit eine verminderte Einsetzbarkeit des Verletzten auf dem allgemeinen Arbeitsmarkt besteht und inwieweit Tätigkeiten für den Verletzten verschlossen bleiben.

> Auch für die Begutachtung nach einer Thrombose ist nicht die Diagnose an sich, sondern der funktionelle Folgezustand entscheidend.

Im Zusammenhang mit einer Begutachtung ergibt sich die Indikation zur Phlebographie im wesentlichen bei einer Diskrepanz zwischen starken subjektiven Beschwerden und gering ausgeprägten klinischen Befunden. Eine postthrombotisch erforderliche Kompressionstherapie wird die Einschätzung der MdE in der Regel beeinflussen. Bei der Darstellung der Unfallfolgen ist auf eine exakte Beschreibung der Befunde und deren funktionelle Auswirkungen zu achten, Angaben wie „postthrombotisches Syndrom" sind unpräzise. Stattdessen lassen Befunde, wie z.B. „morgendliche Umfangsvermehrung, Besenreiserzeichen, Hyperpigmentierung, atrophische Weichteilinduration, Ekzem- oder Geschwürsbildung" objektivierbare Schlußfolgerungen zu. Die klinische Untersuchung bei der Begutachtung ist auch am stehenden Patienten durchzuführen. Meßtechnische Untersuchungen sollten reproduzierbar sein.

Literatur

1. Koppenhagen K, Häring R (1992) Stationäre und ambulante Thromboembolie-Prophylaxe. Mitt Dtsch Ges Chir 4 (Beilage)

Sachverzeichnis

Adäquanztheorie 134
ärztliche Erfahrung 19, 47, 50, 65, 116, 125, 131
äußeres Ereignis 110
Anatomie
–, Bandscheibe 40 ff
–, HWS 15, 93
–, LWS 40
Angiographie 210
Angioskopie 190
Arbeitsmedizin 11, 29, 53
Arbeitsplatzanalyse 4, 5, 25, 53, 61, 71, 78, 93
–, Traglast 4, 90, 97
Arbeitsplatzwechsel, Berufsaufgabe 62, 66, 73, 78, 82, 91, 97

Bandscheibe
–, Anatomie 40 ff
–, Beanspruchung 54
–, Kausalität 122, 141
–, Minderung der Erwerbsfähigkeit 51
–, Pathophysiologie 5, 12, 16, 25, 40, 43, 45, 53, 62, 79, 158
–, Prophylaxe 51
–, Protrusion 16, 45, 94
–, Risikofaktoren, anlagebedingt 5, 8, 29, 31, 34, 53, 62
–, Verschleiß 43
–, Verschlimmerung 74
–, Vorschaden 164
–, Zusammenhangsbegutachtung 50, 72, 160
Bedingung, wesentliche 141
Begutachtung
–, Ausfertigung des Gutachtens (s. Gutachten)
–, Halswirbelsäule 14, 18, 21, 62, 77
–, Lendenwirbelsäule 8, 39, 47, 50, 58, 64, 70, 77, 90

–, Mängel 77, 222
–, Nomenklatur 18, 129, 134, 141
–, Schadensanlage 129, 144
–, Thrombose 185, 205, 213, 221, 223, 228
Belastbarkeit 116
Belastungs-Beanspruchungs-Modell 53, 80
Berufsaufgabe 82, 91
Berufskrankheit
–, BK 2101 160
–, BK 2104 152
–, BK 2107 13
–, BK 2108 3, 25, 29, 39, 61, 69, 77, 85
–, BK 2109 3, 11, 15, 69, 77, 93
–, BK 2110 3, 53, 61, 69, 77, 98
–, Definition BK 2108 85
–, Definition BK 2109 93
–, Definition BK 2110 98
BK Wirbelsäule ehemalige DDR
–, BK 70 3, 11, 61
–, Berufsgruppen 7
–, rechtliche Grundlage 3
Beurteilungsgrundlagen bei Thrombose 211, 213
Bizepssehne 143, 149, 160
Biomechanik 11, 25, 42, 53, 64, 78
Behandlungsfehler 199
Belastungsdosis 25, 56, 90
Bewegungssegment 42, 56, 79, 94
Beweis
–, Definition 129
–, Erhebung 113, 116, 120, 125
–, Zusammenhang s. Zusammenhangsbegutachtung
Blockierung 12, 94
Blutabflußstörung 215

Cavaschirm 194
Conditio sine qua non 119, 122, 132

Definitionen
–, Berufskrankheit (s. Berufskrankheit)
–, Beweis 129
–, Degeneration 157
–, Ereignis 110
–, Langjährigkeit 78
–, Plötzlichkeit 110
–, Regelmäßigkeit 90
–, Unabsichtlichkeit 111
–, Unfall 109
–, Wesentlichkeit 112
–, Zwangshaltung 42, 92
Degeneration 16, 41, 53, 74, 131, 141
–, Beweisanforderung 119, 121, 124, 173
–, Definition 157
Diagnostik 170
–, HWS 18, 19
–, LWS 8, 34, 48, 63
–, Thrombose 181, 205, 213
Diskopathie 35
Dokumentation 207, 222, 227
Durchblutungsstörungen
–, vibrationsbedingt 152
–, Thrombose 215
Durchgangsarztbericht 156

Ereignis
–, äußeres 110
–, Bedingung, wesentliche 141
–, geeignetes 175
–, Gelegenheits- 115, 175
–, Kausalität 119, 122, 124, 132
–, Langjährigkeit 8, 22, 26, 42, 71, 78
–, Unfall- 109
–, Wesentlichkeit 112
Erkrankung
–, Halswirbelsäule
–, –, Anatomie 15, 93
–, –, Begutachtung (s. Begutachtung)
–, –, Berufsgruppen 12, 15
–, –, Diagnostik 18, 86, 94
–, –, Differentialdiagnose 95
–, –, Epidemiologie 13
–, –, Grenzwerte Belastung 97
–, –, Pathophysiologie 11, 16, 79, 93
–, Lendenwirbelsäule 3, 25, 29, 39
–, –, Anatomie 40
–, –, Begutachtung (s. Begutachtung)
–, –, Beispiele 28, 33
–, –, Belastung 27
–, –, Berufsgruppen 30, 58, 85, 99
–, –, Biomechanik 25, 42, 53, 78
–, –, Diagnostik 34, 48, 63, 80
–, –, Differentialdiagnose 89
–, –, Epidemiologie 29, 39, 57

–, –, Gefahrenquellen 85, 99
–, –, Gesundheitsrisiko 25, 57, 99
–, –, Grenzwerte Belastung 27, 58, 65, 77
–, –, Klinik 12, 29, 39, 42, 57, 63, 65
–, –, Objektivierung 62, 64
–, –, Pathophysiologie 43, 54, 62, 79, 86, 99
–, Wirbelsäule allgemein 3, 25, 34, 45, 46, 66, 69, 77, 164
–, –, Diagnostik 8, 18, 31, 65
–, –, Risiko 53, 62
Ermittlungsrecht 149
Erstschaden 115, 222
Erwerbsfähigkeit
–, Minderung 23, 47, 50, 74, 81, 208, 215, 223
–, Vorschaden 21, 121, 123, 130, 149, 155, 164, 168
Expositionszeit 77

Feststellungsverfahren 156
Folgeschaden 146
Funktionsbeeinträchtigung
–, Hand 154
–, Thrombose 216, 224
–, Wirbelsäule 17, 23, 47, 83

Ganzkörperschwingung 53, 62, 80
geeignete Ursache, Präzisierung des Begriffes 175
Gefügelockerung 11, 16, 43, 79
Gelegenheitsursache 116, 175
Gelenkhypermobilität 12
Gehirnblutung 145
Gerichtsurteil
–, Meniskus 135
Gerinnung 210
Gesetzliche Unfallversicherung 108 ff
–, äußeres Ereignis 111
–, Begutachtung (s. Begutachtung)
–, Berufskrankheit (s. Berufskrankheit)
–, Beweisanforderung 119, 173
–, Beweiserhebung 113
–, Feststellungsverfahren 156
–, Fragen an den Gutachter 140
–, Kausalität 109, 111, 174
–, Plötzlichkeit 110
–, Prüfungsschema 112
–, Unfallbegriff 109
–, Ursächlichkeit 141, 149, 155
Gesundheitsrisiko
–, Dosismodell 26, 65
–, Grenzwerte 27
–, Konkurrierende Tätigkeit 85
–, Langjährigkeit 78

–, Lastgewichte 90, 97
Gutachten
–, Anforderungen 224
–, Auftrag 140
–, Beweis 129
–, Beweiserhebung 113, 116, 120, 125, 129
–, Definitionen s. Definitionen
–, Formulierung 130, 134
–, Gelegenheitsursache 115, 175
–, Kausalität, Begründung 119, 122, 124, 132, 149
–, Wesentlichkeit 112
–, Zusammenhangsbegutachtung (s. Zusammenhangsbegutachtung)

Halswirbelsäule
–, Anatomie 15, 93
–, Beweglichkeit 16
–, Erkrankung (s. Erkrankung)
–, Funktion 15
Haltungskonstanz 6
Handwurzelknochenluxation 150, 155
Hilflosigkeit 142
Hypermobilität 14, 16
–, Wirbelsäule 44

Immobilisation, Thromboserisiko 225
innere Ursache
–, Herzstillstand 144
–, Ohnmacht 142
Invalidität
–, Halswirbelsäule 23, 81
–, Lendenwirbelsäule 47, 50, 74, 81
–, Thrombose 208, 215, 223
Invaliditätsentschädigung, Rente (s. Minderung der Erwerbsfähigkeit)
Ischias 101

Kaudasyndrom 39, 81, 88, 102
Kausalität 174
–, Beweisanforderung 121 ff
–, Gelegenheitsursache 115
–, konkurrierend 175
–, Ursachenzusammenhang 70
–, Vollbeweis 119
–, Wesentlichkeit 112
Körperschaden 111, 173
–, Merkmale 109
–, Kausalität (s. Kausalität)
Kompressionstherapie bei Thrombose 208, 215

–, MdE 217
–, Strumpf 217
Kompressionssonographie 183, 227
konkurrierende Krankheitsursachen 77
–, innere 142, 144, 175
–, Kausalität (s. Kausalität)
–, Lebensverkürzung 147
–, Thrombose 205
–, Wirbelsäule 85, 95, 99, 103, 164, 168
Kriterien der Berufskrankheiten
–, BK 2108 91
–, BK 2109 94
–, BK 2110 105

Langjährigkeit 8, 22, 26, 42, 71, 78
Lebensverkürzung im Sinne der konkurrierenden Kausalität 146
Lendenwirbelsäule
–, Anatomie 40
–, Biomechanik 25, 42, 53, 78
–, Erkrankung (s. Erkrankung LWS)
Lumbago 101
Lumbalsyndrom 8, 33, 39, 46, 50, 55, 64, 79, 81, 91, 101
Lungenembolie 180, 195, 201
Lungenfunktionsprüfung 210

Magnetresonanztomographie 18, 19, 49
Meniskus 129, 131, 150
–, Gerichtsurteil 135
Merkblatt Berufskrankheit
–, BK 2108 85
–, BK 2109 93
–, BK 2110 98
Minderung der Erwerbsfähigkeit
–, HWS 23, 81
–, LWS 47, 50, 74, 81
–, Thrombose 208, 215, 223
Mitwirkung 174
–, Pflicht 210
Muskelhartspann 47, 57
Myelographie 18

Neurologie 46, 87
–, HWS 96
–, Leitsymptome LWS 88, 102
–, Nervenwurzel 40, 46
–, Schmerz 46, 79, 87, 95
NIOSH-Standard 27
Nomenklatur 129, 130, 134
–, Begutachtung 18, 141
–, Definition (s. Definition)

233

Oedem 214, 217
Osteochondrose 11, 16, 43, 91, 102
Osteoporose 166

Pathophysiologie
–, HWS 11, 16, 79, 93
–, LWS 43, 54, 62, 79, 86, 99
–, Thrombose 180
Phlebographie 202, 209
Phlegmasia coerulea dolens 191, 201
Plötzlichkeit 110
postthrombotisches Syndrom 196, 222, 225
prädiskotische Deformität 44
Prophylaxe
–, Wirbelsäule 51, 80
–, Thrombose 184, 200, 203, 225, 255
Protrusion 16, 45, 94

Rechtsprechung
–, Beweisanforderung 121, 124
–, Bizepssehne 123
–, Gelegenheitsursache 115
–, Kausalität 120, 122
–, Schadensanlage 125
–, Urteil Meniskus 135, 144
–, Vollbeweis 119
–, wesentliche Bedingung 141
–, Zusammenhangsbegutachtung 117
Regelmäßigkeit 90
Rente, Minderung der Erwerbsfähigkeit
–, HWS 23, 81
–, LWS 47, 50, 74, 81
–, Thrombose 208, 215, 223
Rentengutachten (s. Begutachtung, Gutachten)
Resonanzschwingung 53, 62, 80
Risikofaktoren
–, HWS 11, 16
–, LWS 30, 58, 85, 99
–, Thrombose 180, 200, 202
–, Wirbelsäule allgemein 5, 44, 46, 62, 79
Rückenmark 41
Rückenschmerzen 11, 16, 39, 46, 53, 63
Rotatorenmanschette 160

Schadensanlage 119, 129, 144
–, Beweis 130
–, Gehirnblutung 145
–, Herztod 144
–, Kausalität 132
–, Objektivierung 130
–, Thrombose 205

Schadenseintritt 132, 141
Sehnenruptur 143, 149, 160, 161
Sonographie
–, Duplex 209
–, Kompressions-, B-Bild 183, 209
Spondylosis deformans 11, 102
Statik, Wirbelsäule 42

Tätigkeit, gefährdend
–, Arbeitsplatzanalyse 5, 53, 78, 80, 104
–, Aufgabe 66, 73, 79
–, Dosismodell 25, 65
–, HWS 3, 7, 8, 43
–, Krankheitsursache 85
–, Langjährigkeit 78
–, Lastgewichte 90, 97
–, LWS 12, 27, 30, 31, 61, 99
Thrombektomie 188
Thrombolyse 191
Thrombose 179 ff
–, Begutachtung (s. Begutachtung)
–, Behandlung 187, 208, 214, 228
–, Diagnostik 181, 182, 202, 206, 209, 213, 226
–, Häufigkeit, Epidemiologie 179, 183, 184, 199, 225
–, Minderung der Erwerbsfähigkeit 215, 219, 224, 229
–, Pathophysiologie 180
–, Prophylaxe 184, 200, 203, 255
–, Risikofaktoren 180, 200, 202
Todesbeschleunigung 147
Traglast 4, 90, 97

Überlastungsschäden
–, HWS, Berufe 22
–, Pathophysiologie 42, 43
–, typische Veränderungen 62
–, Wirbelsäule allgemein, Berufe 7
Unabsichtlichkeit, äußeres Ereignis 111
Unfall 173
–, Merkmale 109
–, Versicherung 108 ff
Unkovertebralarthrose 19
Unterlassung der Tätigkeit 73, 79
Ursachenzusammenhang 50, 58, 62, 70, 72, 82
Ursächlichkeit 131
–, Gelegenheitsursache 112, 115
–, innere Ursache 142
–, Teilursächlichkeit 133, 141, 155
–, Thrombose 213
–, wesentliche 155

Varikosis 206
–, Minderung der Erwerbsfähigkeit 215
Venenthrombose (s. Thrombose)
Verschleiß 42, 57 (s. auch Degeneration)
Versicherungsfall
–, Berufskrankheit (s. Berufskrankheit)
–, Prophylaxe 51, 80, 184, 200, 203, 225
–, Unfall 109
Verschlimmerung eines vorbestehenden Leidens 146
vibrationsbedingte Durchblutungsstörungen 152
Vorerkrankung 8, 33, 43, 46, 50, 66, 73, 77, 142, 155
Vorerkrankungsverzeichnis 23, 50
Vorschaden 21, 121, 123, 130, 144, 155, 164, 168

Wahrscheinlichkeit (s. Zusammenhangsbegutachtung)
wesentliche Bedingung 141 ff
Wesentlichkeit 112

Wirbelbruch 168
Wirbelsäule 8, 16, 42, 46, 70, 129
–, Bandscheibe (s. Bandscheibe)
–, HWS (s. HWS)
–, LWS (s. LWS)
Wirbelsäulenbelastung 5, 25
Wurzelreizsyndrom 39, 81, 88, 101

Zervikalsyndrom 12, 14, 17, 96 ff
Zusammenhangsbegutachtung 116, 117, 119
–, Abgrenzungskriterien 145, 146
–, Belastbarkeit 145
–, innere Ursache 142
–, Kausalität 132 (s. auch Kausalität)
–, Lebenszeitverkürzung 147
–, Schadensanlage 144
–, Teilursächlichkeit 133, 141, 149
–, Thrombose 213
–, Verschlimmerung 146
–, wesentliche Bedingung 141
Zwangshaltung 42, 48, 78, 91, 94

G. Hierholzer, E. Ludolph (Hrsg.)

Gutachtenkolloquium 7

Das ärztliche Gutachten in der Privaten Unfallversicherung

1992. DM 68,– ISBN 3-540-55330-4

Band 7 der Reihe **Gutachtenkolloquium** beschäftigt sich ausschließlich mit Problemen der privaten Unfallversicherung.

Aus gutachterlicher Sicht liegen die Schwerpunkte auf den Themen Bandscheibenleiden und dem soganannten Schleudertrauma der Halswirbelsäule. Besonderes Augenmerk wird auf die medizinisch-naturwissenschaftlichen und biomechanischen Abläufe gerichtet unter Beachtung ihrer versicherungsrechtlichen Relevanz. Vertieft wird die Problematik durch die Diskussionen, in denen gemeinsam die Subsumtion der medizinisch-naturwissenschaftlichen Abläufe unter das Vertragswerk der Allgemeinen Unfallversicherungs-Bedingungen (AUB) erarbeitet wird. Die Beiträge und Diskussionen geben den aktuellen medizinischen und versicherungsrechtlichen Stand wieder.

Ein weiterer Schwerpunkt liegt in der Bewertung von Unfallfolgen innerhalb und außerhalb der Gliedertaxe. Soweit es sinnvoll ist, werden konkrete Bemessungsvorschläge gemacht. Neben der Kausalität werden als spezielle Probleme der privaten Unfallversicherung die Mitwirkung und die Vorinvalidität – auch in ihrer Abgrenzung zur gesetzlichen Unfallversicherung – abgehandelt.

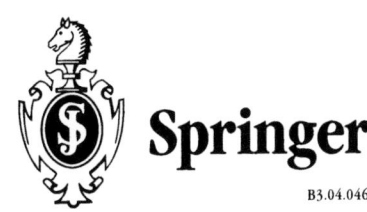

Preisänderungen vorbehalten

G. Hierholzer, E. Ludolph (Hrsg.)
Gutachtenkolloquium 1
Ärztliche Gutachten in der gesetzlichen Unfallversicherung. Die Begutachtung der posttraumatischen/ postoperativen Osteomyelitis
1986. DM 65,- ISBN 3-540-16711-0

G. Hierholzer, E. Ludolph (Hrsg.)
Gutachtenkolloquium 2
Ausgewählte gutachtenrelevante Begriffe aus ärztlicher und juristischer Sicht
1987. DM 69,- ISBN 3-540-17678-0

G. Hierholzer, E. Ludolph, E. Hamacher (Hrsg.)
Gutachtenkolloquium 3
Thoraxverletzungen · Verletzungen der Brustorgane · Milzverletzungen · Milzverlust · Meniskusverletzungen · Berufskrankheit Nr. 2102 („Menisukusschäden")
1988. DM 74,- ISBN 3-540-19096-1

G. Hierholzer, E. Ludolph, E. Hamacher (Hrsg.)
Gutachtenkolloquium 4
Wirbelsäulenverletzungen · Wirbelsäulenschäden · Periphere Nervenschäden · Kniegelenkschäden unter besonderer Berücksichtigung der neugefaßten BK Nr. 2102
1989. DM 68,- ISBN 3-540-50927-5

G. Hierholzer, E. Ludolph, E. Hamacher (Hrsg.)
Gutachtenkolloquium 5
Die chirurgische Behandlung – Beurteilung, Transparenz, Haftung – Rechtsgrundlagen der chirurgischen Therapie.
1990. DM 68,- ISBN 52321-9

G. Hierholzer, E. Ludolph, E. Hamacher (Hrsg.)
Gutachtenkolloquium 6
Minderung der Erwerbsfähigkeit (MdE) durch Arbeitsunfall oder Berufskrankheit Besonderheiten an der Nahtstelle zwischen medizinischer und beruflicher Rehabilitation Schulterverletzungen/Schultererkrankungen
1991. DM 68,- ISBN 3-540-53817-8

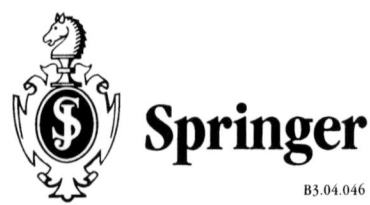

Preisänderungen vorbehalten

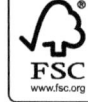

MIX
Papier aus verantwortungsvollen Quellen
Paper from responsible sources
FSC® C105338

If you have any concerns about our products,
you can contact us on
ProductSafety@springernature.com

In case Publisher is established outside the EU,
the EU authorized representative is:
**Springer Nature Customer Service Center GmbH
Europaplatz 3, 69115 Heidelberg, Germany**

Printed by Libri Plureos GmbH
in Hamburg, Germany